TRAITÉ

DES

MALADIES DE LA PEAU.

Les dartres, considérées dans leur ensemble, prennent,
sans doute, leur origine de la même source, partent du même
point du tégument; mais les unes, par l'effet de la malignité
qui leur est propre, projettent leurs racines plus profondément
que les autres : leur affinité entre elles est d'ailleurs si évidente, leurs traits de ressemblance sont si nombreux, qu'on
ne les prendrait souvent que pour les simples degrés d'une
maladie identique. Au surplus, les dartres ne nous offrent que
des conjectures, relativement au mécanisme de leur formation. Nos prédécesseurs n'ont presque rien écrit qui soit
satisfaisant à cet égard. L'homme s'est toujours cherché dans
son intérieur ; il s'est négligé dans son enveloppe.

(ALIBERT, *Monographie des dermatoses*; t. II, p. 20.)

Paris. — Imprimerie de L. MARTINET, rue Mignon, 2.

TRAITÉ

DES

MALADIES DE LA PEAU

PAR

Félix ROCHARD,

DOCTEUR EN MÉDECINE DE LA FACULTÉ DE PARIS,
Ancien chirurgien de la marine militaire,
Médecin-adjoint de la prison des Madelonnettes.

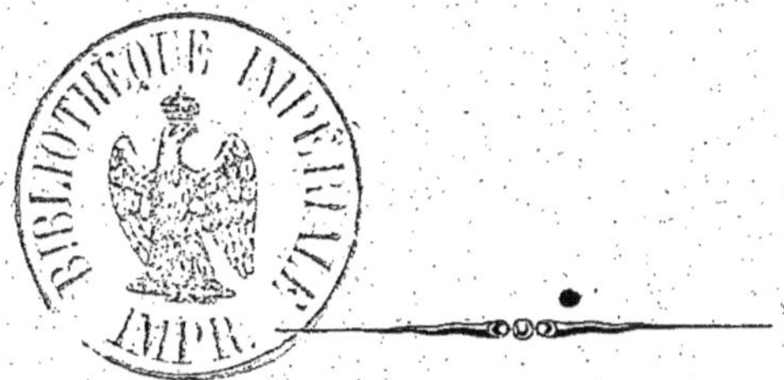

PARIS

ADRIEN DELAHAYE, LIBRAIRE-ÉDITEUR

PLACE DE L'ÉCOLE-DE-MÉDECINE, 23

1860

TRAITÉ

DES

MALADIES DE LA PEAU

CONSIDÉRATIONS GÉNÉRALES

1. — ANATOMIE DE LA PEAU.

> L'homme s'est toujours cherché dans son intérieur, il s'est négligé dans son enveloppe. (ALIBERT, *Monographie des dermatoses*, t. II, p. 20.)

IMPORTANCE DE LA PEAU. — De tous les tissus dont le corps humain se compose, la peau est peut-être celui dont l'étude est la plus intéressante pour les physiologistes et les médecins praticiens. La raison en est simple, c'est que, tandis que les fonctions et les maladies des organes intérieurs ne peuvent que se laisser deviner sous l'épaisseur des tissus qui les couvre, au contraire, les fonctions et les maladies de la peau, dans un grand nombre de cas, s'étalent d'elles-mêmes sous nos yeux : et de cette facilité à les observer jour par jour, presque heure par heure, il doit résulter d'heureuses inductions pour la pathologie et la thérapeutique. Dans ces derniers temps on a fait servir avec avantage la physique, la chimie, la micrographie, à l'explication de la structure si complexe de la peau; après tant de travaux des plus remarquables nous n'aurions pas hasardé ici de nouvelles considérations sur cette membrane, si nous n'avions voulu l'envisager à ce point de vue, jusqu'ici négligé, c'est-à-dire celui de la pathogénie des maladies cutanées.

Aussi nous avertissons dès le début nos lecteurs que la pensée de tout notre livre se résume à baser autant que possible l'étiologie et la thérapeutique des maladies de la peau sur la connaissance de la structure et des fonctions de ce tégument.

Nous posons en principe que la peau est une des parties les plus essentielles de l'organisation, et nous allons en donner une première preuve en l'examinant aux différents degrés de l'échelle animale. Voici, par exemple, un vertébré des dernières classes, si on le regarde attentivement, on est étonné de voir que tout ce petit être se résume en un tube ouvert aux deux extrémités et se composant de deux feuillets, dont l'un, intérieur, représente la muqueuse, tandis que l'autre, extérieur, est une peau véritable; et comme ici, des deux parts, l'étendue en surface est à peu près la même, on en peut conclure que dans cet état la peau constitue à elle seule une bonne moitié de l'organisation animale.

Il y a quelque chose de plus élémentaire encore que le tube percé aux deux bouts, c'est un tube en forme de sac n'ayant de communication avec l'extérieur que par une seule ouverture : cette structure est assez commune parmi les animaux invertébrés, et partout où elle se rencontre, il est évident que l'étendue de la peau doit l'emporter sensiblement sur celle de la muqueuse.

Enfin, il y a des animaux, comme les eudores et les rhizostomes, chez lesquels il n'existe ni canal, ni sac à une seule ouverture, seulement un tissu cellulaire intérieur se substitue ici à la muqueuse absente, et dans cet état, la peau reste l'organe par excellence de cette vie la plus rudimentaire.

Jusqu'ici il n'a été question que d'appareils et d'organes, mais pendant que nous touchons au bas-fond de la vitalité, essayons de nous rendre compte de la fonction ou de l'ordre de fonction le plus restreint, et sans lequel il n'y a pas d'existence animale possible.

L'idée la plus juste ou du moins la moins inexacte qu'on puisse se faire de la vie organique réduite à sa plus simple expression est de se la représenter comme un tourbillon qui attire incessamment à son centre les éléments réparateurs et expulse incessamment par la circonférence les éléments devenus nuisibles; de sorte qu'aussi longtemps que ce mouvement dure, la vie se maintient et que la mort survient aussitôt qu'il s'arrête.

Certainement nous ne donnons pas à cette comparaison de la vie, à un tourbillon, l'importance d'une doctrine nouvelle, ce n'est qu'une image, mais une image très fidèle d'un mouvement rotatoire d'intussusception, d'assimilation et d'expulsion qui s'observe chez les eudores, les rhizostomes, les physales, et qui doit être regardée comme la manifestation typique la plus élémentaire de la vie organique.

M. Duvernoy (1) a fait remarquer que ces animaux ab-

(1) *Leçons d'anatomie comparée*, t V, p. 434.

sorbent leur fluide nourricier et rejettent leur fluide excré-
mentiel par un même ordre de pertuis distribués en
très grand nombre sur leur surface extérieure, et que
les fonctions de la digestion, de la respiration et d'assimilation sont ici concentrées dans un organe unique,
le tégument externe, ou en d'autres termes la peau elle-
même.

Rappelons encore que M. Longet, traitant de l'appareil digestif dans la série animale, dit que les *spon-
giaires* et plusieurs *helminthes* semblent absorber, à
travers la membrane tégumentaire par voie d'imbibition
ou d'endosmose, les matériaux nécessaires à la nutrition.

Ainsi, en formulant les résultats de nos observations
sur l'état de la peau dans les divers degrés de l'échelle animale, nous nous trouvons autorisé à conclure que cet
organe ne compte jamais pour moins de moitié, et que
parfois il compte presque pour la totalité du corps organisé dont il fait partie.

Il nous reste maintenant à savoir quelle est l'importance proportionnelle que le tégument externe conserve
dans la classe la plus élevée des vertébrés, où l'homme
tient une place à part et tout exceptionnelle.

Pour cela, examinons-le d'abord dans l'état embryonnaire. Grâce aux remarquables travaux de M. Serres et
de quelques-uns de ses prédécesseurs, on sait aujourd'hui
que l'embryon n'est point un être préexistant, à l'époque
où on le voit naître et se former dans le sein maternel;
on sait que son organisation est le fait d'une évolution
s'opérant de la circonférence au centre, en sorte que les
parties extrêmes se forment indépendamment les unes des

autres, pour se réunir bien avant le développement complet du fœtus.

Au reste, ces questions étant du domaine exclusif de l'embryogénie, nous nous bornerons ici à quelques remarques sur le tégument externe qui est l'objet spécial de notre étude.

D'après M. Longet (1), « la peau apparaît de très bonne heure, dès le commencement du second mois, à la surface du corps de l'embryon, sous la forme d'une couche composée du derme et de l'épiderme réunis; l'épiderme commence à se séparer du derme dans le courant du second mois. »

D'après M. Kölliker (2), chez l'embryon de deux mois, la peau est épaisse de $0^{mm},013$ à $0,022$, et formée uniquement de cellules. Au troisième mois elle comporte $0,13$ et renferme déjà un tissu conjonctif assez distinct. Au quatrième mois naissent les premiers lobules de graisse et de petites crêtes qui supportent les papilles de la main et de la plante des pieds. Au sixième mois, la peau mesure $0^{mm},35$ à $1^{mm},60$ et se couvre de papilles. Au septième mois, le pannicule graisseux s'accroît d'un manière extraordinaire, de sorte, qu'à partir de la naissance, son épaisseur est relativement plus grande que chez l'adulte. »

Cette apparition et ce développement précoces de la peau sont certainement une indication de son importance dans la vie embryonnaire et ultérieure. Mais c'est surtout en l'étudiant dans son état de complet développement que nous aurons à le constater.

Après ce court exposé des idées générales sur l'impor-

(1) *Développement de l'embryon*, p. 208.
(2) *Histologie humaine*, p 117.

tance de la peau, nous allons passer directement à la description de ce tégument.

CONFIGURATION. — Un des maillots de couleur, tels que les endossent les danseurs de l'Opéra, donne une idée assez exacte de la manière dont la peau s'applique aux organes sous-jacents. On peut donc considérer cette membrane comme un vêtement étendu sur la tête, la face, le tronc et les membres de notre corps, et qui, se présentant dans la plus grande partie de sa surface sous la forme convexe, garde néanmoins des plis rentrants qui affectent la forme concave. Il ne faut pas cependant prendre cette draperie pour un moulage exact en creux et en bosse, des os, des tendons et des muscles placés à la surface du corps, ce serait une grande erreur; comme on peut en juger par les deux aspects si différents d'un corps réduit à l'état d'écorché et d'un corps se présentant dans l'intégrité de la forme vivante. Entre ces deux états, il y a des degrés à l'infini que les peintres et les sculpteurs occupés à copier la forme humaine savent bien apprécier, et le comble de leur art consiste à faire concorder ces nuances avec le type, soit de grâce, soit de force, qu'ils cherchent à reproduire.

Arrêtez-vous devant l'Hercule au repos, et voyez même dans cet état d'immobilité, combien toutes les saillies de l'écorché sont fortement accusées; au contraire, les femmes du Corrége, les enfants d'Albane ne vous laissent voir que des gradations insensibles qui ne reproduisent plus ni saillies ni surface plane.

ÉTENDUE. — L'étendue superficielle de la peau envisagée d'une manière générale est un peu supérieure à celle des organes qu'elle recouvre, dit M. Sappey. En mesurant la superficie totale de l'enveloppe cutanée chez les hommes adultes de stature moyenne, cet habile anatomiste a pu constater par des calculs fort ingénieux que la surface entière de cette membrane comprenait en moyenne dix pieds carrés (1$^{m.c.}$ 10$^{d.c.}$ 88$^{c.c.}$). Mais il ne faut pas oublier que pour rendre ces calculs rigoureusement exacts, on n'a dû les faire porter que sur la donnée moyenne dans laquelle les tailles exceptionnelles des nains et des géants ne sont naturellement pas comprises.

Dix pieds carrés sont déjà une surface considérable que la forme humaine ne laisserait pas supposer au premier coup d'œil, mais qui rendent facilement compte des déperditions si abondantes qui se font par la peau.

ÉPAISSEUR. — La peau, suivant les parties du corps où on l'examine, présente une épaisseur variable : très mince aux paupières, au fond du conduit auditif externe, autour de la verge, elle est un peu moins épaisse au pavillon de l'oreille. Mais son épaisseur augmente en raison du rôle de protection qu'elle est destinée à remplir et des fortes pressions qu'elle a à supporter. L'exactitude de cette observation devient manifeste, si l'on compare les différentes régions du corps entre elles, et celles-ci avec la plante des pieds et la paume des mains. De même, la peau qui entoure les grandes articulations présente plus de délicatesse dans le sens de l'extension que dans celui de la flexion.

COLORATION. — Il y a des changements très considéra-

bles de coloration dans la peau d'un même individu suivant l'âge auquel on l'examine. Quel contraste, en effet,
entre les joues roses de l'enfance et l'aspect terreux et
ridé du dernier âge ! Ces rougeurs ou ces pâleurs subites
qui semblent refléter sur la face les vives émotions dont
l'âme est agitée, doivent aussi être signalées comme une
preuve des prompts changements de coloration dont la
peau est susceptible. Voilà pour l'état sain; mais dans
l'état de maladie, combien de fois le changement de coloration de la peau ne devient-il pas un signe certain de
diagnostic, comme dans la chlorose, l'ictère, l'anémie, etc.

Envisagée au point de vue de l'individualité humaine, la
coloration de la peau se trouve donc sujette à d'incessantes
variations suivant l'âge, le tempérament, les affections physiques et morales ; mais si on l'envisage au point de vue
de la division des races, le contraire a lieu, et l'on trouve
dans la coloration de la peau un caractère bien marqué
de fixité et de permanence. Or, comme de tous les caractères distinctifs des races, la couleur de la peau est celle
qui frappe d'abord le regard, c'est aussi celui que les premiers observateurs ont pris pour base de leur classification, et de là les noms de race *blanche*, race *noire*, race
jaune. Ensuite, ce seul fait d'une diversité de nuance dans
la coloration de la peau n'ayant pas été admis comme
base suffisante d'une classification qui doit atteindre le
double but de distinguer les races humaines les unes des
autres, et en même temps d'établir entre elles des rapports de supériorité et d'infériorité, on a substitué à la
division en trois ordres de couleur, la division en trois
types distincts, c'est-à-dire, le type *caucasique*, le *mongol* et l'*éthiopien*.

Ici la base de classification semble en effet plus rationnelle, puisqu'on l'établit d'après la proportion des facul-
tés intellectuelles, lesquelles se mesurent pour ainsi dire
au compas par le degré plus ou moins ouvert de l'angle
facial, et les diamètres plus ou moins étendus de la cavité du crâne. C'est ainsi que l'homme caucasique, au
front élevé, aux lèvres fines, a pu être classé au premier
rang ; qu'au contraire, l'homme éthiopien, au front dé-
primé, aux lèvres épaisses, a été classé en dernier ; et
qu'enfin l'homme mongol, aux malaires saillantes, tient le
milieu entre ces deux extrémités. Malgré cela, il faut reconnaître que la coloration primitive de la peau est quelque
chose de bien essentielle, puisqu'on voit depuis des siècles
les races blanches et noires habiter un même climat sans
altération notable dans leurs couleurs respectives, et que
de même on voit la race jaune, ou type mongol, quoique
étendue du pôle à l'équateur, conserver de temps immé-
morial la teinte jaunâtre sous ces deux climats les plus
extrêmes.

De plus, nous ferons remarquer à nos lecteurs que
chacun des types conservant exclusivement sa couleur primitive, il en résulte que la nuance noire, emblème de
tristesse et de dépression est particulière à la race éthio-
pienne, laquelle est en effet la plus dégradée ; tandis que
la couleur blanche emblème de la lumière, est particulière
à la race caucasique, et qu'ici encore la race jaune tient
une place moyenne. En sorte que, par une singulière
coïncidence, la seule diversité des couleurs se trouve être
un caractère distinctif des races presque aussi sûr que
celui des mesures faciales ou crâniennes.

Surface extérieure. — La surface extérieure de la peau entièrement plongée dans le milieu atmosphérique, se trouve presque partout couverte de poils, lesquels sur certaines parties, comme au crâne et à la face, sont d'un développement considérable, et sur d'autres parties bien plus nombreuses sont à peine perceptibles.

L'extrémité terminale de chacun des doigts et des orteils est recouverte par des ongles.

Au premier aspect, la surface externe de la peau pourrait paraître tout à fait lisse ; mais pour peu qu'on l'examine, même à l'œil nu, et dans la première fleur de la jeunesse, on y découvre bientôt des plis, des rides, des sillons affectant certaines courbes assez régulières pour pouvoir être dénommées mathématiquement, comme cela arrive par exemple, pour les sillons tracés entre les rangées papillaires de la paume de la main et de la plante des pieds. D'autres plis, tels que ceux qu'on voit aux articulations, ne sont qu'un effet de la configuration de la peau. Enfin, il y a des rides tout à fait accidentelles, par exemple, celles qui se montrent sur le front d'un homme en colère ou bien qui se produisent d'une manière durable sous l'influence d'un état maladif prolongé ou d'un amaigrissement sénile.

Quant aux pores dont la peau se trouve entièrement criblée, ils ne sont que les orifices des follicules pileux et des canaux excréteurs appartenant aux glandes sudoripares et sébacées. Les orifices de ces deux glandes ne dépassent pas la surface de l'épiderme ; quant à ceux qui servent de passage aux poils, ils se trouvent parfois entourés d'une saillie en forme de bourrelet. Cette élévation devient généralement plus évidente sous l'impression du

froid, et constitue le phénomène auquel on donne généralement le nom de *chair de poule.*

Les dimensions de saillies permanentes dont nous avons
parlé plus haut sont sujettes à varier suivant les âges,
les individualités, les climats, les tempéraments, les races : ainsi, les peaux blanches sont généralement plus
douces, quoiqu'il y ait aussi des peaux brunes d'une dou-
ceur remarquable, mais ceci est une exception qui ne fait
que confirmer la règle.

SURFACE INTERNE. — La surface interne de la peau se
confondant avec la surface profonde du derme, il n'y a
pas lieu d'en donner une description à part. Nous rappellerons seulement qu'elle est en rapport avec les muscles
peauciers, quelques parties du système osseux, les artères, les veines, les vaisseaux lymphatiques, et que tous ces
organes sont unis ensemble par un tissu conjonctif ambiant.

Pour suivre tous les rapports du tégument externe avec
les organes voisins, prenons un point de départ du pavillon de l'oreille : là on voit cette membrane pénétrer dans
le conduit auditif externe jusqu'à la membrane du tym-
pan ; se repliant ensuite sur le bord libre des paupières,
elle entre en communication avec la conjonctive et la
muqueuse des voies lacrymales ; ensuite il s'établit une
continuité tout à fait semblable entre le bord cutané des
narines et la muqueuse des fosses nasales, comme aussi
entre les bords libres des lèvres de la muqueuse buccale.
Il en est de même à l'extrémité de la verge chez l'homme
et de la vulve chez la femme, et enfin à l'extrémité inférieure du tube digestif pour les deux sexes. C'est donc

avec les organes des sens et ceux de la génération que les rapports de la peau sont les plus intimes.

Après l'énumération de ces rapports il y a deux remarques importantes à faire : la première, que le passage d'une membrane à l'autre est si bien gradué qu'on ne saurait leur assigner un point précis de jonction, et que cependant, c'est au moment où la peau s'approche de la muqueuse que ce premier tégument contracte une adhérence plus intime avec les organes sous-jacents.

STRUCTURE DE LA PEAU. — Les divers tissus dont la peau se compose ont été classés plutôt d'après la date de leur découverte que d'après leur ordre véritable de superposition, et il en est résulté de fausses dénominations qui, aujourd'hui encore, font obstacle à une classification rationnelle des tissus cutanés.

C'est ainsi qu'on a admis primitivement une division binaire en derme et épiderme, et qu'après Malpighi on s'est vu obligé de subdiviser l'épiderme en épiderme proprement dit et en corps muquéux.

De notre temps, M. Kölliker adopte aussi la division binaire en *derme* et *épiderme*, et conservant d'ailleurs la subdivision de l'épiderme en couche cornée et en couche muqueuse, il subdivise le derme lui-même en tissu cellulaire sous-cutané et en derme proprement dit.

Nous ne pouvons nous empêcher de faire remarquer ici que des descriptions où l'on trouve des dénominations anatomiques proprement dites ou improprement dites manquent à la fois d'élégance et de netteté.

Aussi nous admettrons *à priori* une division ternaire de la peau en *couche épidermique, couche muqueuse, couche*

dermique, parce que cette division est la seule qui ré-
ponde à toutes les données anatomiques et physiologiques
de la question qui nous occupe.

De plus, nous posons en principe que les tissus de la
peau qui méritent de figurer comme éléments cutanés
distincts, sont ceux-là seulement qui remplissent une fonction particulière.

Or, dans l'ensemble des fonctions par lesquelles la vitalité de l'organisme s'exprime, s'il y en a de spécialement
attribuées à la peau, c'est certainement, d'une part, celle
qui met la périphérie de notre corps à l'abri des atteintes
extérieures, et, d'autre part, celles qui servent incessamment à réparer les déperditions de substance qui s'opèrent
aux limites de cette périphérie.

Or, l'épiderme, à raison de sa structure inerte, dure et
semblable à l'écorce d'un arbre, doit-il être regardé
comme un agent protecteur ? Cela ne peut faire l'objet
d'un doute. Et de même le derme, à raison de son apport
sanguin et de l'irradiation nerveuse de ses papilles, se
trouve-t-il propre à devenir un agent révivificateur ? Cela
est également incontestable. Il faut donc bien en conclure
qu'au point de vue physiologique comme au point de vue
anatomique, nous avons ici deux couches cutanées parfaitement distinctes, et ce sont les couches épidermique
et dermique.

Remarquons que ces deux couches sont le point de départ et l'aboutissement de l'ordre fonctionnel. Mais il apparaît quelque chose de nouveau, d'intermédiaire, qui
n'appartient à aucune des deux couches précédentes, c'est
le plasma formateur au sein duquel s'opère l'évolution
des cellules épidermiques; et comme dans ce plasma on

découvre d'une part, des cellules se formant aux dépens de l'apport sanguin du derme, et qu'on aperçoit d'autre part, des matériaux pour la construction du pavimentum épidermique, il faut bien encore conclure que nous avons ici sous les yeux une fonction distincte et un organe spécial, ce qui constitue une troisième et dernière couche, la couche muqueuse.

Après cela, il ne nous reste plus qu'à donner quelques détails sur la structure particulière de chacune de nos couches cutanées et des diverses parties qui en dépendent.

Derme. — Le derme, ou chorion, est de beaucoup la plus épaisse de ces trois couches; c'est un tissu à la fois très résistant et très extensible. Les tendons et les ligaments sont aussi très résistants, et ils peuvent être soumis à une forte traction sans s'allonger, mais ceux-ci, dès qu'ils cèdent se déchirent ou se rompent; au contraire, le tissu dermique peut être impunément allongé dans une certaine mesure, et il reprend sa première longueur dès que la force d'extension cesse d'agir; c'est pour cela qu'on l'a justement appelé un tissu fibreux élastique.

Outre le tissu fibro-élastique et le tissu conjonctif qui relie ensemble les divers éléments du derme, on voit encore dans cet organe de petits muscles lisses, des nerfs, des vaisseaux sanguins veineux et lymphatiques en très grand nombre. Quoique le derme dans son ensemble ne forme qu'un tout unique, nous pouvons, sans nous mettre en contradiction avec nous-même, reconnaître dans cet organe, une division en deux couches, mais sans limite précise, dont une, en effet plus profonde, se trouve être de nature *réticulaire*, et l'autre plus superficielle, de nature *papillaire.* C'est dans la partie la plus profonde du derme qui se présente sous l'aspect d'une membrane blanche que se trouvent les cavités aréolaires qui contiennent les follicules pileux, les glandes sébacées, sudoripares, et de la graisse. Quant à la partie papillaire, gris-rougeâtre, elle est en contact direct avec la couche muqueuse de l'épiderme ; dans sa partie dense et solide, elle contient les follicules, les glandes sébacées, sudoripares, les plexus vasculaires et nerveux. Mais le point le plus important à noter, c'est la présence des papilles que nous allons décrire avec détails.

Des papilles. — On appelle papilles de petites saillies coniques, lesquelles en partie unies et confondues par leur base, s'étendent sur toute la superficie de la peau. Elles sont essentiellement formées d'une enveloppe fibreuse, ou couche papillaire, d'un ton gris-rougeâtre et qui est la plus externe du derme ; quoique ces éminences soient flexibles et demi-transparentes, elles ont de la consistance. Quelques-unes s'élèvent en un cône unique, d'autres sont comme digitées, c'est-à-dire que, partant d'une tige unique, elles se trouvent à leur sommet divisées en deux ou trois cônes distincts : celles-ci portent le nom de papilles composées, par opposition au nom de papilles simples qu'on a donné à celles qui sont formées d'un tube ou cône unique.

On ne saurait se rendre compte de la structure et des fonctions de la papille, si on oubliait d'établir une distinction entre les nerfs destinés à distribuer leur ramification dans toutes les parties du tégument, et les nerfs destinés à former spécialement un petit système pour certains or-

ganes de la peau, et notamment pour les papilles nerveuses.

Tout le derme est traversé de ramifications nerveuses,
dit M. Kölliker, celles-ci s'anastomosent entre elles, immédiatement au-dessous des papilles où elles forment de
riches plexus terminaux dans lesquels on distingue très
nettement une couche profonde et une couche superficielle : du plexus lui-même de cette dernière couche
partent en certains endroits (spécialement à la paume des
mains, à la plante des pieds, aux bords des lèvres), des
fibres nerveuses d'une à quatre, ordinairement deux, qui
s'enfoncent dans la base de certaines papilles et s'élèvent
jusqu'au sommet de ces éminences pour y former des
anses ou se terminer par des extrémités libres.

M. Sappey fait remarquer à ce sujet que les proportions relatives de l'élément fibreux et de l'élément nerveux sont variables; mais que dans les papilles les plus
riches en nerf l'élément fibreux conserve toujours une notable prédominance.

Il résulte de tout ce qui précède que la papille est formée de la couche externe du derme criblée de nerfs, nous
allons voir qu'elle est aussi pourvue d'un petit système de
vaisseaux sanguins.

M. Kölliker nous apprend encore que les artères, après
avoir donné quelques expansions terminales aux parties
profondes du derme, pénètrent enfin jusqu'à la partie la
plus externe la couche papillaire et dans les papilles elles-
mêmes pour s'y résoudre en un réseau capillaire dense et
à mailles serrées. Partout où il y a des papilles, ce réseau se compose de deux parties distinctes : 1° d'un plexus
horizontal étendu immédiatement au-dessous de la face

interne du corps muqueux ; 2° d'une foule d'anses vasculaires dirigées vers l'extérieur et qui donnent des ramuscules aux papilles. Au niveau de celles-ci, ces anses
s'élèvent presque perpendiculairement jusqu'à leur sommet, en formant ainsi que leurs ramuscules des ondula-
tions tantôt légères, tantôt fortes ou s'enroulant en spi-
rale. Lorsque les ramuscules partent de ces anses en direction divergente, elles représentent, dit M. Sappey,
une petite aigrette.

Le réseau veineux qui suit une direction inverse forme
en se réunissant une veinule centrale adossée à l'artériole
qui se voit au niveau des papilles.

La définition de la papille peut donc se résumer en peu
de mots, un organe de sensation formé en prédominance
par l'élément fibro-nerveux, et accessoirement par l'élément sanguin et de cette structure proviennent la consistance et l'extrême irritabilité qu'on remarque dans cette
couche cutanée.

Les dispositions linéaires par lesquelles on classe les
divers ordres de papilles suivant qu'elles sont en séries
parallèles avec une direction droite ou courbe, ont quelque importance dans l'étude de l'anatomie, puisque c'est
dans le sillon intermédiaire aux papilles accouplées que
viennent s'ouvrir les glandes sudoripares, mais elles ne
sont de nul intérêt au point de vue des maladies qui nous
occupent. Pour les médecins, il leur suffit de savoir
premièrement que les deux premiers ordres de papilles
se trouvent relégués dans des espaces très limités du tégument, c'est-à-dire dans la région sous-onguéale, à la
paume de la main, à la plante des pieds, aux bords des
lèvres et à la pointe de la langue, et que les papilles du troi-

sième ordre sont universellement, mais irrégulièrement réparties sur tout le reste de la peau. Au point de vue pathologique, les papilles des deux premiers ordres sont de beaucoup les moins importantes, puisqu'elles n'occupent à peine que des espaces très limités, tandis que celles du troisième ordre sont réparties sur la presque totalité de la peau.

En second lieu, le praticien doit savoir qu'il y a des papilles essentiellement nerveuses, où par conséquent l'élément vasculaire est nul ou presque nul; ce sont celles du premier et du second ordre, tandis qu'il y en a où l'élément sanguin ne manque jamais, et où il acquiert même un certain développement : ce sont les papilles du troisième ordre. Celles-ci sont difficiles à distinguer parce qu'elles ont peu de hauteur, et qu'elles s'agrandissent par leur base; elles se rapprochent de la forme mamelonnée ou hémisphérique, tandis que les papilles du premier et du deuxième ordre, plus volumineuses et plus allongées, se rapprochent des formes coniques et cylindriques.

Un auteur allemand, Wagner, a décrit un corpuscule ovale qui se rencontre dans le centre des papilles du premier et du deuxième ordre : ce serait, suivant lui, un appareil sensorial chargé de remplir une fonction spéciale, c'est-à-dire de multiplier les surfaces tactiles et de rendre plus sensible la perception d'une pression extérieure. Ces petits organes, appelés corpuscules de Meisner qui les a décrits le premier, sont regardés par M. Kölliker plutôt comme des organes destinés, en raison du tissu compact qui les compose, à prêter une certaine fermeté au sommet des papilles, et à fournir aux extrémités nerveuses un point d'appui solide qui permette de sentir à ce niveau

des pressions qui, partout ailleurs, ne seraient pas perçues
par les nerfs.

A ce sujet, il s'est élevé une discussion entre MM. Wagner et Meisner d'un côté, et M. Kölliker de l'autre ; les
premiers soutiennent que les papilles pourvues de corpuscule de Meisner ne contiennent que des nerfs et sont entièrement dépourvues de capillaires sanguins ; mais, suivant M. Kolliker, dont l'opinion est la plus probable, l'absence de vaisseaux sanguins n'est jamais complète ; et
toujours quelque anse vasculaire se glisse au milieu de la
papille. Il est certain au moins que les papilles des bords
des lèvres reçoivent toujours des vaisseaux sanguins,
qu'elles soient pourvues ou non de corpuscules de
Meisner.

Quant aux papilles du troisième ordre irrégulièrement
disséminées à la surface du corps, aux membres, au tronc,
à la tête, tout le monde convient qu'elles sont constamment pourvues de nerfs et de vaisseaux sanguins.

Artères et veines de la peau. — Après avoir traversé
les aponévroses, les artères s'élevant flexueuses de la profondeur du tissu cellulaire sous-dermique envoient des
ramuscules aux follicules pileux, puis, traversant les
aréoles du derme, elles fournissent d'autres ramuscules
aux glandes sudoripares et sébacées, et forment dans les
papilles et supérieurement aux papilles un réseau capillaire, à mailles denses et serrées.

Les veines confondues d'abord avec la division terminale des artères, s'en isolent en s'approchant du derme.
Leur volume paraît plus considérable que celui des artères correspondantes.

Vaisseaux lymphatiques de la peau. — Les lymphatiques, dit M. Longet (1), n'ont pas, à proprement parler,
d'extrémités, partout ils forment des anses, des anastomoses, des plexus, une trame réticulaire enfin dans
laquelle on n'aperçoit que des arcades et des polygones.

Ces lymphatiques se trouvent divisés en deux réseaux
superposés l'un sus-papillaire et l'autre sous-dermique ;
d'ailleurs, fait important à signaler, ce sont de tous les
vaisseaux les lymphatiques qui occupent les parties les
plus superficielles de la peau.

Au sujet des vaisseaux cutanés, en général, M. Kölliker
fait observer que : « plus les glandes se développent dans
une partie quelconque de la peau, plus aussi le nombre
des vaisseaux semble se développer. »

Nerfs. — Ce qui frappe le plus les anatomistes qui
étudient la distribution des nerfs dans la peau, c'est de
voir qu'au niveau du fascia superficialis et au-dessus encore, les branches nerveuses ne fournissent que peu de
ramifications latérales, en sorte que cette région sous-
dermique est une des plus pauvres en nerfs que l'on con-
naisse. Mais, lorsque ces mêmes branches nerveuses, après
avoir traversé les aréoles de la face du derme profond où
elles se ramifient de plus en plus, sont arrivées au niveau
du corps papillaire, il y a là une explosion de ramifications qui multiplient leurs anastomoses, et constituent
ainsi de riches plexus terminaux, dans lesquels on distingue facilement une portion profonde et une portion superficielle ; ce sont les fillets nerveux de la portion super-

____

(1) *Absorption*, p. 339.

ficielle qui pénètrent dans les papilles. L'abondance des anastomoses si fines des nerfs dans les parties les plus superficielles de la peau s'explique tout naturellement, si l'on considère que la peau est le siége du plus vaste de nos cinq organes des sens, et que, d'un consentement unanime, le nerf lui-même est regardé comme l'expression la plus juste de la sensibilité.

Corps muqueux.—La couche profonde de l'épiderme a été appelée par Malpighi *corpus mucosum, corpus reticulare*. C'est cette première dénomination qui a justement prévalu, parce qu'en effet cette couche muqueuse ne présente point l'aspect d'un réseau, mais bien celui d'une membrane continue occupant la partie externe du derme, celle-ci est appliquée exactement sur le corps papillaire, et elle en suit toutes les anfractuosités. Les cellules molles qui la composent présentent dans leur structure des différences selon l'ordre de leur formation. Les cellules naissantes sont des vésicules transparentes ovoïdes, distendues par un liquide et renfermant un noyau, et chaque noyau deux ou trois nucléoles ou corpuscules. Ces cellules, en s'avançant vers la couche cornée de l'épiderme, perdent bientôt leur forme arrondie ou allongée, les noyaux disparaissent insensiblement, et, lorsqu'elles n'en laissent plus apercevoir aucune trace, les cellules sont réduites à l'état de lamelles et vont former la couche cornée.

Ces cellules sont le produit d'un plasma exhalé des vaisseaux sanguins du derme. Elles sont complétement privées de capillaires sanguins et de nerfs.

Pigment ou matière colorante. — On a désigné comme

siége du principe colorant divers organes ou appareils de
la peau. Blumenbach croyait que le liquide de la transpiration laissait précipiter du carbone chez les nègres, lequel chez les blancs se convertissait en acide carbonique.
Breschet et Roussel de Vauzème ont placé ce principe de
coloration dans un appareil glanduleux, du nom de *chro-
matogène*. M. Flourens a décrit dans le second feuillet
de l'épiderme une membrane particulière pour la sécrétion du pigment, à laquelle il donne le nom de membrane pigmentaire.

Aujourd'hui la plupart des anatomistes admettent que
le pigment a son siége dans le corps muqueux. Ils reconnaissent qu'il n'est pas dû à des cellules spéciales, mais
que, de même que le corps muqueux, il est un produit
exhalé des vaisseaux sanguins du derme. En effet, cette
matière colorante se répand dans les cellules ordinaires de
la couche muqueuse, et se dépose autour de leur noyau
en granulations brunes, très fines et homogènes. L'abondance plus ou moins grande de cette sécrétion pigmentaire donne à la peau ces nuances de coloration qui distinguent aussi bien les races que les individus, et qui,
chez un même individu, donnent à certaines parties une
teinte plus foncée, comme au scrotum et au mamelon.

Les cellules pigmentaires suivent le même mouvement
de migration que les autres cellules, vers la surface libre
de l'épiderme dans lequel elles perdent leur coloration.

Épiderme ou couche cornée. — Cette couche épidermique plus épaisse et moins colorée que le corps muqueux est le résultat de l'aplatissement des cellules de
ce dernier. Celles-ci, d'un aspect lamelleux, sont polygo-

nales et à faces planes ; accolées intimement les unes à
côté des autres, elles présentent des formes de marquet-
terie ou de mosaïque ; et, appliquées les unes sur les autres, elles montrent une véritable stratification. En effet,
ces cellules ou lamelles, se touchant par leurs faces, forment des feuillets très adhérents et variables dans leur
nombre suivant l'épaisseur de l'épiderme. En dehors le
feuillet le plus superficiel est en rapport avec l'air atmosphérique ; il est mince, demi-transparent, insensible et
sec. En dedans, le feuillet profond est en rapport avec le
corps muqueux dont il est séparé par une ligne de démarcation assez nettement indiquée. A ce sujet, M. Kölliker ajoute que ces deux couches : *muqueuse* et *cornée*,
diffèrent l'une de l'autre par leurs caractères chimiques et
morphologiques.

Ces deux couches ne constituent pas seulement les ongles et les poils, nous les retrouvons également dans la
structure du follicule pileux, des glandes sébacés et sudoripares.

Les ongles. — Les ongles ne doivent être pris que pour
une portion de l'épiderme épaissi, dense et dur, affectant
une forme constante et très nettement limitée.

Au-dessous de la partie purement épidermique de l'ongle se trouve la couche muqueuse qui a naturellement
pour fonction de fournir à la couche superficielle les matériaux nécessaires pour compenser les déperditions dont
celle-ci est constamment le siége.

Cette couche muqueuse elle-même repose sur une couche dermique appelée lit de l'ongle. Cette partie dermique est parcourue par un grand nombre de vaisseaux ca-

pillaires sanguins, desquels dépend la formation de la substance onguéale.

Les poils. — Les poils, concurremment avec le corps muqueux, l'épiderme et les ongles, forment ce qu'on pourrait appeler le système végétatif de l'organisme animal. En effet, ces divers éléments cutanés sont comme les plantes dépourvues de nerfs et de vaisseaux. Vous savez bien qu'on peut se raser, se couper les cheveux, se tailler les ongles et l'épiderme sans éprouver la moindre douleur, et pourquoi cela, sinon parce que tous ces organes sont dépourvus de sensibilité.

Rappelons aussi que les courants liquides établis dans les poils, les ongles, les couches muqueuses et épidermiques, n'opèrent pas leur circulation par voie de vascularité, mais bien par voie d'endosmose, ce qui constitue un nouveau mode de rapprochement avec le règne végétal.

Les poils sont contenus dans les follicules pileux.

(Voir les détails de structure anatomique des poils et des follicules pileux au siége anatomique du sycosis.)

Glandes sébacées. — Ces glandes, de couleur blanchâtre, sont situées dans les couches superficielles du derme; on les trouve dans tous les points où poussent les poils; elles affectent une forme en grappe et ont une embouchure commune avec les follicules pileux. Ces glandes ont pour fonction de sécréter l'humeur sébacée.

(Voir pour les détails de structure de ces glandes, le siége anatomique de l'acné.)

Glandes sudoripares. — Les glandes sudoripares destinées à la fonction de la transpiration sont de petits corps de couleur jaunâtre, qui se trouvent situés dans les espaces aréolaires de la face interne ou profonde du derme, où ils reçoivent un grand nombre de ramuscules artérielles.

Chaque glande se compose d'un corps ou glomérule glandulaire, d'un canal excréteur ou sudorifère.

Le corps glanduleux se présente sous la forme de petites masses arrondies ou ovalaires, constituées, d'après M. Sappey, par un tube irrégulièrement pelotonné.

Le canal excréteur n'est que la continuation de ce tube qui, se redressant vers la partie supérieure du corps de la glande, s'élève perpendiculairement et un peu en serpentant à travers le derme, et pénètre dans l'épiderme en passant entre les papilles. C'est à ce moment que ce tube, en devenant de plus en plus délié, décrit plusieurs tours de spire pour venir s'ouvrir obliquement à la surface libre de l'épiderme par un petit orifice que M. Kölliker appelle *pore de la sueur*.

Ces glandes sont de différentes grandeurs, les plus volumineuses se trouvent aux aisselles, aux tempes, à la poitrine, etc. ; leur nombre est extrêmement considérable. Quel que soit le résultat des calculs faits dans le but d'en évaluer le nombre total, M. Sappey fait remarquer que l'on peut considérer, comme un fait acquis à la science, que si les glandes sudorifères ne se comptent pas par milliards, ainsi que l'avait avancé Lecuvenhoech, ni par millions, ainsi que l'a pensé Eichorn, on les compte du moins par centaines de mille, 6 à 800,000.

II. — PHYSIOLOGIE DE LA PEAU.

Il y a dans la peau un ensemble de fonctions bien diverses, car cette vaste membrane se présente à la fois comme organe d'un sens, comme agent de sécrétion et d'absorption, enfin comme agent protecteur et réparateur.

Tact. — Certains auteurs désignent indifféremment le sens dont la peau est le siége, sous le nom de *tact* ou de *toucher*. Mais d'autres, M. Longet, par exemple, croient qu'il est convenable d'établir entre ces deux termes la même différence de signification qu'entre le *voir* et le *regarder*, l'*entendre* et l'*écouter*, en sorte que le *sens*, la *sensibilité* étant le mot générique, le mot *tact* répondrait à l'état passif, et le mot *toucher* à l'état actif de cette fonction. En effet, le *tact* attend les impressions et les accepte telles qu'elles lui arrivent, tandis que l'autre, le *toucher*, se porte vers les objets avec lesquels on peut avoir affaire, soit pour les rapprocher, soit pour les éloigner.

Il y a pour le toucher un organe spécial d'une rapidité et d'une flexibilité extrêmes de mouvement; c'est la main ; admirable machine lorsqu'elle est mue par l'intelligence et qui devient alors capable de remuer un monde.

Quant au tact, il a pour siége toute la superficie du tégument externe. Mais on ne l'y trouve pas partout avec le même degré de sensibilité. Ainsi on a remarqué que généralement les parties les plus éloignées des centres circulatoires sont de beaucoup les plus sensibles, et que comparativement la peau du tronc est moins sensible que celle de la tête et de la face. C'est surtout à la plante des pieds et à la paume des mains que la moindre impression se fait vivement sentir.

Rappelons ici que les points où il importe que la sensibilité de la peau soit plus exquise, on trouve un organe particulier du tact, c'est-à-dire le corpuscule de Meisner, lequel, par sa situation et par sa structure, est éminemment propre à faire distinguer les divers degrés de pression extérieure (1).

SÉCRÉTION. — On ne croit plus aujourd'hui que la sueur puisse être le résultat d'une simple exhalation, comme cela se passe à la surface des séreuses, et la raison irréfutable qu'on a de nier ce fait, c'est que l'épiderme, en vertu de sa structure imperméable, oppose une résistance si absolue aux liquides venant du dedans, qu'il se déchire plutôt que de céder à leur pression. C'est donc toujours par l'intermédiaire des glandes sudoripares que se forme la transpiration soit sensible, soit insensible, et voici comment : l'activité de la glande n'est-elle excitée par aucune cause étrangère à sa fonction, alors tout le liquide sécrété se disperse dans l'air sous forme invisible d'un fluide et il y a transpiration insensible. Au contraire ; par l'effet d'une insolation prolongée ou d'une marche rapide, ou autre cause semblable, y a-t-il suractivité dans la fonction glandulaire, alors une faible partie de la transpiration insensible s'évapore encore invisiblement, mais la plus grande partie ruisselle en gouttelettes sur la surface de la peau. On voit donc qu'il n'y a ici que deux degrés d'un même ordre de chose et que la quantité plus ou

(1) Voy. p. 19.

moins grande du liquide extravasé ne constitue aucune différence essentielle de fonction.

Malgré son caractère exclusivement excrémentitiel, la transpiration n'en est pas moins une des fonctions plus importantes pour le maintien de l'intégrité de l'organisme vivant. En veut-on une preuve? On la trouverait dans les belles expériences du docteur Fourcault (1). Ce savant a montré d'une manière évidente que la suppression de la transpiration insensible opérée au moyen d'une couche de vernis ou de collodion étendue sur la peau, détermi- nait en peu de temps des cas nombreux de maladies, les- quels peuvent même être suivis de mort.

Les effets de ces expériences ont varié assez sensible- ment suivant que l'application de la couche de vernis a été générale ou partielle. Ainsi, dans le premier cas, il y a eu inflammation aiguë, compliquée d'engorgement des veines caves et du cœur. Dans le second, c'est-à-dire l'ap- plication partielle, on a déterminé des phlegmasies subai- guës, des irritations chroniques, et une altération pro- fonde de la nutrition.

On sait encore que lorsqu'on recouvre d'huile ou de vernis la peau des mammifères, des oiseaux et des rep- tiles, ces animaux périssent au bout de peu de temps, et l'on sait aussi que la température propre du corps des lapins tombe très rapidement. (Valentin de Berne).

On ne s'étonnera pas trop des résultats pernicieux de ces expériences, si l'on considère l'énorme déperdition dont il faut que la peau soit journellement le siége.

Ainsi des physiologistes comme Sanctorius, des chi- mistes comme Lavoisier, dont les assertions ne sauraient

____

(1) *Comptes rendus de l'Académie des sciences*, 26 mai 1838.

être mises en doute, ont établi que sur 8 livres d'aliments
(4 kilogrammes), dose moyenne de chaque jour, il y en
cinq livres (2500 grammes), exclusivement éliminés par
la peau et le poumon. Or, comme dans la totalité de cette
somme, l'exhalation pulmonaire ne compte que pour un
peu moins de deux livres (909 grammes), tandis que l'exhalation cutanée compte pour un peu plus de trois livres
(1591 grammes), il faut en conclure qu'à ce point de vue
du moins la peau est l'émonctoire le plus important de
l'économie animale.

Cependant ceci n'est vrai que pour les pays chauds :
car dans les climats froids, les produits éliminés par le
poumon et le rein l'emportent très notablement sur ceux
qu'élimine la peau.

On appelle les sueurs et la transpiration insensible de la
peau, une élimination externe, on appelle aussi la transpiration pulmonaire une élimination interne; c'est entre
ces deux ordres de fonctions que nous venons d'établir un balancement qui penche en faveur de la peau,
dans la proportion de deux livres à trois. Mais le rein
aussi est un émonctoire interne. Or, si on veut le faire
entrer à ce titre en ligne de compte avec le poumon, il
est évident que l'acte éliminateur de ces deux organes intérieurs l'emporte sensiblement sur l'acte éliminateur de
la peau toute seule. A ce point de vue donc l'importance
fonctionnelle de la peau semblerait considérablement di-
minuée. Mais d'un autre côté, quand on considère que
dans les fonctions pulmonaires l'acte régénérateur du
sang n'a pas moins d'importance que l'acte éliminateur,
et que d'ailleurs celui-ci, au lieu de s'opérer à l'état liquide
comme les sueurs cutanées et les écoulements urinaires,

ne s'opère que sous forme de gaz ou de vapeurs, il faut bien reconnaître ici un état particulier qui ne comporte pas de terme de comparaison exact entre les poumons et les reins d'un côté, et la peau toute seule de l'autre.

Au contraire, on a généralement remarqué qu'à l'état pathologique c'était entre les fluides urinaires et les fluides cutanés que le balancement fonctionnel avait lieu. Ce nouveau point ne fait que confirmer l'extrême importance que doit avoir l'acte émonctoire de la peau.

D'ailleurs, remarquons que chez plusieurs animaux inférieurs privés de l'appareil urinaire, c'est la peau qui seule a la charge de l'acte éliminateur tout entier.

Ajoutons pour compléter ce parallèle que les deux appareils sont également exposés à de subites secousses partant du système nerveux. Quand donc une vive émotion de surprise ou de crainte se fait sentir, il arrivera tantôt une évacuation urinaire, tantôt une abondante transpiration, suivant le tempérament et l'âge des personnes dont le moral vient d'être ébranlé.

Remarquons d'ailleurs que pendant le temps que l'un des appareils ou ralentit ou interrompt sa fonction, l'autre, le plus souvent ne fait que redoubler d'activité. C'est pour cela que le vieillard forcément condamné au repos et n'ayant que de rares occasions de transpirer, urine beaucoup plus qu'un homme d'un âge moins avancé. Voilà pour la condition des âges; quant à la condition des climats, il est hors de doute que plus on sera rapproché de l'équateur, plus la fonction urinaire se trouve subordonnée à la fonction transpiratoire.

ABSORPTION DE LA PEAU. — En ce qui regarde les muqueuses, leur fonction absorbante ne peut pas être mise en doute ; car c'est un fait d'évidence qu'une partie de ces membranes qui tapissent les cavités des poumons absorbe l'air atmosphérique et d'autres gaz qui y sont mêlés ; et de même on ne peut pas nier que les membranes intestinales n'absorbent avec une surprenante rapidité les substances alimentaires, médicinales ou toxiques qui y sont ingérées.

Il en est tout autrement de l'épiderme : ce tissu, à raison même de sa destination fonctionnelle, doit être regardé *à priori* comme essentiellement réfractaire à l'absorption, puisqu'il a expressément pour but de mettre les organes intérieurs à l'abri de toutes atteintes du dehors.

C'est là ce qu'indiquerait la théorie. Mais écoutons maintenant ce que les physiologistes contemporains ont dit sur cette question : suivant Bérard (1), « l'enveloppe épidermique, peu pénétrable du dedans en dehors, présente un obstacle considérable à la pénétration du dehors en dedans; » et Sappey (2), « l'épiderme se laisse très difficilement traverser par les liquides, soit que ceux-ci se portent du dehors au dedans, soit qu'ils se portent du dedans au dehors, comme à la suite des brûlures, après l'application des vésicatoires, dans l'érysipèle, etc., etc. »

A son tour M. Longet nous dit que l'absorption de la peau peut s'effectuer aux dépens de l'*eau* ou de *substances dissoutes* dans ce liquide, ou bien encore de gaz de diverses espèces sans que l'épiderme soit intéressé. Mais cet auteur a soin d'ajouter que cette participation à l'acte absorbant *est assez faible*.

(1) T. II, p. 617.
(2) *Traité d'anatomie*, t. II, 2e partie.

Donc voilà trois de nos physiologistes les plus distingués dont l'opinion au sujet de l'absorption cutanée, se borne à constater que cette fonction s'opère bien à la surface de la peau, mais dans une faible proportion.

M. Kölliker creuse un peu plus la question. Suivant lui, les cellules épidermiques n'offrant point de pores visibles, ni dans leurs parois, ni dans leur intervalle, on devrait croire à une imperméabilité complète, c'est-à-dire à l'impossibilité absolue de traverser les cellules cornées soit par le moyen de pores, par imbibition, ou par endosmose ou exosmose, sans entamer l'intégrité de l'épiderme.

Voilà une conclusion plus explicite que celle des auteurs précédents. Néanmoins, M. Kölliker, corrigeant ce qu'il y a de trop radical dans cette assertion, convient que l'absorption de l'eau et de quelques autres liquides, des pommades, et même quelques corps solides (soufre, cinabre), peuvent être introduits comme mécaniquement dans les canaux sudorifères à l'exclusion des conduits sébacés et pileux (1), ou que ces mêmes susbstances sont suceptibles de se mêler aux sueurs.

Maintenant, reprenant en personne la parole au point de vue théorique de la question, nous rappellerons que chez les animaux les plus inférieurs l'absorption des fluides nourriciers et le rejet des fluides excrémentitiels s'opèrent par un même ordre de pertuis, distribués sur

(1) « L'humeur onctueuse des glandes sébacées oppose une barrière à l'imbibition de l'épiderme par l'eau, comme à sa dessiccation par l'air. Les régions palmaire et plantaire sont seules privées de ces glandes sébacées, mais présentent, en compensation, une plus grande quantité de glandes sudoripares : aussi l'épiderme de ces régions est-il susceptible d'imbibition, comme le prouve l'immersion prolongée des pieds et des mains dans l'eau. » (Sappey.)

toute la surface de la peau. Il est certain aussi qu'en re-
montant les degrés les plus élevés de l'échelle animale,
en même temps qu'on voit se creuser le canal intestinal,
on voit aussi les orifices de la périphérie tégumentaire se
fermer graduellement.

Cependant, chez les lombrics, les araignées nocturnes,
les scorpions, les acariens, les batraciens, les lézards et autres, l'introduction par la peau, d'un air saturé de vapeurs
aqueuses est encore indispensable à l'existence de ces animaux, aussi voit-on à la surface de leur tégument externe
des orifices évidemment absorbants.

Après cela, est-il rationnel de supposer que chez
l'homme il y ait quelques restes de ces orifices primitifs
dont la présence expliquerait tout naturellement cette petite quantité de fluides ou de liquides que tous les auteurs
reconnaissent pouvoir être absorbés par la membrane
cutanée?

Ce n'est qu'un point d'interrogation que nous posons
ici, attendant avec une sage prudence que l'observation
et l'expérience nous donnent une solution définitive
de toutes ces difficultés.

Si nous penchons à croire à une faculté d'absorption un
peu plus considérable que celle qui a été signalée par les
physiologistes contemporains, c'est qu'une étude minu-
tieuse des glandes sudoripares nous a démontré que la
membrane interne de cet organe, quoique formée par un
repli épidermique, perdait un peu de l'imperméabilité
que nous voyons exister aux parties extérieures de la peau.
Et d'ailleurs, si cette partie profonde de la glande sudoripare acquiert un degré plus grand d'absorption, c'est
qu'elle tient déjà quelque chose de la nature du corps mu-

queux dont elle est formée, et qui par elle-même est très perméable.

Nous dirons avec M. Kölliker qu'il n'est pas impossible que des liquides et même des particules de cinabre et de soufre pénètrent dans les conduits sudoripares sans aucune rupture des cellules cornées, et que dans ce cas la glande sudoripare remplirait la double fonction de sécrétion et d'absorption (1).

PROTECTION ET RÉPARATION. — On sait que, par sa partie résistante et élastique, la membrane tégumentaire maintient les organes sous-jacents dans de justes limites; que par sa partie molle et végétative, autrement dit ses couches épidermiques, elle concourt à la protection de ces mêmes organes; enfin, que c'est par l'exhalation plasmatique des plexus sanguins terminaux qu'elle se répare sans cesse dans sa périphérie.

CONTRACTILITÉ DE LA PEAU. — Certains mouvements involontaires de la peau se montrant sous forme de froncement, d'érection du mamelon, de chair de poule, ont été attribués autrefois à des contractions du derme lui-même pris dans sa totalité; mais aujourd'hui, on sait à n'en point douter, que cette mobilité, d'ailleurs circonscrite, est due à de très

(1) Dans une épidémie de dysenterie aiguë, M. le docteur Leclerc (de Tours) a recommandé récemment l'emploi des solanées pour arrêter le ténesme.

Ce traitement, qui a été suivi des meilleurs résultats possibles, consiste à appliquer sur la région hypogastrique un large emplâtre, soit d'extrait de belladone, soit de datura stramonium. L'expérience a démontré que la propriété absorbante de la peau est beaucoup plus active qu'on ne le soupçonne généralement; cette propriété s'exerce dans les cas les plus graves et persiste jusqu'à la mort. (Ansaloni, *Thèse inaug.*, Paris, 1859.)

petits muscles lisses découverts par M. Kölliker. Ces muscles partant de la partie supérieure du derme, se rendent obliquement à l'appareil pileux, et lorsqu'une cause quelconque, un courant électrique, une vive émotion, le froid, les fait se contracter, ils attirent le follicule pileux en dehors et dépriment cette partie du derme qui leur sert d'insertion. On voit alors surgir à la base des poils des éminences coniques lesquelles sont produites par la contraction des petits muscles.

III. — UNITÉ DE LA FORMATION DE LA PEAU.

Posons d'abord en principe qu'il y a unité de formation entre les diverses parties d'un système organique quelconque, toutes les fois que ces parties se trouvent composées d'un nombre égal d'éléments anatomiques, et que de plus, elles ont une source commune de régénération.

Voilà le principe général dont il s'agit ici de faire une application particulière au système cutané. Pour cela, nous allons comparer l'un avec l'autre et pair à pair chacun des organes de ce grand tégument.

Au premier aspect, rien ne paraît moins conforme que les diverses parties renfermées dans la peau.

En effet, voici un petit organe situé à l'extrémité terminale de chacun des cinq doigts de la main et du pied, sa forme est celle d'un segment d'un cylindre creux, il est dur, tranchant, inflexible, et par cela même, il peut chez les animaux surtout, servir d'arme pour l'attaque et la défense.

Cet organe, c'est l'ongle.

Voici ensuite un organe situé à la surface du corps, mais principalement à la tête et à la face, on l'y voit se multiplier à l'infini, il est souple, onduleux, prêt à s'ébranler au moindre souffle.

Cet organe, c'est le poil.

Or, mettez ces deux organes sous les yeux d'un homme étranger aux sciences, et demandez-lui ce qu'il pense de leurs rapports réciproques, sa réponse sera certainement, qu'il n'y a là que des choses opposées et disparates ; au contraire, un vrai physiologiste interrogé sur la même question, vous répondra sans hésiter, que l'ongle et le poil sont le résultat d'une même formation.

Quelles sont donc ces conditions de formation identique qui échappent à l'ignorance et qu'un examen approfondi fait découvrir ? Nous l'avons déjà dit plus haut, mais il faut le répéter ici afin que nos lecteurs l'ait toujours présent à l'esprit, ces deux conditions essentielles sont : l'égalité numérique des éléments constituants et leur génération commune.

Or, comme d'une part l'*ongle* se trouve formé d'une première couche cutanée de nature épidermique, reposant sur une seconde couche muqueuse, laquelle est elle-même soutenue par une troisième, c'est-à-dire le derme ; et comme d'une autre part, le *poil* en premier lieu repose sur une base dermique, que de plus il se trouve pourvu d'une gaîne épidermique, et qu'en troisième lieu il s'y joint comme intermédiaire un bulbe ou couche muqueuse d'une remarquable vitalité, il faut bien en conclure qu'il y a entre le poil et l'ongle égalité numérique d'éléments constituants, et que par conséquent, la première condition qui caractérise l'unité de formation, se trouve ici parfaitement réalisée.

S'agit-il maintenant de la seconde condition, celle d'une régénération commune aux diverses parties cutanées, évidemment on ne peut pas en nier l'existence, puisqu'on voit le poil et l'ongle avoir une même source régénératrice : les vaisseaux sanguins du derme ; et de plus tirer leur incitamentum vital d'un même appareil : les plexus nerveux terminaux.

Ainsi donc, soit au point de vue de l'égalité numérique des éléments constituants, soit au point de vue du mode commun de régénération organique, il y a entre le poil et l'ongle une parfaite unité de formation.

Si maintenant nous établissons un parallèle entre la glande sébacée et la glande sudoripare, qu'allons-nous découvrir ? Nos lecteurs déjà le devinent, c'est que chacune des deux glandes se trouve formée de couches concentriques au nombre de trois, et que de plus l'intégrité et l'activité fonctionnelles se maintiennent ici de part et d'autre par un même moyen, c'est-à-dire par l'apport sanguin du derme, d'où il faut encore conclure sans hésiter à l'unité de formation de ces deux organes.

Ainsi l'épiderme, l'ongle, le poil, la glande sébacée, la glande sudoripare n'ont tous qu'un même mode de formation, tirant leur origine du corps muqueux.

Il est vrai que les fonctions propres à ce système étant de nature différente, il en résulte une modification organique et fonctionnelle assez sensible, et par exemple, l'évolution des cellules qui produit la transpiration diffère un peu de l'évolution des cellules qui produit la matière lubréfiante sébacée, et de même la couche interne de la glande sudoripare n'est pas entièrement semblable à celle de la glande sébacée.

Néanmoins, tenez pour certain que ces légères déviations n'infirment en rien la règle générale de formation.

On la retrouve encore complète dans le follicule pileux considéré comme un repli de la peau. En effet, le follicule pileux ne se compose-t-il pas d'une couche externe dermique, riche en vaisseaux, d'une couche muqueuse et cornée ?

Maintenant que les parties diverses du système cutané ont été rationnellement soumises à cette loi anatomique, notre tâche serait finie, s'il ne fallait encore examiner certaines dispositions organiques dont la signification n'a pas été suffisamment expliquée par les auteurs contemporains.

Nous voulons parler de trois plexus qu'on rencontre aux limites extrêmes de la périphérie du corps. Ce qu'il y a ici de frappant, c'est que les éléments sanguins, nerveux et lymphatiques contenus dans les plexus terminaux se trouvent déjà très abondamment représentés par d'autres ramifications vasculaires et nerveuses, en sorte que la nature pourrait être ici accusée d'avoir, contrairement à ces tendances bien connues, créé deux organes différents pour l'accomplissement d'une fonction unique.

Voici, par exemple, la circulation sanguine, nous la savons déjà représentée par les vaisseaux du derme, c'est en apparence tout ce qui est nécessaire à la vitalité de la peau, alors donc à quoi sert le plexus sanguin sus-papillaire ?

La même question se pose au sujet des fonctions nerveuses et lymphatiques, c'est-à-dire à quoi bon un plexus nerveux quand l'innervation de la peau est déjà assurée par la présence du corps papillaire; et à quoi bon le plexus lymphatique quand les vaisseaux de cette nature se trouvent déjà ramifiés en si grand nombre sur les mêmes points?

A toutes ces questions, il n'y a qu'une réponse, mais elle est péremptoire, c'est de faire remarquer que la présence d'un double organe se trouve complétement justifiée par le caractère à la fois général et spécial des fonctions qui s'accomplissent dans le tissu de la peau.

Après ces explications, on reconnaîtra sans peine que la totalité des éléments cutanés, c'est-à-dire les trois couches *dermiques, muqueuses et épidermiques*, d'une part, et les trois plexus *nerveux, sanguins* et *lymphatiques*, d'autre part, forment par leur ensemble un système parfaitement lié dans toutes ses parties.

Et, comme la superposition des plexus en trois plans distincts, dont le plus superficiel est occupé par l'élément lymphatique, est une preuve définitive que le système cutané tout entier obéit à une même loi de formation, nous nous trouvons naturellement autorisé ici à clore brusquement ce chapitre.

Cependant, comme nos lecteurs pourraient objecter que l'exposition du système cutané est encore susceptible d'autres développements, hâtons-nous de les avertir que nous n'avons pas la prétention de renchérir sur les descriptions de nos devanciers, au contraire, nous tenons à constater ici que notre but unique est de donner une base rationnelle à l'étiologie et à la thérapeutique des maladies cutanées. Si donc, nous supposons nos lecteurs accoutumés déjà à la notion d'une unité de formation de la peau, ils seront, par cela même, tout disposés à reconnaître une analogie profonde entre les diverses maladies de ce tégument ; et par une autre conséquence toute naturelle, les voilà aussi prêts à avouer qu'un même médicament peut être utilement employé dans ces cas en apparence très différents.

L'explication de ces principes généraux d'unité de formation et de traitement s'étendra-t-elle à tout ce qu'on appelle maladies de la peau ? C'est une question à traiter dans des publications ultérieures ; quant à présent, bornons-nous à dire que ces principes s'appliquent fort bien au groupe des dartres qui fait à lui seul le sujet de notre premier volume.

Lorry avait déjà dit en parlant des herpès : *Morbi isti affines inter se ex eadem oriundi prosapia plus gradu et nomine differunt quam natura.*

Ces maladies ont entre elles une affinité et une origine commune, elles diffèrent plus par leur degré et par leur nom que par leur nature.

IV. — APERÇU HISTORIQUE.

> Par une admirable loi de solidarité, l'homme s'inspire de l'homme, et chacun de nous est le complément d'un autre. (J. BENOIT.)

Quoique les maladies de la peau aient été connues depuis l'antiquité la plus reculée, ce n'est bien que de notre temps qu'elles ont été complétement observées et décrites. Ainsi, l'histoire de ces maladies se trouve naturellement divisée en une époque moderne ne comprenant que nos soixante dernières années, et une époque ancienne qui remonte jusqu'à Hippocrate, parce que, en effet, les progrès de la dermatologie ont été plus considérables depuis la fin du XVIIIe siècle, qu'ils n'avaient pu l'être dans tous les temps antérieurs.

Il semblerait, d'après cela, que la dermatologie est une science toute nouvelle; cependant d'aussi grands médecins que l'étaient Hippocrate, Celse, Galien et d'autres, n'ont pas pu décrire ces maladies sans donner quelques signes de leur profond esprit d'observation. A ce point de vue, admirez déjà cette distinction établie par Hippocrate entre les maladies qu'il appelle de causes locales, parce que c'est dans la peau que leur évolution s'accomplit tout entière, et les maladies qu'il appelle de causes générales, parce qu'elles couvent quelque temps dans les profondeurs de l'économie avant de s'établir sur la surface du tégument. Ici, vous reconnaissez la distinction que nous sommes obligé d'établir entre les maladies spéciales, ou autrement dit les dartres, et d'autres maladies générales, telles que les fièvres éruptives, le scorbut, le purpura, etc.

Sous la plume de Galien, l'opposition du caractère général au caractère spécial, apparaît dans sa division des maladies de la peau en celles qui sont localisées à la tête, et celles qui peuvent occuper toute la surface du tégument. Or, cette division qui paraît dénuée de fondement, se trouve cependant justifiée jusqu'à un certain point, par ce fait remarquable, que quelques maladies de la peau, telles que l'acné, le sycosis, le favus, l'impétigo, ont exclusivement ou presque exclusivement leur siége à la tête, tandis que d'autres, telles que l'eczéma, le psoriasis, etc., apparaissent plus généralement sur plusieurs points du tégument.

Cette vue nosologique, si exacte à une époque si reculée, est quelque chose d'extraordinaire, et qui semble tenir de la divination. Mais, s'il faut admirer sans réserve la sagacité des anciens dans la découverte du symptôme essentiel de chaque état morbide, il faut reconnaître que chez eux l'interprétation des causes et de la nature des maladies laisse toujours beaucoup à désirer.

Ainsi, cette insuffisance des anciennes doctrines apparaît même dans le divin Hippocrate, lorsqu'en parlant des herpès, il nous donne la pituite grasse comme cause première de toutes ces maladies. Peut-être ici, la dénomination française de pituite grasse ne traduit-elle pas exactement l'expression grecque ; mais l'erreur d'Hippocrate n'en est pas moins manifeste. Ici, l'absence des notions anatomiques et physiologiques ne se fait que trop sentir, car, véritablement, si Hippocrate eût mieux connu la structure de la peau et celle de ses diverses dépendances, il ne se serait pas contenté de désigner seulement la pituite grasse comme cause de quelques maladies cutanées, sans prendre la peine de spécifier de quelle manière cette cause agit et dans quel organe le mal se localise.

Cette même critique s'applique fort bien à Galien, lorsque dans l'engouement de sa doctrine humorale, il nous signale, sans autre explication, la bile jaune ou la bile verte comme la cause des maladies herpétiques.

Et cependant, malgré ces erreurs étiologiques qui rendent souvent pénible la lecture même d'un Hippocrate, d'un Galien, d'un Celse, d'un Pline, on est obligé de reconnaître dans ces auteurs un génie médical bien extraordinaire, puisque aussitôt qu'ils ont disparu de la scène du monde, non-seulement la dermatologie, mais l'art de guérir tout entier semblent être tombés avec eux.

Quant aux médecins du moyen âge qui, après les croisades, ont été témoins de la plus grande épidémie de maladies cutanées dont on ait gardé le souvenir, ils n'ont dû avoir qu'une connaissance bien incomplète de leur art, puisqu'ils ne nous ont pas légué un seul traité sur cette question qu'on puisse consulter avec fruit, ni un traitement qui puisse être utilement appliqué.

Un peu auparavant, vers le VIIIe siècle, les Arabes traducteurs malhabiles des médecins grecs et latins, nous avaient cependant donné une description assez exacte de la rougeole, de la variole et de l'éléphantiasis ; néanmoins, c'est l'empirisme le plus aveugle qui a régné à cette époque, et il a fallu ensuite redescendre à travers toute la nuit du moyen âge jusqu'au XVIe siècle pour voir l'art de guérir s'éclairer d'une lumière nouvelle.

Aussi sans nier, en thèse générale, la marche toujours ascendante de l'esprit humain, on peut affirmer, en ce qui regarde la médecine, que jamais ses annales ne sont restées plus vides que dans l'espace compris entre les beaux temps de l'antiquité païenne et ces premiers temps de la renaissance.

Ce sont surtout les notions rationnelles et une bonne méthode scientifique qui font défaut aux médecins de cette époque intermédiaire dont Paracelse (1496) est le type le plus complet et le plus original.

En relisant aujourd'hui les écrits de cet homme doué d'ailleurs d'un génie des plus vastes et des plus pénétrants, on est étonné du grand nombre d'erreurs qu'il s'était persuadées à lui-même, et qu'il a hardiment enseignées en public.

Ce sera la gloire de la renaissance d'avoir fait justice de ces extravagantes doctrines. A ce moment, en effet, les écrits déjà partout répandus de Ramus (1543) de Bacon (1561) de Descartes (1596) commencent à tirer la raison humaine de son long engourdissement. A la méthode *à priori*, qui ouvrait la porte à toutes les fantaisies de l'imagination, on substitue cette méthode sage et patiente de l'induction qui procède toujours du connu à l'inconnu, et qui n'accepte comme vrai que ce qui est évidemment démontré (1).

Sous l'influence de ce renouvellement de la philosophie, nous voyons bientôt l'anatomie, la physique, la physiologie, la chimie faire de rapides progrès.

Quant à la dermatologie, le seul sujet qui nous occupe, elle ne sera vraiment fondée qu'après les remarquables travaux publiés dans les dernières années du siècle précédent et dans le siècle actuel.

Il semblerait donc résulter de la première partie de cet

---

(1) « Tout ce que l'esprit humain, dit Cuvier dans son *Histoire des sciences naturelles*, pouvait faire avec les moyens légués par l'antiquité, et avec ceux que le moyen âge et le XVe siècle avaient découverts, a été exécuté dans le XVIe. Mais on y manquait d'un instrument important, c'était de la véritable logique, de la logique d'induction, qui est indispensable aux sciences dont nous nous occupons. Les philosophes scolastiques ne s'étaient attachés qu'à la partie de la philosophie d'Aristote qui repose sur le syllogisme. Ils partaient d'un certain principe établi par l'autorité et non par l'observation, et au moyen d'une série de syllogismes ils prétendaient établir tout le système de leur doctrine. Bacon vint, et il leur fit voir que l'autorité est un principe tout à fait illusoire dans les sciences de faits, et, d'un autre côté, que c'est uniquement par l'induction, par la comparaison des faits particuliers et leur résolution en propositions générales, que les sciences peuvent faire des progrès. »

aperçu historique que la science dermatologique s'est insensiblement formée par une suite non interrompue de recherches et de découvertes. Cependant nous n'en persistons pas moins à tirer une ligne de démarcation parfaitement distincte entre l'ère ancienne qui finit avec Lorry et l'ère moderne qui s'ouvre par les travaux plus rationnels des Plenk, des Willan, des Alibert, des Biett et des Cazenave.

Plenk, en 1776, recherche et reconnaît les diverses phénomalités morbides qui se montrent à la surface de la peau : il en distingue très nettement quatorze espèces (1).

Cette constatation servit, sans aucun doute, à faciliter le diagnostic. Notre auteur dut se demander ensuite si chacune de ces phénomalités constituait en elle-même une maladie, et il paraît bien que ce fut là son avis. Mais il se trompait, puisque en réalité deux ou plusieurs de ces phénomalités, telles que la pustule et la croûte, peuvent apparaître successivement dans le cours d'une même maladie.

Plus tard, en 1798, Willan, ne considérant les observations de Plenk que comme des pierres d'attente d'un édifice en projet, s'applique à réunir ces lésions anatomo-pathologiques avec plus d'exactitude, et il en forme huit ordres (2).

---

(1) 1. maculæ ; 2. pustulæ ; 3. vesiculæ ; 4. bullæ ; 5. papulæ ; 6. crustæ ; 7. squamæ ; 8. callositates ; 9. excressentiæ cutaneæ ; 10. ulcera cutanea ; 11. vulnera cutanea ; 12. insecta cutanea ; 13. morbi unguum ; 14. morbi pilorum.

(2)
1. Papules ; 5. Pustules ;
2. Squames ; 6. Vésicules ;
3. Exanthèmes ; 7. Tubercules ;
4. Bulles ; 8. Macules.

En effet, cette classification constituait déjà un progrès notable en ce sens que Willan ne s'arrêtait pas aux phénomènes les plus visibles, mais à ceux qui sont les plus significatifs, ainsi ce ne seront pas les squames plus ou moins humides de l'eczéma, mais bien les vésicules qui donneront la caractéristique de la maladie.

Biett introduit en France la classification anglaise, il la développe, il y met plus d'ordre, et, comme il décrit aussi les maladies avec plus de précision, plus de clarté, on peut dire que par son enseignement clinique il a fondé définitivement le diagnostic des maladies cutanées.

Ici notre aperçu historique va changer de point de vue en ce sens que nous y consignerons toutes les tentatives des dermatologistes faites dans le but de découvrir un siége anatomique aux maladies de la peau.

En 1791 déjà, Jakson, Séguin Henri, médecin anglais, avaient signalé les glandes sébacées comme pouvant être le siége d'une *sécrétion dépravée* qui donnait lieu à une éruption d'une nature très rebelle. Évidemment, c'est d'un acné qu'il s'agit ici, et Jackson ne s'était pas trompé sur le siége anatomique de la maladie dont il cherchait à expliquer les causes et la nature.

Mais voici, sur le même sujet, des observations bien plus importantes, en ce qu'elles nous viennent d'un des plus célèbres dermatologistes, Alibert. Cet auteur, au commencement de ce siècle, et dans plusieurs endroits de ses écrits, reconnaît positivement que chacun des tissus dont la peau se compose est susceptible d'être le siége d'une maladie spéciale. « On en sera convaincu, dit-il, si on étudie l'icthyose dans l'épiderme, l'éléphantiasis dans le derme, le prurigo dans le corps papillaire, les éruptions vareuses dans les conduits sébipares, et enfin l'exanthème dans le corps réticulaire (1). »

Puis, trouvant la pathologie cutanée des dermatoses dartreuses trop négligée jusqu'à lui, il engage formellement les dermatologistes à faire des recherches anatomiques sur toutes les apparences qui les caractérisent, telles que les vésicules dans les herpès, les vésico-pustules dans la mélitagre, les pustules et les tubercules dans le varus, etc., car, dit-il, « quoique l'anatomie morbide du tissu dartreux soit difficile à étudier (attendu que les phénomènes morbides mènent rarement à la mort), il est néanmoins très aisé de voir que les modes d'altération les plus familiers à la peau, quand elle a plus ou moins ressenti les effets de l'inflammation chronique, consistent dans des changements anormaux presque tous relatifs à sa texture (2). »

Alibert avait acquis cette conviction d'abord, d'après le résultat de plusieurs nécropsies qu'il avait faites lui-même, et qui sont publiées dans les premières éditions de ses ouvrages, puis, d'après les recherches du même genre faites successivement par MM. Gendrin et Dauvergne, et dont il cite les résultats importants dans sa monographie des dermatoses.

Un peu plus tard, en 1824, nous voyons S. Plumb diviser les maladies cutanées, non pas seulement sur les signes extérieurs, mais d'après certaines particularités de localisation ; ainsi l'acné, le sycosis, le porrigo paraissent à cet auteur avoir leur siége anatomique dans les glandes

(1) *Monog. des dermat.*, p. 26. Paris, 1832.
(2) *Monog. des dermat.*, p. 10, t. II. Paris, 1835.

sébacées et les follicules pileux ; et la lèpre, le psoriasis, le pityriasis et l'icthyose, dans les vaisseaux qui produisent l'épiderme.

De 1829 à 1844, nous trouvons, d'un côté, Struve, médecin allemand, qui prétend que les formes élémentaires ont presque exclusivement leur point de départ, ou autrement leur siége anatomique dans le corps papillaire, comme organe sécréteur de l'épiderme ; et, d'un autre côté, M. Rosembaum prétend que ce point de départ reste fixé dans la glande sébacée.

Nos lecteurs comprendront bien qu'une discussion sur le vrai ou le faux de ces opinions ne serait pas ici à sa place, et que tout ce que nous voulons conclure des citations précédentes c'est que la tendance à la localisation a été constante depuis le commencement de ce siècle.

Revenant maintenant à Biett, on se rappelera que, déplorant l'état encore imparfait de l'anatomie cutanée à son époque, il nous disait, il y a près de trente ans, que « le temps viendra sans doute où des travaux anatomiques plus exacts, des distinctions plus précises, plus faciles à démontrer jetteront de vives lumières sur la pathologie du derme, et qu'alors on pourra établir les bases d'une classification plus simple, plus exacte, et moins contestable (1). »

Venu après Biett, M. Cazenave semble se faire un devoir de réaliser les vœux de son maître. En 1843, il publie un mémoire (*Quelques considérations sur le siége anatomique et physiologique des maladies de la peau*), dans lequel

____

(1) Voy. article ECZÉMA du *Dictionnaire de médecine* en 30 volumes, t. II, p. 185, 186.

il s'efforce à montrer que l'étude anatomique et physiologique peut seule porter la lumière sur l'étiologie, la pathogénie et la thérapeutique des maladies cutanées. Malheureusement, c'est sur l'anatomie encore imparfaite, et
même fautive de Breschet et de Roussel de Vauzème qu'il
est obligé de s'appuyer.

Malgré ces erreurs, disons cependant que des progrès
notables ont été faits dans la voie des localisations, c'est
ainsi que M. Cazenave a pu donner une histoire plus complète de l'acné, du sycosis, du favus, de l'impétigo, mais il
se méprend en plusieurs points des plus essentiels sur la
nature et le siége de l'eczéma, du psoriasis et du lichen.
Enfin un reproche qu'on pourrait faire à M. Cazenave
c'est d'avoir voulu indiquer un siége anatomique à toutes
les maladies cutanées.

A présent encore, si, malgré les progrès accomplis en
anatomie et en physiologie, depuis les travaux de Breschet,
il n'est pas permis d'assigner un siége anatomique incontestable à chacune des maladies cutanées, constatons
du moins que cet ordre de recherches est constant (1).

La seule réserve que nous y mettions, c'est que la localisation des états morbides quoique incontestable en principe, est bien loin de s'opérer pratiquement avec un même
degré de facilité et d'exactitude.

(1) C'est en effet à partir de l'époque où le microscope a été appliqué
à l'exploration de nos tissus, que l'histoire de la peau a pu s'enrichir assez
rapidement de faits empreints de quelque exactitude. Ces faits sont déjà
assez nombreux pour jeter un vif intérêt sur l'anatomie et la physiologie de
cet organe, et le moment n'est peut-être pas éloigné où ils seront assez
multipliés pour nous éclairer aussi sur le point de départ, c'est-à-dire sur
le siége véritable de chacune des affections comprises dans le vaste cadre
de la pathologie cutanée. (Sappey, *Traité d'anatomie descriptive*, t. II,
2ᵉ partie, p. 445.)

4

Les auteurs ont même indiqué à ce sujet trois cas bien différents.

Ainsi, dans un premier cas de pathologie, on dit que la localisation est parfaite parce que la lésion organique est par elle-même évidente et qu'elle sert de point de départ commun à un même ordre de troubles fonctionnels, comme cela se voit dans la pneumonie franchement inflammatoire.

En opposition à ce premier cas si concluant, il existe aussi des états morbides, tels que l'hystérie où l'on remarque, il est vrai, un ensemble de symptômes constitutifs obéissant à une loi constante de simultanéité et de succession, mais où l'on ne peut constater absolument aucune lésion appréciable à nos sens.

Enfin, l'on signale l'existence d'un cas intermédiaire, celui de la fièvre typhoïde, par exemple, où la légère tuméfaction qui se montre dans les glandes de Peyer est bien loin d'être en rapport avec l'étendue et la gravité de l'état morbide. Or, ces trois degrés de lésions ou directement visibles ou essentiellement insaisissables, ou enfin à demi apparentes, que nous venons d'observer dans les organes splanchniques, ne pouvaient pas manquer de se représenter aussi dans le tégument cutané, dont les éléments constitutifs offrent un champ si vaste à l'éclosion des maladies.

Et, en effet, tandis que nous voyons d'une part, le corps vermiculaire de l'acné punctata nous fournir un exemple de lésion anatomique parfaitement localisée dans une glande spéciale, d'autre part, nous avons dans le prurigo sans papules un exemple de lésion inappréciable au tact et à la vue ; et enfin, le lichen agrius nous fournit un exemple frappant de la disproportion qui peut exister entre la violence de la maladie et le peu d'importance de la lésion anatomique.

Or, nos lecteurs, en nous voyant exprimer ici nos vues sur la localisation des maladies, comprendront bien que nous avons voulu surtout les tenir en garde contre des déterminations de siéges anatomiques faites prématurément et sans bases certaines ; et néanmoins nous serions bien faché de les détourner de ce genre de recherches. Un excès de présomption ou un excès de défiance est ici également repréhensible, mais c'est un double écueil qu'on peut éviter avec force de patience et d'attention.

Aussi, le champ restant ouvert à des découvertes nouvelles, nous avons indiqué nous-même quelques siéges anatomiques que nos lecteurs trouveront assez longuement expliqués dans le cours de la description de chacune des espèces dartreuses dont nous donnerons plus loin la classification.

Si nos lecteurs, maintenant, veulent bien jeter un coup d'œil rétrospectif sur les matières déjà traitées dans notre aperçu historique, ils reconnaîtront qu'on y a été surtout occupé à démontrer les progrès accomplis en dermatologie depuis les temps les plus anciens jusqu'à nos jours. On a eu soin d'y mettre les notions physiologiques si confuses et si défectueuses des anciens, en regard des connaissances plus positives de notre anatomie actuelle, et il résulte de ce parallèle qu'en ce point, du moins, nous l'emportons de beaucoup sur nos prédécesseurs.

Mais n'allons pas, pour cela, nous faire les dépréciateurs des génies de l'antiquité, ni soutenir que la belle renommée dont ils jouissent a été indûment acquise.

En fait, le procès de la suprématie entre l'ancien et le moderne est toujours pendant, et même de sa nature, il est insoluble ; car s'il est vrai qu'il y a un progrès continu dans toutes les branches de l'intelligence humaine en ce sens que les procédés, les moyens d'investigation, les découvertes vont toujours croissant, il n'est pas moins vrai que plus d'une fois dans l'histoire, on a vu se produire à un moment donné une œuvre d'esprit d'une exécution si parfaite, qu'elle sert indéfiniment de modèle aux générations futures.

Ne peut-on pas dire que le génie d'Hippocrate, malgré quelques défauts inhérents à son époque, ne le cède en rien au génie des médecins de notre temps ?

IV. — QUESTIONS DE DOCTRINES (1).

On a observé depuis les temps les plus anciens que toute controverse de doctrine, soit en philosophie, soit en science, aboutissait généralement à la formation de deux courants d'opinions ou autrement de deux écoles ayant une méthode et des principes opposés. C'est ainsi que la médecine à peine instituée en Grèce à l'état de science s'est trouvée partagée entre la doctrine organicienne ou anatomique qui se rattache plus directement à la philosophie réaliste d'Aristote, et le vitalisme qui s'appuie plus volontiers sur la philosophie idéaliste de Pythagore ou de Platon.

On nous dit que rien encore ne nous fait présager la réconciliation de ces principes opposés. Cependant sup-

_____

(1) Nos lecteurs trouveront l'exposition spéciale de notre doctrine dans le traitement des dartres.

posez-vous en présence de deux de nos médecins actuels, connus l'un pour être organicien et l'autre vitaliste ; bien que vous eussiez lieu de croire que ces deux hommes diffèrent d'opinion sur les principes de leur art, vous ne vous attendez certainement pas à les voir disputer sur ce sujet avec autant de conviction et de chaleur qu'on en aurait mis au temps de Broussais et de Lordat. Or, il nous semble avoir deviné la cause de cet apaisement graduel d'une controverse qui a tant passionné nos prédécesseurs. Ne serait-ce pas parce qu'on commence à s'apercevoir que les termes employés de part et d'autre, ou bien n'avaient pas été suffisamment définis ou bien avaient perdu leur signification première sous la rouille des temps, en sorte qu'ici comme à la tour de Babel la scission ne provenait que de l'impossibilité de se comprendre.

Aujourd'hui, si l'on veut sortir de cet état d'indécision des esprits qui ne peut être que nuisible au progrès de la science, il ne s'agit plus de chercher de nouveaux arguments en faveur, soit du vitalisme, soit de l'organicisme, mais bien de se demander de bonne foi si, sous des mots différents, ce ne sont pas en réalité les mêmes choses que l'on dit de part et d'autre.

Pour cela, empruntant à un médecin contemporain franchement vitaliste, M. le docteur Aubert, les maximes fondamentales que celui-ci a tirées textuellement des chefs de son école, nous nous sommes appliqué à traduire ces maximes, ces principes en langage organicien, et il est résulté de cette épreuve que si la forme, la méthode sont bien différentes dans les deux écoles, le fond de la doctrine au moins reste sensiblement le même.

Au reste, comme les principes fondamentaux au nom

desquels on excommunie les organiciens ne sont pas très nombreux, nous allons ici les passer rapidement en revue.

Ainsi, le prenant sur un ton très haut avec ses adversaires, M. Aubert les accuse en premier lieu de ne pas reconnaître « qu'il y a au sein de tout être vivant une force qui se présente à la fois comme *formatrice, conservatrice et médicatrice*. »

Écoutons maintenant un médecin organicien sommé de s'expliquer sur ce même sujet, il n'aura nulle peine à convenir en son langage que la présence d'un être humain sur la terre est toujours le résultat d'un acte d'une *force* antérieure à sa naissance, et que ce même homme, s'il est doué d'une bonne organisation, aura naturellement la *force* de se maintenir en santé, et que s'il ne lui arrive que de légères indispositions, il trouvera en lui-même assez de réaction ou de *force* pour guérir sans remède, ni médecin (1).

Or, mettez cette rédaction organicienne en présence de l'axiome vitaliste sur la force *formatrice, conservatrice et médicatrice* de la nature, et vous ne pourrez pas nier que sur ce premier point déjà organiciens et vitalistes se trouvent parfaitement d'accord.

Passons maintenant à la seconde accusation, celle de ne pas reconnaître « que la nature médicatrice est capable d'agir par *expulsion, neutralisation* et *réparation*, » autre querelle de mots et non de principes, car on ne trouverait pas un seul médecin organicien ou autre qui ne convînt qu'un épistaxis spontané ne puisse être salutaire ; ce qui est le cas d'*expulsion naturelle*. D'ailleurs il n'y a pas non

______

(1) La force est essentiellement une et inaltérable (Leibnitz).

plus de médecin qui ne convienne qu'une simple plaie ne tende d'elle-même à la guérison, ce qui est le cas de *réparation*. (1). Enfin on ne doute pas qu'une faible quantité de suc gastrique suracidifié, tout en causant quelque malaise à l'estomac, ne puisse être modifié par une sécrétion spontanée de suc gastrique à l'état naturel, ce qui constitue un cas de guérison par *neutralisation*.

Voilà encore un second point sur lequel on se croyait irrévocablement divisé où après explication on se trouve en parfait accord.

Une suite de parallèles de ce genre ne pourrait que rendre notre démonstration plus concluante, malheureusement le court espace réservé à cet aperçu historique ne nous permet pas d'en multiplier les exemples. Cependant remarquons encore ici qu'une des causes qui ont le plus contribué au temps de Broussais à maintenir le quiproquo entre les écoles rivales, c'est que l'une et l'autre, tout en se mettant sous l'illustre patronage d'Hippocrate, avaient perdu toutes les traces de la tradition antique. L'ignorance, non pas tant du grec littéral, que du génie même de cette langue toute pleine d'images, a trompé plus d'un lecteur, en lui faisant prendre pour une entité réelle ce qui n'était qu'une figure de rhétorique destinée à donner plus de relief à la pensée de l'auteur.

En voici un exemple frappant dans ce passage d'Hippo-

(1) Qui conteste le rôle de la nature ? Est-il possible de n'en pas tenir compte ? Assurément non. Mais il faut régler ce rôle ; il faut admettre la nature médicatrice, mais dans la juste mesure. La nature est souvent aveugle, si elle est toute puissante : elle fait le cal, en épanchant la lymphe plastique, mais elle détermine parfois des adhérences morbides. Bouillaud, *discours en réponse à M. Gibert*, prononcé dans la séance de l'Académie de médecine du 16 août 1859. [*Union médicale*, n° 97.]

crate : « Il y a, dit cet auteur, un *principe simple* dans sa nature et multiple dans ses effets, qui *préside à l'économie des êtres vivants;* ce principe, c'est la nature. Elle fait la vie du tout et la vie des parties ; elle suffit seule aux animaux pour toute chose, et *elle sait d'elle-même tout ce qui leur est nécessaire ou superflu.* La nature est en réalité une faculté première ou principale; mais il en est bien d'autres qui en dépendent, et ce sont ces dernières qui gouvernent le corps; c'est par elles que la nature attire ce qui est convenable à chaque espèce, qu'elle retient et prépare ce qu'elle a attiré ; c'est par elles qu'elle sépare ou qu'elle rejette ce qui est inutile ou nuisible, car cette nature est essentiellement providentielle. »

« *La nature s'exprime par des instincts, par des cris* ou des symptômes qui forment son langage. Ces symptômes nous indiquent, *tantôt qu'elle est suffisante et qu'elle triomphera de la cause morbifique; tantôt, au contraire, qu'elle est trop faible et qu'elle a besoin d'être secourue;* tantôt enfin, que ses irrégularités ou ses mouvements désordonnés vont rendre ses efforts pernicieux et qu'il faut la régler et la diriger. »

Au point de vue d'exposition doctrinale ce qu'il y a de plus caractéristique dans ce passage c'est la désignation faite par Hippocrate *d'un principe simple, d'une entité, d'un génie* mystérieux qui présideraient à l'économie des êtres vivants, qui donneraient à chacun le nécessaire et même le superflu, qui attireraient les substances alibiles, et qui rejetteraient les résidus inutiles, qui pousseraient des cris de détresse et d'avertissement, quand la santé se trouve menacée, et qui, enfin, suivant les cas relèveraient les malades de leur faiblesse, ou bien tempéreraient leur surexcitation : quel est donc le sens véritable de ce passage? Certainement il est susceptible d'interprétation tout à fait opposée suivant la tournure d'esprit plus ou moins logique des personnes qui en ont fait la lecture. Ainsi, êtes-vous enclin à tout prendre à la lettre, vous croirez qu'Hippocrate a reconnu, en dehors même des dieux olympiques, un génie particulier de la nature, une déesse Hygie, réalisant par sa propre force les merveilleuses opérations qui viennent d'être énumérées.

Au contraire, aimez-vous à chercher le sens rationnel caché sous le texte littéral, vous reconnaîtrez qu'Hippocrate n'a pas d'autre intention que de tracer à grands traits le tableau de ses vues d'ensemble sur la nature, et que, si dans le courant de sa rédaction les termes ontologiques, de principe simple, de génie, se trouvent sous sa plume, c'est qu'en cela il n'a fait que suivre cette tendance naturelle de la nation grecque à présenter les idées et les causes abstraites sous des personnifications vivantes.

Ainsi, partisans des anciens ou des modernes, partisans de l'organisme ou du vitalisme, après avoir bien disputé entre eux, n'ont qu'une conclusion commune, qui est de s'écrier avec la même profonde tristesse du poëte de Mantoue :

> Felix qui potuit rerum cognoscere causas,

parce qu'en effet l'esprit humain est destiné à ignorer éternellement *la cause des choses*.

Cependant, si cette fatale ignorance est un juste sujet de désespoir pour les théologiens et les philosophes qui font profession de chercher les causes premières, quant aux médecins, ils peuvent facilement s'en consoler, puisque leur but direct n'est point de pénétrer les mystères du monde invisible, mais d'observer, d'étudier, d'interpréter les phénomènes du monde visible, étant d'ailleurs bien certains qu'avec cette seule méthode rationnellement appliquée, rien ne les empêchera de s'élever au plus haut degré de perfection dont l'exercice de leur art est susceptible.

A entendre M. Aubert, les organiciens auraient le grand tort de méconnaître le principe fondamental de notre art, c'est-à-dire que la guérison artificielle des maladies s'opère par le même procédé que la nature emploie pour guérir spontanément. Autre querelle de mots et non de principes, que M. Aubert eût pu soulever avec éclat, il y a quarante ans, au plus fort de la controverse, mais qui aujourd'hui n'a plus qu'un intérêt rétrospectif; et, par exemple, en ce qui nous regarde, sans être tenu de nous dire vitaliste ou organicien, nous ne nous croyons pas moins en droit de conclure : que de même que l'état de maladie est toujours déterminé par un trouble fonctionnel, suite nécessaire d'une lésion organique apparente ou cachée, de même aussi le rétablissement de la santé, lorsqu'il ne s'opère pas de lui-même doit être le résultat d'une provocation directe au retour de l'ordre fonctionnel, ce qui évidemment équivaut à dire que l'art de guérir n'est en réalité qu'une imitation des procédés par lesquels la nature guérit spontanément.

Ars curandi qua via sua sponte naturæ.

Voilà pour le principe général : quant au fait particulier de la nosologie cutanée, les lecteurs auront lieu de voir plus loin que notre méthode curative consiste également à bien observer le fait normal, le fait physiologique dont la maladie n'est qu'une déviation, et ensuite à déterminer s'il le faut cette poussée, ou expulsion vers la périphérie, acte par lequel la nature opère d'elle-même et spontanément la guérison dans un grand nombre de cas peu rebelles.

Si maintenant vous voyez nos deux écoles, malgré leur rivalité séculaire, se trouver finalement d'accord sur le point essentiel de la méthode curative, ne peut-on pas espérer de les trouver également d'accord sur l'autre point non moins essentiel du choix du médicament?

C'est ce que nous allons examiner.

Pour cela on s'est posé naturellement la question suivante : Chaque maladie a-t-elle un spécifique approprié, ou en d'autres termes, y a-t-il toujours possibilité d'opposer une spécificité thérapeutique à une *spécificité pathologique*? Quelques médecins l'ont cru bien sincèrement et entre autres Paracelse, lequel a toujours soutenu qu'il n'existait pas d'organes dans le corps humain, qui n'eût quelque part dans un des trois règnes de la nature, un remède ou minéral ou végétal ou animal, affecté particulièrement à la guérison de cet organe, en sorte que dans cette doctrine les médecins n'auraient pas dû avoir d'autres soucis que celui de la découverte des spécifiques.

M. Trousseau nous a paru entrer dans les vues de Paracelse lorsque, déplorant la pauvreté et le désordre de la matière médicale anéantie par le physiologisme, il s'est écrié qu'il fallait la reconstituer « *à la faveur d'une restauration de la spécificité, la nosologie.* » Et quand ensuite on a demandé à cet illustre professeur et praticien

quel était le vrai caractère *des spécifiques*, pour toute réponse, il nous a dit que c'était « *d'agir par soi, sans l'intervention de l'organisme.* » (*Trait. de thérap.*, Introd.)

Parmi les médecins qui partagent ces idées, nous trouvons encore M. le docteur Chauffard : celui-ci, parlant de
la présence de l'acide urique et des urates dans la goutte,
nous dit naïvement que ce n'est pas sur ces parties maté-
rielles que la thérapeutique doit agir, mais *uniquement*
sur *les troubles vitaux*. D'après ces paroles, vous attendez que M. Chauffard va vous indiquer le spécifique propre à guérir le trouble vital de la goutte, il n'en est rien,
puisque notre docteur se hâte de nous avertir avec une
louable modestie, que, *quant à la nature du trouble vital
des forces assimilatrices*, ni lui-même, M. Chauffard, ni
personne, n'en sauront jamais rien. (Thèse d'agrég., 1857.)

Certainement il ne semble pas raisonnable de parler
d'homœopathie; si cependant cela nous était permis, nous
ferions remarquer que c'est dans cette école essentiellement mystique que la doctrine d'une double spécificité et
pathologique et thérapeutique a été posée dans les termes
les plus nets.

Qu'appelle-t-on l'*espèce pathologique* chez les homœopathes? C'est un ensemble de symptômes se reproduisant dans un ordre constant de succession et de simultanéité.

Qu'appelle-t-on chez eux *espèce thérapeutique* ou autrement *le spécifique*? C'est un remède toujours le même
qui, pris en l'état de santé à titre d'expérience, reprodui-
rait exactement tous les symptômes propres à la maladie
même qu'il s'agirait de guérir.

Voilà une exposition de faits déjà passablement merveilleux, mais qui le paraîtront bien davantage, quand on aura lu dans les livres du grand prêtre de l'homœopathie, Hahnemann que « les maladies sont des altérations immatérielles d'une chose immatérielle aussi, c'est-à-dire des changements qui se sont opérés dans notre principe vital » (*Organon*, § 53). Et enfin, cet autre axiome non moins étonnant que « la véritable essence des substances médicales est dynamique et consiste en des forces immatérielles (Hahneman, *Traité des doses*). Or, si vous prenez la peine de suivre la série des propositions précédentes, à commencer par celles de MM. Trousseau et Chauffard pour finir par les énormités de Hahnemann, vous trouverez ces propositions unies entre elles par le lien des prémices et des conséquences. En sorte que M. Trousseau, après avoir soutenu que le *spécifique agit par lui-même* et SANS L'INTERVENTION DE L'ORGANISME, c'est-à-dire en vertu d'une force mystique, d'une entité quelconque, cet auteur ne peut pas contester à Hahnemann le droit de soutenir à son tour que les *maladies sont des altérations immatérielles d'une chose immatérielle*, autrement dit du principe vital.

Emporté ainsi par la force de la logique, M. Trousseau sera donc tenu d'aller en compagnie des homœopathes, chercher dans le monde des infiniment petits les doses tellement atténuées qu'il s'en échappe une vertu médicatrice dans laquelle, dit Hahnemann, la matière n'a plus aucune part. Quoi donc! nous voilà en présence d'une maladie, chose immatérielle, et d'un remède, chose également immatérielle. Oh! dans ce cas laissez-nous vous dire franchement que ce n'est pas avec des espèces minérales, végétales ou animales, mais bien avec des exorcismes, des sortiléges, des évocations et autres pratiques de ce genre que vous devez espérer de guérir vos malades.

Spécificité pathologique, spécificité thérapeutique, pures chimères ! En effet, est-ce qu'un bon nombre de médicaments, dont l'efficacité autrefois était incontestable ne sont pas désormais regardés comme inutiles et remplacés par d'autres qu'on oubliera peut-être à leur tour ? Par exemple, quoique nos médecins contemporains regardent avec raison, suivant nous, l'action de l'iode comme très utile dans le traitement de la scrofule, il n'en est pas moins vrai que d'autres médecins, en d'autre temps, ont pu se vanter avec vérité d'avoir guéri cette même maladie par des remèdes les plus divers. Ainsi, ouvrez un traité de thérapeutique quelconque, vous y trouverez à l'article scrofule que cette maladie se traite avec un grand succès par une multitude de médicaments tels que : *potasse, soude, arsenic, belladone, chlore, or, quinquina, digitale, baryte, fer, antimoine, iode, ciguë,* etc., etc., et leurs substitutifs.

Or, s'il est vrai que chacune des substances citées dans cette longue énumération s'est trouvée être un médicament propre à guérir la scrofule, il faut bien en conclure qu'ici du moins la spécificité thérapeutique n'existe pas. Et véritablement en dehors de tout raisonnement n'est-ce pas un fait d'évidence qu'il n'y a pas de spécifiques pour les maladies chroniques, telles que la phthisie, les lésions du cœur et des centres nerveux.

D'ailleurs cette idée de spécificité devient de plus en plus obscure, quand on considère qu'un même remède, à raison de la diversité de ces actions médicatrices, peut figurer à la fois dans plusieurs classes bien distinctes de la

matière médicale, comme cela arrive en effet pour l'émé-
tique qui, pris à petites doses dans un cas simple d'embarras gastrique, se trouve classé parmi les *évacuants*, et
qui, au contraire, pris à des doses *rasoriennes* dans le cas
d'une violente pneumonie, se trouve être un *atténuant* ou
antiphlogistique; « Tant il est vrai. disent MM. Trousseau
et Pidoux, qu'il n'y a pas de classification rigoureuse possible des médicaments, et que, suivant les doses et l'état
des sujets, ils jouissent de propriétés différentes et quelquefois opposées (tom. I, p. 53).

Quant au fait incontestable que la quinine guérit l'in-
termittence de la fièvre des marais, il n'y a pas non plus
lieu pour cela d'admettre la spécificité, car rien ne nous
empêche de croire que l'action du sel s'exerce ici sur une
lésion anatomique, encore inconnue (1), il est vrai, mais
destinée à se révéler plus tard sous des moyens d'investigations plus perfectionnés ; en sorte que les médecins futurs
pourront fort bien se rendre compte du mode d'action de
ce médicament que nous sommes aujourd'hui réduits à
prescrire d'une manière empirique. Il en est de même du
mercure dans la syphilis, et de la vaccine comme préser-
vatrice de la variole.

Arrivé au terme de cette longue discussion, nous avons
lieu de craindre d'être accusé par nos lecteurs d'avoir
perdu étourdiment notre temps à combattre la cause
déjà vaincue des spécificités pathologiques et thérapeutiques.

C'est cependant de parti pris qu'on a combattu ici l'idée
de spécificité morbide, parce que, historiquement du

____

(1) Excepté pour M. Piorry qui place le siége de la fièvre intermittente
dans la rate.

moins, elle se trouve partout intimement unie à l'idée de vitalisme.

A ce sujet, n'oubliez pas que notre thèse dans tout le cours de cette discussion a été et est encore de soutenir que les deux écoles vitaliste et organicienne, malgré leur prétention à avoir chacune des principes qui leur sont propres, se trouvent finalement réduites par une bonne définition des termes à parler toutes deux un même et unique langage.

Pour nous en assurer remontons au temps de Broussais. Alors de grandes guerres s'achevaient à peine, trois générations y avaient péri, et une jeunesse nouvelle au milieu du silence des armes s'élança avec ardeur dans des luttes purement intellectuelles dont le goût se répandit avec une rapidité extrême dans toute l'Europe et surtout en France et en Allemagne. Et comme chez nous c'était en philosophie l'ultra-rationalisme de Condillac et en médecine, l'ultra-physiologisme de Broussais qui dominaient exclusivement, ce fut contre ces deux hommes que tous les efforts des nouvelles écoles se concentrèrent d'abord.

Ici vous voyez se révéler la réaction inévitable de la philosophie sur la science et de la science sur la philosophie, en sorte que la doctrine de la sensation ayant été bien établie par Condillac, il semblait devoir s'ensuivre naturellement la doctrine de l'irritation telle qu'elle a été établie plus tard par Broussais.

Sur le terrain de l'histoire naturelle une discussion de méthode et de principe s'était aussi élevée entre Cuvier et Geoffroy Saint-Hilaire, et du choc de ces deux grands génies de valeur presque égale, quoique de nature différente, il est résulté des lumières si vives et si inattendues, que depuis lors la philosophie de la nature nous a paru transformée et que nous avons été mis sur la voie d'une cosmogonie entièrement nouvelle.

Et comme à la suite de ce grand mouvement scientifique nous avons vu successivement se produire le *doctrinarisme* de Royer-Collard, l'*éclectisme* de Cousin, le *spiritualisme* des Bonald et des Demaistre, il a bien fallu en conclure à l'existence d'une loi mentale d'ordre général en vertu de laquelle toutes les branches de l'intelligence humaine semblent devoir se développer ou dépérir ensemble. N'est-ce pas aussi en vertu de cette même loi que chacune des trois écoles désignées plus haut correspond à l'une des faces particulières de la science contemporaine ?

Ainsi, descendants directs de l'école d'Édimbourg, dont Reid est le chef, nos doctrinaires français se sont bornés à recommander l'observation et le classement des faits psychologiques sans induction dogmatique quelconque, de la même manière que Cuvier recommandait à ses élèves le classement méthodique de la multitude infinie des êtres dont le monde matériel se compose, sans chercher jamais à déchirer le voile derrière lequel se cache le principe même de leur existence.

Et dans ce même ordre d'idée, quoique sur un sujet différent, n'avons-nous pas vu M. le professeur Andral, disciple et gendre de Royer-Collard, professer en médecine pratique, cette méthode observatrice et expectante qui est le propre de la philosophie doctrinaire ?

Enfin, Victor Cousin étant devenu l'hôte de quelques philosophes allemands, les Kant, les Schelling, les Hegel, conçut d'après les conversations et les écrits de ces grands hommes un système éclectique dont l'importation en

France se fit avec un succès qui eut plus d'éclat que de durée. Il est probable que M. Cousin, dans sa première ardeur, crut à la possibilité de réunir toutes ces doctrines en une synthèse plus compréhensive ; mais, rebuté bientôt par la grandeur de cette tâche, au lieu de nous donner un système nouveau, il se contenta avec raison de nous donner de charmants aperçus sur divers systèmes de l'antiquité, en sorte qu'entre les mains du jeune philosophe, l'éclectisme devint bientôt une école purement historique.

Cependant, quelque faible qu'ait été l'influence des Cousin et des Royer-Collard sur le mouvement scientifique actuel, on ne peut nier que ces hommes, par l'éloquence et la nouveauté de leur enseignement, n'aient pleinement réussi à renverser la doctrine de la sensation et du même coup que les Andral, les Chomel, imbus de ces principes doctrinaires, ont réussi à déconsidérer l'irritation broussaisienne.

Quant à l'école spiritualiste des Bonald et des Demaistre, la seule qui ait affiché des prétentions au dogmatisme, on peut lui reconnaître une certaine virtualité artistique et littéraire, en ce sens qu'elle a réellement favorisé le retour à la poésie et à l'architecture du moyen âge, mais d'ailleurs, son action est restée presque nulle sur le mouvement scientifique de notre époque.

En effet, si nous passons de l'examen du principe abstrait de cette doctrine à l'examen des opinions personnelles des hommes qu'on croit qui la représentent, nous ne trouvons parmi les célébrités de la Faculté de Paris, que le seul M. Récamier qui se soit avoué, dit-on, ouvertement spiritualiste en philosophie, et vitaliste en médecine, et encore cet homme si érudit, si savant, n'a-t-il jamais rien publié *ex professo* sur ce sujet.

M. Trousseau aurait-il subi à son insu l'influence de cette dernière école? A cette question, on pourrait répondre oui ou non, suivant les textes qu'on aurait sous les yeux; car, dans une de ces propositions précédentes, M. Trousseau nous a dit que « le propre des spécifiques est d'agir par soi, *sans l'intervention de l'organicisme,* » ce qui est évidemment un axiome de pur vitalisme : mais patientez un peu, et vous entendrez encore M. Trousseau nous dire que « la perfection idéale de la pratique serait de pouvoir toujours susciter à l'aide des agents de la matière médicale les modifications physiologiques qui sont en rapport thérapeutique avec la maladie dont on entreprend le traitement (1), » ce qui est un axiome de pur organicisme, et sur un autre point, ce même M. Trousseau, que nous avons vu plaider en faveur de la restauration de la spécificité, ce qui implique bien la croyance à la possibilité de son existence, nous dit dans une autre page de son *Traité thérapeutique* qu'il n'y a pas de classification possible des médicaments, puisque, *suivant les doses et les sujets, on obtient des effets différents et souvent entièrement opposés,* ce qui est une négation formelle de l'existence de la spécificité.

Personne plus que nous n'admire M. Trousseau ; si cependant nous nous sommes efforcé ici de le mettre en contradiction avec lui-même, ce n'est pas avec l'intention puérile et vaine d'ailleurs, de déprécier son grand talent et ses vastes connaissances, mais dans le but de clore en-

----

(1) *Traité de matière médicale et thérapeutique,* t. I, p. 49.

fin cette discussion entre le vitalisme et l'organicisme, à laquelle les esprits sérieux ne peuvent plus prendre aucun intérêt, et qui, au lieu de profiter à la science, ne fait qu'en retarder le progrès (1).

V. — DÉFINITION DE LA MALADIE (2).

Le temps n'est pas encore venu de donner une définition parfaite de la maladie, et peut-être ne viendra-t-il jamais, puisque dans la marche progressive de l'esprit humain il y a toujours raison de découvrir des causes nouvelles de la maladie.

Quant à nous, tenant compte de l'état actuel de la science médicale, nous nous bornerons à dire que la maladie est toujours primitivement une lésion et secondairement un trouble fonctionnel se passant dans un organe seul ou plusieurs organes à la fois, et que de même la guérison, la santé ne sont que le résultat du rétablissement de l'ordre normal préalablement empêché ou troublé.

(1) Déjà l'on peut entrevoir, dans un avenir assez prochain, le moment où la vrai philosophie, en dissipant toutes les fausses idées qu'on s'était successivement faites des forces vitales et de leur action dans l'état de santé et de maladie achèvera la réforme de la médecine que sans un tel secours les plus grands génies eussent toujours tenté vainement. (Cabanis, *Éloge de Vicq-d'Azir*.)

(2) Le mot *maladie* est un de ces termes généraux, qui, attachés à une chose réelle, ont une signification parfaitement positive, mais dont la définition suit toutes les variations de la science. Dans l'idée que ce mot renferme, est renfermée l'idée dernière que l'esprit humain se fait de l'ensemble de la pathologie ; et, à son tour, cet ensemble est indissolublement uni à l'étude de la physiologie, car la maladie n'est qu'une autre face de la vie. Littré, art. MALADIE, *Dict. de méd.* en 30 vol.

Afin d'être plus explicite, prenons pour exemple, une de ces maladies dont toutes les évolutions sont susceptibles d'une interprétation rationnelle, le diabète, par exemple.

A ce sujet, rappelez-vous qu'il y a quelques années seulement, un médecin qui eût soutenu que le foie se trouvait être le centre d'une fabrication de sucre, et qu'on rencontrait cette matière, non-seulement dans la glande hépatique, mais encore dans le sang, dans les muscles, et même dans la peau des hommes les mieux portants; et s'il eût voulu de plus soutenir que l'excès de la fonction glycogénique dans le foie constituait seul le diabète, certainement, il eût été traité de novateur impertinent (1). Cependant c'est là un point de doctrine qui a été accepté avec une bien grande facilité par la généralité des médecins, sur l'autorité de M. Cl. Bernard, et, malgré les protestations d'un grand nombre de physiologistes qui ont démontré que le sucre normal de l'économie passe aussitôt dans l'urine lorsqu'un trouble grave de la nutrition entrave la combustion.

Ainsi, à mesure que le temps marche, des faits jusqu'alors contestés ou formellement niés, arrivent enfin à l'évidence, et c'est ainsi qu'est tombé à son tour le voile sous lequel se cachait la véritable nature du diabète.

Vous plaît-il maintenant de nous interroger sur les différentes phases de cette maladie, nous nous faisons

(1) Récemment encore, dit M. Claude Bernard, l'on supposait qu'il fallait un bouleversement de toute l'économie pour que du sucre vînt se former dans le foie, maintenant que l'on connaît la fonction glycosurique, le diabète n'est plus qu'une exagération de fonction. (Discours d'ouverture du cours de médecine et de physiologie au collége de France, 8 décembre 1858.)

fort de donner à toutes vos questions une réponse rationnelle. S'agit-il, par exemple, du théâtre des effets morbides, nous vous apprendrons qu'il est placé dans un
point particulier du système nerveux central (plancher du
quatrième ventricule). S'agit-il de la cause de la maladie,
nous dirons qu'elle consiste dans le défaut de combustion
du sucre normal; enfin, s'agit-il du principe de la thérapeutique, nous répondrons qu'il consiste à ramener la
fonction à ses limites naturelles : en sorte que dès à présent nous possédons toutes les notions nécessaires pour
conclure de la nature de la maladie diabétique, au mode
d'action de la médication qui lui est applicable.

En effet, dès qu'on s'est assuré, d'une part, qu'il n'y a
pas de formation sucrée sans la présence dans nos aliments du principe amylacé, et que l'on sait, d'autre part,
qu'une alimentation de cette nature peut favoriser le
mal, on comprend que la substitution presque exclusive
de l'élément azoté à l'élément amylacé dans le régime de
notre malade puisse mettre celui-ci dans les meilleures
conditions hygiéniques possibles pour la guérison.

Lecteurs, vous n'aurez pas oublié que pour nous le problème à résoudre était celui-ci : Peut-on trouver une base
rationnelle à la thérapeutique du diabète? Or, d'après
l'analyse précédente des éléments de cette maladie, il
nous a été démontré par une série d'arguments d'une
logique irrésistible que, non-seulement cette possibilité
existait, mais qu'elle était la chose du monde la plus naturelle.

Maintenant, poussant plus avant, nous soutenons même
que tout ce qu'on voit se passer dans la pathologie du
diabète se passe également dans la pathologie d'un

grand nombre d'autres maladies; en sorte que, tournant nos regards dans l'avenir, nous avons le plein espoir qu'une étude encore plus approfondie de la pathologie générale mettra les médecins modernes sur la voie d'une méthode thérapeutique de plus en plus rationnelle, ou autrement de moins en moins empirique.

A ce sujet, il nous semble entendre nos adversaires s'écrier d'un air de triomphe, que l'alimentation presque exclusivement animale avait été déjà recommandée dès l'antiquité aux diabétiques et que Alexandre de Tralles, par exemple, a conseillé la viande de bœuf bien avant qu'on eût connaissance de la fonction glycogénique et du désordre que les débordements de cette fonction pouvaient produire.

Or, nous prêtant pour un moment à la manière de voir de nos adversaires, nous conviendrons franchement avec eux que plus d'une fois le hasard a devancé le raisonnement dans la découverte d'un bon remède.

Convenons encore que, s'il est vrai que, dans la thérapeutique de certaines maladies, celle du diabète, par exemple, la faculté logique s'exerce tout à son aise, il est également vrai que dans des maladies d'un autre ordre, la fièvre intermittente, par exemple, la prescription de la quinine nous est dictée plutôt par un acte de foi à l'empiri-méthodisme que par une argumentation en bonne règle. Eh bien, malgré ce sincère aveu de l'insuffisance de la science actuelle, nous ne laissons pas d'avoir gain de cause contre nos adversaires, puisqu'il reste historiquement démontré que, tandis que le domaine de l'empirisme se rétrécit chaque année, chaque jour, le domaine du rationalisme va s'accroissant dans une pro-

portion indéfinie, et c'est là précisément la thèse que
nous voulions établir.

VI. — PRINCIPES ÉTIOLOGIQUES.

Rien ne fait mieux comprendre la fragilité de la santé
humaine que le grand nombre de dénominations inventées
par les pathologistes pour désigner les causes de destruction qui nous menacent.

Et en effet de tous les agents physiques et chimiques
au milieu desquels nous sommes plongés, et qui même
font partie de la structure de notre être, tel que l'air qu'on
respire, l'eau dont on s'abreuve, les aliments et les condi-
ments qui nous restaurent, et tous les impondérables, chaleur, électricité, lumière, qui nous pénètrent en tous sens,
il n'en est pas un seul qui ne devienne dans l'occasion un
principe de maladie et de mort.

C'est en présence de ces dangers toujours imminents et
en vue de les conjurer que les maîtres de l'art se sont anciennement ingéniés à former un bon cadre étiologique,
et de là vient la classification des causes morbides en générales ou particulières, traumatiques ou physiologiques,
occasionnelles ou durables, prédisposantes ou effectives,
spécifiques ou d'ordre commun, excitantes ou débilitantes,
directes ou sympathiques, enfin accidentelles ou héréditaires. Outre ces causes basées sur le mode d'action, il
en a une seconde basée sur la nature de l'agent délétère,
celle-là comprend les poisons, les effluves et les miasmes.

On a encore admis un troisième ordre de causes de nature fort obscure et qu'on appelle la diathèse.

Nous avons demandé aux vitalistes contemporains ce qu'ils entendaient par le mot diathèse, et voilà ce qu'entre autres choses nous a répondu M. Baumès (de Lyon), un des rares auteurs qui s'occupent aujourd'hui de questions de doctrines. « Il est certain que si, primitivement, l'altération du sang due à une influence quelconque a pu produire la diathèse, la diathèse à son tour produit tôt ou tard l'altération du sang. » (Art. DIATHÈSE, *France médic.*, n° 16, 1857.)

Le moindre défaut de cette définition c'est de manquer de netteté, de plus elle contient, grave péché en logique, une pétition de principe des plus évidentes et qu'un moment de distraction de notre auteur peut seul expliquer.

L'erreur consiste ici en ce que M. Baumès, s'appuyant sur des principes de son école, s'est opiniâtré à poser la question étiologique sur la nature matérielle ou immatérielle des agents morbides, au lieu de la poser sur le caractère général ou particulier de ces mêmes agents.

Expliquons cela par un exemple : un homme est né de parents valétudinaires, ou bien il est devenu lui-même valétudinaire par suite de longues privations ou d'autres conditions anti-hygiéniques, que disait-on jusqu'à présent d'un individu placé dans cette condition de santé? qu'il avait une mauvaise constitution, et rien de plus.

Mais désormais les médecins, se faisant un devoir de sonder plus profondément les voies de la nature, on a pu constater que chez les individus de mauvaise constitution la molécule organique sanguine manquait d'une certaine quantité de fibrine, ou bien qu'elle subissait d'autres altérations non moins compromettantes pour la santé.

Alors deux cas peuvent se présenter, l'un dans lequel la presque totalité des molécules organiques se trouverait altérée, l'autre dans lequel une quantité moindre de molécules subirait cette altération.

Quant au premier cas, celui d'une invasion presque universelle, il constitue des maladies de l'ordre le plus grave et le plus promptement mortel, tels que le typhus, le choléra, la fièvre jaune, la peste, etc.

Vous remarquerez ici que cette infection générale n'a rien d'inconcevable depuis qu'on s'est assuré que les molécules organiques obéissant aux lois de l'endosmose et de l'exosmose, peuvent se porter en dehors même de l'appareil circulatoire dans tous les organes les plus profonds ou superficiels de l'économie.

Voilà pour le cas de l'invasion la plus générale. Quant à l'invasion partielle, elle se trouve constituée par des accumulations, des dépôts de matières organiques hétéromorphes, tantôt sur des points divers, tantôt concentrés dans un ou deux organes seulement, comme cela arrive dans les cas de cancer, de goutte, de scrofule, de phthisie, etc

En présence de cet état de choses, vous rendant bien compte de la possibilité de plusieurs dépôts successifs sur un même point, vous ne vous étonnerez point qu'un chirurgien, après avoir enlevé un cancer, se trouve après quelque temps, obligé de recommencer son opération à nouveau.

Maintenant, quelle conclusion tirer de cette courte discussion avec M. Baumès? Il y en a une importante, c'est que la diathèse (en français, *disposition à*) est un de ces mots vide de sens qu'on invente dans un moment de paresse d'esprit, et dont on se sert habilement pour se dispenser de répondre à des questions trop embarrassantes. Mais aujourd'hui qu'on est convaincu du progrès indéfini de l'esprit humain, un aveu sincère d'ignorance sur un point scientifique quelconque n'a rien de honteux, pourvu qu'on se remette à la recherche des vérités encore inconnues, comme nous avons essayé de le faire au sujet du caractère général ou particulier des causes morbides.

VII. — DU PARASITISME.

Les cryptogames dont la présence, jusqu'à ce jour, a été constatée avec évidence dans le cours des maladies cutanées ne sont qu'au nombre de trois, c'est-à-dire, le *tricophyton*, le *microsporon*, l'*achorion*. On sait que les deux premiers cryptogames appartiennent à la tribu des Torulacées, et que le troisième appartient à celle des Oïdiées, et que cette dernière tribu d'une structure plus complète, est douée de sporules, de mycélium et de receptacles, tandis que la première a tout au plus le spore et le mycélium et quelquefois le spore seulement.

L'existence du parasitisme végétal est désormais un fait acquis à la science, mais en nous faisant le rapporteur de ce qui a été dit et écrit à ce sujet, nous nous garderons bien d'assurer que dans les maladies de la peau, il n'y a rien de plus ni rien de moins que ce que les dermatologues micrographes ont cru y voir à travers le grossissement de leur microscope.

On ignore la date précise de la découverte de certains parasites animaux dans l'espèce humaine, car plusieurs, comme le poux, semblent avoir été connus de tout temps ;

déjà Avenzoar, médecin arabe, a indiqué l'existence de l'*Acarus scabiei*; quant aux parasites végétaux de la peau, c'est tout récemment qu'on les a aperçus. Ainsi il n'y a guère que vingt-cinq ans que Schonleïn a donné la description du parasite végétal de la teigne faveuse qui porte aujourd'hui le nom d'*Achorion schonleinii*. D'habiles micrographes parmi lesquels il faut signaler Fushs, Bennett (d'Édimbourg), Gruby, Lebert, Ch. Robin, ont contribué à faire connaître l'histoire naturelle de ces intéressants champignons. M. Bazin, plus que tout autre en France, s'est occupé de développer le point de vue pathologique de cette question.

Certainement la constatation de la présence des cryptogames dans les maladies cutanées, aura ajouté une belle page aux annales de la science médicale, et en cela les auteurs de ces découvertes méritent nos plus grands éloges; mais il est à craindre que dans leur premier moment d'enthousiasme, ils n'aient attribué au parasitisme végétal plus d'importance qu'il n'en a réellement dans la production des maladies de la peau. Ainsi, M. Bazin nous semble être tombé dans l'exagération lorsqu'il établit une maladie parasitaire directement et uniquement produite sur une partie quelconque du corps par la seule présence d'un parasite végétal. Nous ne pouvons nous empêcher de croire que c'est dans la vivacité de sa controverse avec ses adversaires que M. Bazin a émis cette assertion, d'autant plus que le savant dermatologiste, après avoir accordé aux parasites le droit de créer de toute pièce une maladie cutanée, semble bientôt effrayé de cette concession, puisqu'il se hâte d'avertir ses élèves de ne pas tomber dans la même erreur que Raspail qui voit des parasites dans toutes les maladies et qu'il n'y voit que cela.

En résumé, le degré d'importance de l'intervention du parasitisme dans les maladies cutanées est une question encore débattue entre les dermatologistes, nous allons la discuter à notre tour, et pour cela nous l'envisagerons dans son aspect le plus général.

Avant de constituer un état morbide, le parasitisme existe à l'état normal en ce sens qu'on peut rationnellement le considérer avec Bernardin de Saint-Pierre comme rentrant dans l'ordre général des harmonies de la nature.

Ainsi, il n'y pas un végétal, nous dit cet auteur, qui n'ait au moins cinq ou six insectes pour parasites habituels. Il résulte de là une sorte de dualité vivante, végétale et animale, où l'on voit toujours le végétal produire l'aliment, et l'insecte l'absorber sans qu'on puisse dire que le premier soit victime du second, car en réalité le végétal n'a souvent pas moins de profit d'être débarrassé d'une exubérance de sa propre substance que l'animal parasite n'en a à consommer ce superflu (1).

(1) Le rôle majeur des végétaux dans l'ordre général de l'univers tient essentiellement à leur genre de nutrition qui leur permet de modifier la nature minérale au profit des animaux; en effet, ceux-ci réclament nécessairement pour se nourrir un aliment organique, tandis que les végétaux puisent autour d'eux dans le régne minéral les substances qui, élaborées ensuite dans leur tissu, deviendront les matériaux de leur accroissement. Dans l'état actuel de la science tout démontre que l'aliment des plantes est essentiellement minéral, et que si certaines d'entre elles les *vraies parasites* (Guy, Orobranche, Cuscute, etc.) peuvent se nourrir de matières déjà élaborées et par conséquent organiques ; si les autres paraissent, dans certaines circonstances, pouvoir également emprunter quelque chose aux matières de nature organique avec lesquelles leurs racines sont en contact, on ne doit voir là que des faits spéciaux d'une valeur secondaire, et qui n'infirment en rien le grand principe aujourd'hui admis par la majorité des physiologistes, savoir : que les végétaux sont le canal par

Ici il n'y rien d'anormal, de malsain, de douloureux, nous avons affaire à ce dualisme initial de la vie, source universelle de la nutrition des êtres et dont le type nous est donné dans le fait de l'allaitement, où l'on voit la mère et le nourrisson tous deux également satisfaits, l'une de sentir couler son lait et l'autre de s'en désaltérer.

S'il avait jamais existé un homme d'une constitution si vigoureusement trempée qu'à tous les moments de sa vie, depuis sa première enfance jusqu'à la caducité, jamais entozoaires, épizoaires, cryptogames n'auraient eu prise sur lui, cet homme représenterait le type de la santé parfaite.

Mais comme l'état de santé chez tous les êtres vivants, et surtout chez l'homme, est toujours instable, il en résulte que l'invasion parasitique est toujours imminente ; seulement il y a une condition essentielle à l'accomplissement de l'invasion, c'est que l'intensité vitale du sujet même ait subi un amoindrissement considérable, et que de plus, quelques-uns de ses organes soient actuellement le siége d'un état morbide. En sorte que si, en présence de ces faits, on nous demande la caractéristique de chacun des parasitismes normal et morbide, nous dirons que dans le premier cas il y a une *transubstantiation* ascendante, c'est-à-dire, d'être inférieur à être supérieur, ce qui est entièrement conforme aux lois de la nature ; tandis que dans le second cas, celui d'un infime cryptogame, le mi-croporon par exemple, *il y a une transubstantiation* des-

lequel les éléments minéraux du globe passent dans le corps des animaux. (Brongniart, art. VÉGÉTAL du *Dict. univ. d'hist. nat.*, de Ch. d'Orbigny.)

cendante, c'est-à-dire, s'opérant du supérieur à l'inférieur, ce qui est une infraction manifeste à l'ordre naturel.

Transportons-nous maintenant à Saint-Louis, auprès du lit d'un des malades dont cet hôpital est le refuge habituel. A l'aide de la loupe nous trouvons caché dans l'épiderme soit un cryptogame, soit un acarus, peu importe. En même temps on voit à l'entour du domicile du parasite des désordres de différente nature; tels que rougeur, état congestif, vésicules, vésico-pustules, pustules, indurations, altération et chute des poils, témoins irrécusables d'un état subinflammatoire de mauvaise nature dans l'organe affecté.

A cet aspect, un observateur désintéressé se posera naturellement cette question : est-ce par l'arrivée du parasite ou par un état pathologique préexistant que la maladie commence? Et l'on comprendra bien la nécessité que cette question soit résolue, puisque le mode de traitement à ordonner aux malades sera entièrement différent, suivant qu'on aura adopté l'une ou l'autre opinion.

Ainsi, admettez-vous que le transport d'une sporule sur l'aile des vents, ou la chute accidentelle d'un acarus a toujours précédé, dominé, causé même l'apparition des lésions élémentaires, alors votre premier soin sera de vous débarrasser de ces hôtes importuns, vous n'avez rien de mieux à faire que de vous armer d'une pince et de préparer des lotions parasiticides. Au contraire, croyez-vous à la préexistence d'un état morbide visible ou latent, alors tenant compte du tempérament, des habitudes de votre patient, prenant en considération les degrés divers de congestion et d'inflammation, vous emploierez des agents thérapeutiques les plus capables de rétablir une constitution affaiblie et de combattre les désordres fonctionnels des organes affectés, après quoi il n'y a pas lieu de trop vous inquiéter du parasitisme; car, pour peu que la guérison se prononce, on verra bientôt le cryptogame se dessécher et l'insecte déserter une table où il n'y a plus rien de servi pour lui.

Ainsi, entre les médecins qui, avec M. Bazin, dirigent leur traitement en vue d'une prédominance de l'élément parasitique, et ceux qui avec MM. Cazenave, Chausit et Duvergie etc., le dirigent en vue de la prépondérance de l'état pathologique, notre choix ne saurait être douteux, c'est du côté de ces derniers que nous nous rangeons, et nous allons en donner nos raisons.

Il a dû arriver à M. Bazin, comme cela nous est arrivé à nous-même, d'avoir à traiter en même temps un acné et un sycosis dont on pouvait embrasser d'un même coup d'œil tous les différents phénomènes. Ce qu'il y a de frappant c'est le peu de différence qui existe à certains moments entre les lésions élémentaires de chacune de ces maladies. Ainsi, aperçoit-on la formation des vésico-pustules d'un côté, on est à peu près certain de la rencontrer de l'autre, et il en est de même de l'état congestif, des pustules, des indurations et le reste. Or, nous avouons qu'à la vue de cette similitude d'état pathologique rendu plus sensible par le rapprochement des deux maladies, nous nous sommes trouvé invinciblement conduit à conclure que, puisque l'acné se produit en l'absence de tout parasite, il n'y aurait rien d'étonnant que le sycosis n'ait pas besoin de parasite pour se produire. C'est par le seul raisonnement que nous sommes arrivé à

cette conclusion ; mais ajoutons qu'en fait plusieurs micrographes dont l'opinion fait autorité soutiennent qu'il
existe des sycosis chez lesquels l'absence totale du parasite a été formellement démontrée.

Il est donc certain que dans deux maladies cutanées
du même ordre, acné et sycosis, nous ne trouvons qu'une
expression morbide constante : la lésion élémentaire. Eh
quoi donc ! cette lésion qui existe toujours, M. Bazin l'appelle un fait accessoire, tandis que l'autre qui parfois fait
défaut, il l'appelle un fait essentiel, prédominant. Véritablement ce n'est pas logique.

Aussi, malgré son parti pris sur cette question, M. Bazin
aura bien de la peine à faire partager aux praticiens sa
doctrine de la prépondérance parasitaire, et voyez en
quels termes embarrassés il s'explique à ce sujet. D'un
côté, il nous affirme bien que la cause effective du mal
vient du parasite, mais d'un autre côté, il nous affirme
aussi que le parasitisme ne saurait exister sans un milieu
approprié et une aptitude acquise, c'est-à-dire, en d'autres
termes plus explicites, sans un organe déjà altéré et une
constitution depuis longtemps affaiblie. Or, si ce sont là
les deux conditions sans lesquelles le cryptogame ne peut
exercer sa pernicieuse influence, il faut convenir que cette
même prépondérance parasitaire qu'on aurait voulu établir en principe se trouve en fait presque complétement
annulée.

C'est pourquoi, ne pouvant reconnaître le triple rôle de
cause, de symptôme et d'effet que M. Bazin attribue à ses
cryptogames, nous le prions de faire une correction à
cet axiôme qu'il dit être fondamental de sa doctrine et de
dire simplement que dans les maladies cutanées, le para-

sité est toujours primitivement un effet, et en second lieu seulement une cause occasionnelle (1).

(1). Voir, pour le développement plus complet de la question, l'article NATURE DU SYCOSIS.

DES DARTRES

I. — CLASSIFICATION DES DARTRES.

Tout le monde convient que si l'on savait quel est le tissu de la peau qui est altéré dans chaque maladie de cet organe, il résulterait d'une connaissance aussi intime la possibilité d'une classification la plus parfaite de toutes. (MARTINS, *Thèse inaug.*, p. 20.)

Nous nous sommes demandé quelle était au plus juste la signification de ces mots : *groupe, genre, espèce,* qu'on ne manque pas de rencontrer dans les premières pages de nos traités de dermatologie, et la seule réponse que nous ayons trouvée à cette question c'est qu'il s'agissait là d'une opération de l'esprit en vertu de laquelle on pouvait scientifiquement remonter par degrés successifs d'une idée particulière à une idée générale, et *vice versa,* pour redescendre du général au particulier.

Ceci admis, nous appellerons le degré le plus élevé de notre échelle, un groupe; le degré intermédiaire un genre; enfin, le degré le plus bas une espèce, sauf les subdivisions secondaires de variétés et sous-variétés.

Nous avons vu, comme les anciens, que la totalité des maladies cutanées comprenait à la fois celles qui apparaissent primitivement à la peau et s'y localisent, tels que l'eczéma, l'acné, etc., et celles qui, après avoir couvé dans les profondeurs de l'économie, ne viennent que subsidiairement apparaître à la surface de la peau, tels que l'urticaire, la variole, etc.; de là proviennent deux groupes primitifs bien distincts que nous appelerons l'un le groupe des dartres, et l'autre le groupe général des maladies cutanées.

Or, lecteurs, quoique vous connaissiez déjà notre intention de ne point nous occuper aujourd'hui de ce dernier groupe, qui fera l'objet d'une publication ultérieure, nous avons cru nécessaire de répéter ici cet avertissement, afin que vous n'oubliiez pas un seul moment que le groupe des dartres sera l'unique sujet de notre premier volume.

Donc, laissant de côté les divisions et subdivisions du groupe des autres maladies cutanées, nous allons immédiatement passer à la classification des dartres.

De même que notre groupe des dartres se trouve divisé en genres divers, de même notre espèce dartreuse se trouve aussi divisée en variétés, mais véritablement c'est l'*espèce* qui sert de base fondamentale à tout l'édifice de la classification.

Et en quoi donc l'espèce se distingue-t-elle des autres divisions nosologiques! C'est chose remarquable en ce qu'elle seule porte à la fois le nom générique et le nom propre.

Ainsi avez-vous à parler de notre première division, vous dites le groupe des dartres, et ici le nom générique *dartre* apparaît seul. Et de même avez-vous à parler de la subdivision de l'espèce, vous dites une variété *eczémateuse*, et là le nom propre seul apparaît. Mais si vous parlez de l'espèce elle-même, vous dites une *dartre eczémateuse, une dar-*

tre impétigineuse, etc., expressions où, en effet, le nom propre et le nom générique se trouvent réunis.

A présent que la place de l'espèce dans notre cadre dermatologique se trouve parfaitement déterminée, il ne nous reste plus qu'à donner une bonne définition de cette même espèce, et c'est ce que nous allons bientôt faire; mais auparavant nous avons une querelle à vider avec M. Bazin.

Il y a quelques années, M. Bazin, cédant à ses préoccupations parasitaires, a voulu destituer le sycosis, le pityriasis, etc., de leur dignité d'espèce pour les réduire à n'être moins qu'une variété, une simple période d'une entité morbide de l'invention de notre auteur.

Ce qui a déterminé M. Bazin à un bouleversement si étrange des classifications généralement adoptées, c'est, dit-il, parce que, ayant vu à travers sa loupe que le sycosis, les herpès tonsurant et circiné étaient hantés par un même champignon, le tricophyton; il a trouvé tout naturel de croire à l'existence d'un seul et même état pathologique; conclusion certainement bien fausse, puisqu'il s'ensuivrait qu'une infime cryptogamie aurait plus de part que les grands désordres organiques dans la production des maladies cutanées : chose vraiment inadmissible !

D'abord les micrographes sont loin d'être d'accord sur les caractères distinctifs des champignons cutanés; les uns leur attribuent des spores, des mycéliums, des réceptacles, des modes de reproduction et d'évolution que les autres leur nient; en sorte qu'il n'y aurait rien d'étonnant qu'un beau jour, à la suite de quelque examen rétrospectif, on ne s'aperçût qu'on avait brouillé les espèces, et, par exemple, que la cryptogamie du sycosis, de l'herpès tonsurant, de l'herpès circiné, au lieu de ne provenir que d'une seule espèce, proviendrait réellement de deux ou trois espèces diverses.

La probabilité ou seulement la possibilité que ce cas se réalise, dans l'état encore incertain de la science micrographique, ne doit-elle pas persuader à M. Bazin que son espèce botanique est quelque chose de trop fragile pour qu'on renonce à l'ancienne classification basée sur les signes plus visibles, plus rationnels des lésions élémentaires et organiques?

Mais, tout en protestant contre la classification basée sur l'espèce botanique, nous serions bien fâché qu'on nous prît pour des dénégateurs de la présence et de l'action nuisible du parasitisme dans les maladies de la peau. Car, après avoir constaté ailleurs que le parasitisme existe, qu'il est un des faits scientifiques les plus utiles à observer, nous constatons de plus avec plaisir que M. Bazin, par le zèle et la persévérance rare avec lesquels il poursuit cette étude, mérite que son nom reste attaché aux belles découvertes qui en ont été la suite; ce qui ne nous empêchera pas de le combattre à armes courtoises sur toutes les questions où nous ne sommes pas d'accord.

Cette discussion terminée, passons à la définition de l'espèce.

Pour nous, il y a une espèce pathologique toutes les fois qu'on a affaire à une maladie ayant une symptomatologie propre, une évolution morbide complète et un siége anatomique distinct.

En ce qui nous regarde, nous ne doutons pas que les diverses dartres qui composent notre groupe ne répondent à toutes les conditions caractéristiques de l'espèce, telle que nous venons de la définir. Mais pour faire partager cette opinion à nos lecteurs, un exemple nous paraissant indispensable, c'est le sycosis que nous prendrons pour sujet d'expérience.

Suivez bien cette maladie dans tous ses développements, vous lui reconnaîtrez un début par des plaques érythémateuses accompagnées de démangeaisons; une continuation par des vésico-pustules, des pustules, un complément par des nodosités tuberculeuses, des tumeurs phlegmoneuses, de l'alopécie; et enfin un siége anatomique bien déterminé : le follicule pileux.

Ce que nous venons de dire pour le sycosis est également vrai pour toutes les autres dartres, comme nos lecteurs pourront s'en assurer en parcourant les articles *siéges anatomiques* qui se trouvent adjoints à la description de chacune de nos espèces pathologiques.

En attendant, nous pouvons déjà avertir les lecteurs que notre groupe des dartres est formé de huit espèces se groupant en cinq genres correspondant à cinq siéges anatomiques bien distincts.

		ESPÈCES :
	1ᵉʳ genre...	Eczéma. Psoriasis. Pityriasis.
1ᵉʳ GROUPE : DARTRES.	2ᵉ genre...	Lichen. Prurigo.
	3ᵉ genre...	Impétigo.
	4ᵉ genre...	Sycosis.
	5ᵉ genre...	Acné.

Mise en comparaison avec les classifications si extrêmement compliquées des autres auteurs, la nôtre au premier aspect paraîtra trop simplement construite pour être rigoureusement vraie; mais pour tout esprit non prévenu, cette objection doit tomber d'elle-même devant nos déclarations si souvent répétées de nous restreindre au choix d'un sujet d'une explication simple, qui ne dépasse pas la mesure de nos forces.

Une autre objection d'une réfutation plus difficile s'élève au sujet du mot dartres dont nous avons fait le nom générique de notre classification.

On nous dira, nous nous y attendons, que ce mot, tantôt oublié, tantôt remis en faveur, est encore trop nouveau et trop indéterminé pour servir de titre à un groupe dermatologique de premier ordre.

Voilà l'apparence des choses, mais si par d'ingénieux rapprochements nous parvenons à prouver que ce que nous appelons aujourd'hui *dartres*, Hippocrate et les Latins l'appelaient *herpetes*, il faudra bien convenir que sous deux noms différents, il n'y a qu'une seule maladie, et, par conséquent, que si le mot dartre est encore nouveau, du moins l'état pathologique qu'il représente est tout ce qu'il y a de plus vieux au monde.

C'est d'une comparaison établie de symptôme à symptôme entre l'herpès des anciens et la dartre des Français que nous tirerons la preuve de l'utilité et de la convenance de cette dénomination dans les classifications modernes.

Généralement on peut se faire sans trop de peine une juste notion d'une maladie quelconque, pourvu qu'on s'applique à trier les faits essentiels de la foule des faits secondaires ou insignifiants.

Et, par exemple, si nous disons d'une maladie qu'elle

débute par saillies à la surface de la peau, qu'elle s'y étend par reptation, que sa marche est chronique, qu'elle s'y montre à la fois sur plusieurs points symétriques ou opposés, qu'elle comporte d'extrêmes démangeaisons, qu'elle s'accompagne d'ulcérations superficielles non suivies de cicatrices, et qu'enfin elle est sujette à d'interminables récidives, certainement il n'y a pas de dermatologistes qui, à la vue de ce tableau si saisissant, ne reconnaissent tout d'abord cette expression morbide à laquelle nous avons donné le nom de dartres.

Maintenant, lecteurs, nous vous prions de tenir ce tableau toujours présent à vos yeux, afin de vous bien assurer que tous les traits les plus pittoresques que vous voyez aujourd'hui réunis dans une page de notre livre, se trouvaient déjà chez les anciens, mais épars dans les livres de divers auteurs.

D'abord Celse, parlant de l'herpès, nous signale la forme très souvent *papuleuse* de cette maladie.

Eh bien, est-ce que la papule n'est pas aussi une lésion caractéristique de l'une de nos dartres, le lichen ?

Autre exemple d'une communauté symptomatologique entre l'herpès et la dartre, c'est Hippocrate qui nous l'a fourni lorsqu'il a dit dans l'histoire des épidémies que le caractère de l'herpès était de *ramper* et non de *ronger*. Eh bien, ce fait d'excoriation superficielle n'est-il pas aussi propre aux dartres ?

Passons maintenant à Galien : nous allons le voir confirmer l'identité de la dartre et de l'herpès, lorsqu'il nous représente la marche de ce dernier comme celle d'un reptile qui se repaît aux dépens des parties superficielles de la peau, *depascitur*.

Voilà donc sous ces noms divers de papules, de saillies, d'excoriation, de reptation, autant d'états pathologiques appartenant en commun aux dartres et à l'herpès, et comme on sait que le reste des lésions élémentaires, telles que vésicules, pustules, papules, squames, tubercules sont aussi communs à ces deux maladies, la conclusion naturelle qu'on en doit tirer, c'est que, le mot *dartre* n'étant qu'une traduction française du mot *herpès*, nous pourrions prendre également l'une ou l'autre de ces deux dénominations, pour titre de notre groupe dermatologique, si ce n'était la préférence bien marquée que nous avons pour les termes tirés de l'idiôme national.

Aussi, quoique dans nos premiers efforts de classification nous ayons hésité à proposer l'introduction du mot dartres, aujourd'hui, après l'antique généalogie que nous lui avons découverte, sa réhabilitation nous paraissant devenue indispensable, nous nous sommes décidé à le maintenir en dermatologie sous le nom de *groupe des dartres*.

Une autre raison décisive du maintien de ce mot, c'est que, tandis que, en vertu de certaines vues anatomiques et physiologiques qui nous sont propres, nous élevions solitairement l'édifice de notre classification, il est arrivé, coïncidence imprévue, que, regardant de bien près la classification antérieure d'Alibert, elle nous a apparu tout à coup en grande conformité avec la nôtre, et c'est ce dont nous nous sommes assuré en comparant groupe à groupe, espèces à espèces.

Alibert et nous-même sommes ici les interlocuteurs. Il y a, dit notre maître, un groupe qui s'appelle *dermatoses dartreuses*.

De notre côté, nous disons aussi qu'il existe un groupe du premier ordre que nous appelons groupe des *dartres*.

Passons aux espèces : eh bien, de même qu'Alibert en reconnaît une de nature humide, qu'il appelle *herpes squamosus madidans* (dartre squameuse humide); de même nous en reconnaissons une de nature identique que nous appelons *eczéma* (1).

Achevant ensuite l'énumération comparative de la totalité des espèces, nous trouvons de part et d'autre que notre psoriasis répond à la dartre squameuse orbiculaire d'Alibert, et ainsi de suite, notre pityriasis à la dartre furfuracée volante, notre impétigo à la mélitagre, notre acné au varus, et enfin notre sycosis à la mentagre; d'où il s'ensuit que les espèces de la classification d'Alibert se rapportent assez exactement aux espèces de notre propre classification.

Nous ferons remarquer toutefois qu'Alibert a rangé dans les dermatoses scabieuses, le lichen et le prurigo, bien que ces deux maladies aient d'ailleurs tous les caractères qui appartiennent aux espèces de notre classification.

Quant à l'esthiomène ou lupus, si nous le rejetons de notre groupe des dartres, c'est qu'il lui manque un des caractères donnés à la définition de l'espèce, c'est-à-dire un siége anatomique distinct.

Déjà dans l'avertissement, l'intention de donner une classification rationnelle des dartres avait été formelle-

____

(1) Si nous avons maintenu dans notre groupe des dartres les noms des anciens conservés par Willan, c'est que cet auteur leur a donné un sens précis, et que chercher à changer ces mots serait réformer inutilement la langue médicale actuelle.

ment exprimée. A ce moment, ce ne pouvait être qu'un vœu d'une réalisation incertaine, mais aujourd'hui, après tant de recherches, dont nous avons rendu nos lecteurs témoins, après les discussions qui s'en sont suivies et surtout après l'accord si heureusement établi entre Alibert et nous-même, il n'y a véritablement plus lieu de se refuser à l'introduction de notre groupe des dartres dans la classification dermatologique.

On s'est étonné que dans le vaste champ de la pathologie, les maladies cutanées soient les seules chez lesquelles la question de classification ait pris une importance tout exceptionnelle ; ceci doit tenir uniquement à l'extrême complication de la phénomalité de ces maladies; car, à vrai dire, il n'y aurait pas de système organiqué qui, si on le voulait bien, ne pût donner lieu à une classification. Tout d'abord, voyez-en un exemple dans le système pulmonaire. Est-ce qu'il n'y a pas les trois espèces bien distinctes, la bronchite, la pneumonie, la pleurésie? Est-ce que chacune de ces espèces n'a pas un siége anatomique distinct, la première dans la muqueuse bronchique, la seconde dans le parenchyme pulmonaire, et la troisième dans la plèvre ? Voilà donc un cadre nosologique des maladies de poitrine tout naturellement formé, et si on prenait la peine d'en dresser un tableau par division et subdivision, on pourrait alors étudier facilement toutes les variétés de la bronchite, de la pneumonie et de la pleurésie.

II. — HISTORIQUE DES DARTRES.

> Durum et difficile tractanti, malum herpetes
> afferunt..... Limites morbis conterminis assi-
> gnare operosum est. (LORRY, *De herpetibus.*
> p. 294.)
>
> Les herpès sont d'une étude pleine de diffi-
> cultés..... Bien limiter ces affections entre elles
> exige un certain travail.

Nous avons vu dans le chapitre précédent que c'est aux Grecs et aux Latins que nous devons la connaissance des caractères de reptation, de saillies, de superficialité, de démangeaison, propres à certains herpès. Ces caractères ont servi à faire distinguer les herpès rampants des herpès rongeants, ou autrement dit les maladies qui s'étendent en attaquant seulement les parties superficielles de la peau, des maladies qui envahissent les parties sous-jacentes de ce tégument. En sorte qu'on peut dire avec vérité que le genre herpès qui représente actuellement notre groupe des dartres existait virtuellement dans les anciens.

Les médecins arabes n'ajoutent rien aux observations d'Hippocrate et de Galien sur les herpès qu'ils décrivent sous un nom mal dérivé du grec μύρμηξ qui veut dire *fourmi.*

Passant à l'époque de la renaissance, nous voyons les premiers rudiments de classification apparaître dans plusieurs monographies dermatologiques.

Mercurialis, 1585, divise comme Galien, les maladies spéciales de la peau en deux sections, suivant qu'elles ont leur siége à la tête, ou qu'elles se développent sur toutes les

parties du corps, et il subdivise ces dernières en plusieurs
groupes : 1° celles qui altèrent la couleur de la peau ;
2° celles qui couvrent cette membrane de saillies la rendant *rude* et *inégale* ; 3° enfin, diverses *tumeurs* dont il
ne donne aucune description.

Il se sert du mot *tinea* pour désigner la teigne faveuse.

Quoique Riolan fils rappelle la division que Mercurialis
a donnée des maladies de la peau, il propose une subdivision d'après leurs apparences : 1° en pustules ; 2° en
difformités ; 3° en tubercules.

On ne voit pas mentionné là le genre herpès non plus
que dans Mercurialis, parce que ces deux dermatologistes
trop préoccupés de l'étude analytique prédominante à
cette époque n'ont pas pu s'élever eux-mêmes à un degré
voulu de généralisation dans les questions de ce genre.

En 1768, Sauvage admet le genre herpès, et il y fait
entrer suivant leurs différents aspects neuf espèces de
dartres (1).

C'est ici qu'apparaît, chose nouvelle, un nom générique,
comprenant plusieurs espèces mal caractérisées sans doute,
mais qui ne constitue pas moins un progrès dans les voies
d'une classification méthodique.

Turner qui écrivait en 1774 parle aussi du genre herpès
et le premier il donne une bonne description de diverses
espèces (herpes circinnatus, herpes phlyctenoides, herpès
zoster) qu'il sépare nettement de l'herpès exsedens ou
lupus.

Lorry, s'inspirant de la méthode des anciens, reconnaît

______

(1) 1° La dartre farineuse ; 2° la dartre encroûtée ; 3° la dartre miliaire ;
4° la dartre rongeante ; 5° la dartre vérolique ; 6° la dartre en jarre-
tière ; 7° la dartre en collier ; 8° la dartre boutonnée ; 9° le zona.

avec eux des caractères communs à tous les herpès, ce sont : premièrement les aspérités de la peau séparant nettement la partie saine de la partie malade ; secondement, un mouvement de reptation s'opérant progressivement sur les parties superficielles de la peau ; enfin de vives démangeaisons.

Remarquons que c'est la première fois que nous trouvons dans l'histoire de la dermatologie une description des caractères de l'herpès qui se rapporte assez exactement à ceux déjà signalés par les anciens.

Mais Lorry ne s'est point borné à la description des caractères communs des herpès, il s'est surtout préoccupé des causes de ces maladies, et, doutant de la vérité des doctrines régnantes, il attribue aux herpès quatre causes occasionnelles qui sont : la scrofule, l'innéité herpétique, l'arthritis et la syphilis.

Dans notre article précédent nous avons suffisamment démontré l'identité de la dartre et de l'herpès, et comme de plus nous avons trouvé le mot dartre admis en dermatologie dès le temps de Sauvage et même plus anciennement, il sera bien convenu pour nous que ce mot doit rester dans la science pour titre du groupe qui fait le sujet de notre étude.

Le mot dartre, dès qu'il a été usité en France, a servi à désigner les maladies chroniques de la peau qui siégeaient au visage, au tronc et aux membres, tandis que ces mêmes maladies lorsqu'elles étaient situées au cuir chevelu s'appelaient *teignes*.

Ces mêmes désignations avaient cours en 1778 lorsque le collège de Lyon mit au concours les questions suivantes :

Déterminer quelles sont les différentes espèces de dartres, et quels en sont les causes et les symptômes ?

De Roussel remporta le prix, mais remarquons que parmi toutes ces questions du programme, il n'y en a qu'une seule à laquelle cet auteur a répondu d'une manière satisfaisante, en donnant des caractères plus précis à certaines espèces. C'est ainsi qu'il fait mieux connaître la dartre squameuse humide ou dartre vive, l'eczéma ; la dartre crustacée, l'impetigo ; et la dartre furfuracée laquelle correspond évidemment aux affections papuleuses et squameuses.

En abordant maintenant les travaux d'Alibert, nous trouvons que dans ses premiers efforts de classification (1810) il cherche à réunir les maladies de la peau en *familles*, mais sous l'influence des préjugés dominant alors en dermatologie, il admet un principe herpétique, et la division des maladies cutanées en teignes et en dartres.

Conformément à la division antérieure de Guy de Chauliac, Alibert décrit aussi cinq espèces de teignes sous les noms de teigne faveuse, teigne granulée, teigne furfuracée, teigne amiantacée, teigne muqueuse. Quant aux dartres il en admet sept variétés : dartre furfuracée ; dartre squameuse, dartre crustacée, dartre rongeante, dartre pustuleuse, dartre phlyctenoïde, dartre érythemoïde.

Plus tard en 1832, Alibert publia une nouvelle classification plus complète. Il forme douze groupes, parmi lesquels se trouve le groupe des *dermatoses dartreuses*.

C'est ici que la méthode naturelle semble être le plus judicieusement appliquée ; en effet, Alibert y réunit toutes

les maladies de la peau dont le signe le plus caractéristique est d'être rampantes; ensuite il forme les quatre
genres suivants : l'herpès, le varus, la mélitagre, et l'esthiomène.

Chacun de ces genres renferme des espèces. Ici donc
nous voyons enfin un groupe des dartres méthodiquement
classé.

Mais pendant qu'Alibert s'occupait de grouper ainsi les
dartres, d'autres classificateurs, Plenk, Willan surtout,
vers la fin du siècle dernier, édifiaient une nouvelle classification basée sur la constatation du symptôme initial
des maladies tels que : érythèmes, vésicules, papules,
squames, etc.

Remarquons que la formation des ordres de Willan
a eu principalement pour résultat de faciliter le diagnostic.

Mais d'après son point de vue, ne trouvant au mot
dartre qu'un sens vague et indéterminé, il s'est décidé à la
supprimer. Tandis que pour notre part nous croyons que
si Willan a rejeté les dartres, c'est qu'elles se refusaient
d'entrer dans le cadre encore incomplet du célèbre classificateur, personne ne nie les éminents services rendus à
la science par Willan, nous-même moins que les autres,
comme on aura pu s'en apercevoir, seulement nous
dirons dès à présent que la seule lésion élémentaire n'est
pas une base suffisante d'une bonne classification.

Nous n'adoptons pas non plus la méthode naturelle. Car
Alibert, en la faisant dériver d'une analogie entre le mode
de classification des êtres vivants et le mode de classification des phénomènes morbides, a véritablement commis
une erreur.

Toutefois nous ferons remarquer que le groupe des dermatoses dartreuses est un de ceux dont la formation a été la plus heureuse, parce que d'une part il contient les principales maladies auxquelles se rapportent les caractères de l'herpès, et que d'autre part, il a permis de réhabiliter le mot dartres dans le langage scientifique.

En effet, Alibert lui-même, en signalant dans le genre herpès les espèces qui lui ont paru les plus importantes, blâme vivement Willan « d'avoir détourné le mot herpès de son acception primitive, en comprenant sous ce titre plusieurs éruptions vésiculeuses qui ont évidemment d'autres caractères. Car le mot herpès qui fut accepté par les Latins, révèle par son étymologie sa juste signification qui est d'exprimer exactement les phénomènes de reptation qui s'observent dans les affections qui s'y rattachent, et de rendre très bien l'un des principaux caractères des dermatoses dartreuses qui est de s'étendre sur le tégument par une progression insensible. »

La tentative d'Alibert n'eut pas grand succès, car Biett, MM. Cazenave, Gibert, Devergie qui adoptèrent la classification de Willan et la modifièrent dans le but de rendre le diagnostic plus précis ont rejeté également le mot *dartres* comme dépourvu d'utilité.

Quoiqu'il ait été mal défini jusqu'à présent, ce mot est toujours resté dans le langage vulgaire comportant le sens de chronicité.

C'est donc à tort qu'on a voulu le supprimer et en ce qui nous regarde ç'a été le but de nos efforts de lui donner une place bien marquée dans le cadre dermatologique.

Passant maintenant aux auteurs contemporains, nous

voulons apprendre d'eux-mêmes quelle est la signification du mot dartres.

D'abord M. Hardy nous dit qu'il faut attribuer la manifestation de ces maladies à un genre de causes qu'il
appelle *diathèse dartreuse*. C'est en vertu de cette cause
occulte (vice dartreux des anciens) qu'il fait entrer dans
une même entité morbide, l'eczéma, le psoriasis, le
lichen, le pityriasis.

Quant à M. Bazin, il n'accepte pas la diathèse ; et pour
lui la dartre est une maladie constitutionnelle tenant un
même rang avec la scrofule, l'arthritis et la syphilis. Cet
auteur, de plus, divisé la symptomatologie générale de
chacune de ces maladies en quatre périodes ; enfin, il
compte neuf dartres qui sont : le lichen, le prurigo, le
pityriasis, le psoriasis, l'ecthyma, le pemphygus, l'impétigo, l'ecthyma et le furoncle.

Cette vue doctrinale n'est pas nouvelle ; elle est em-
pruntée directement à Lorry, qui décrit aussi les herpès
en quatre périodes et qui leur attribue quatre ordres de
causes qui sont la scrofule, l'*innéité* herpétique, l'arthritis
et la syphilis.

Quoique les opinions émises par Lorry soient regar-
dées aujourd'hui comme insuffisantes, il n'en est pas
moins vrai que ce savant médecin, en répudiant les causes
occultes régnant à son époque, pour leur substituer des
causes plus évidentes, plus rationnelles, s'est certainement
élevé bien au-dessus de ses contemporains.

Pour conclusion dernière de cet aperçu historique,
nous croyons avoir assez bien prouvé l'utilité et la convenance du mot dartres pour que personne ne puisse avoir
l'idée de le bannir désormais du langage scientifique ; sur-

tout si l'on considère que nous avons donné aux maladies qui composent notre groupe des dartres, un sens précis et déterminé, et que de plus nous avons indiqué pour chacune de ces maladies un siége anatomique bien distinct dans lequel se passe en définitif leur évolution tout entière.

III. — SYMPTOMATOLOGIE DES DARTRES.

SYMPTÔMES. — Quoique chaque dartre ait sa physionomie particulière, il y a entre ces diverses maladies quelque chose de semblable, un air de famille en vertu duquel nous avons pu établir notre groupe des dartres. Et à ce sujet, quand on se met à consulter les meilleurs traités de dermatologie, il résulte de leur lecture que, si nos auteurs diffèrent beaucoup sur le point de doctrine, sur le nombre des espèces, ils sont bien près de s'entendre sur le nombre et la qualité des caractères communs à toutes les dartres.

Or, nous étant donnée ici la tâche de résumer dans une rapide énumération tout l'ensemble de ces symptômes ou caractères généraux, nous avons trouvé qu'au début il y a inappétence, fièvre très légère, mais pas toujours; qu'au moment de l'éruption il y a démangeaison; que le mal continue à s'étendre par reptation; qu'il survient ensuite des ulcérations, qu'il y a aussi extension du mal aux muqueuses, enfin qu'il peut y avoir concomitance ou alternance avec des maladies autres que les dartres elles-mêmes.

Reprenons maintenant l'examen de chacun des caractères en particulier.

Pour un moment c'est un des premiers pères de la dermatologie moderne, le docte Lorry qui va nous servir de guide. Voulez-vous avoir une juste idée du début des dartres ? cet auteur vous apprendra que chez beaucoup de sujets dont la santé en apparence est excellente, il apparaît chaque année au printemps des éruptions éphémères et disséminées, n'occasionnant tout au plus qu'une légère démangeaison. Mais si celles-ci se répètent plusieurs fois, la maladie se fixe définitivement dans quelque organe de la peau, pour se répandre de là sur diverses parties de ce tégument.

Quamcumque arripuit partem, repitque per artus.

A propos du début des dartres, M. Hardy fait remarquer avec raison que, quoiqu'il semble avoir lieu inopinément chez des sujets que le public jugeait parfaitement sains, en réalité pour le médecin l'invasion de la maladie a toujours été précédée de quelques prodromes tels que la sécheresse habituelle de la peau et une suppression très sensible de la transpiration. Ajoutez encore qu'avant le début du mal la peau se montrait déjà d'une susceptibilité extrême se congestionnant ou rougissant sous l'influence des causes les plus légères ; le plus souvent aussi c'est sur des sujets valétudinaires et mélancoliques que la dartre se montre.

Après les prodromes vient l'éruption inévitablement constituée par une saillie quelconque, laquelle sépare les parties saines des parties malades. Lorry appuie beaucoup sur le caractère de la saillie, et comme en réalité elle échappe au début de l'eczéma, également à l'œil et au toucher, notre auteur nous recommande de ne renoncer à la découvrir qu'après avoir multiplié les investigations, et s'être servi d'une bonne loupe.

Les saillies de Lorry constituent aujourd'hui ce que nous appelons les lésions élémentaires, vésicules, pustules, etc., dont nous donnerons plus loin la définition, et on verra dans l'étude particulière des dartres combien est important le rôle de ces lésions pour l'établissement d'un bon diagnostic.

Une des tendances des dartres est celle de s'accroître, de s'étendre invinciblement sur les parties voisines, ce qui constitue le cas de reptation.

Remarquez de plus que les dartres ne naissent jamais seules, dès qu'une apparaît sur une partie du corps, on est à peu près certain d'en voir bientôt apparaître une nouvelle sur d'autres endroits ; mais les parties voisines du point de départ ne sont pas nécessairement les plus exposées à l'explosion d'une éruption nouvelle, celles-ci, en effet, peuvent apparaître symétriquement sur deux membres à la fois, ou sur les deux côtés du corps, ou simultanément sur des points éloignés, par exemple, sur la main et le pied opposé.

La démangeaison est à la fois un des symptômes les plus constants, les plus caractéristiques, et les plus cruels des dartres. Suivant Alibert, chaque dartre aurait pour ainsi dire un prurit particulier, ce qui est peut-être un peu exagéré, mais il est bien certain que les dartreux ne trouvent aucun terme assez significatif pour exprimer les variétés et la violence des douleurs auxquelles ils sont en proie.

L'ulcération est une des formes habituelles des dartres, mais elles ne dépassent jamais les parties sus-dermiques, ce qui avait été déjà remarqué par Galien et que cet auteur a très énergiquement caractérisé en disant qu'elles semblaient se repaître de la substance de la peau.

Un fait désormais bien constaté c'est que les dartres ulcérées ou non, quelque étendues qu'elles soient, guérissant toujours sans laisser de cicatrices ; mais il n'en est pas de même des taches, ce phénomène peut persister après la guérison, et l'on voit alors surtout chez les vieillards et les sujets cachectiques, des plaques de couleur bleuâtre ou noirâtre se fixer définitivement aux extrémités des membres, et plus particulièrement aux jambes.

Il y a des dartres dont l'action envahissante dépassant les limites de la peau s'exerce jusque sur les muqueuses vers les divers points de conjonction de ces deux membranes, on a alors affaire à des ophthalmies, des stomatites, des vaginites, des uréthrites, des irritations très pénibles à l'anus, ce qui constitue un cas de complication, capable d'entraver considérablement la marche vers la guérison.

Remarquez aussi que les cas de récidives se multipliant, la guérison devient de plus en plus difficile, et qu'alors on est en droit de conclure, non pas que tout traitement nouveau serait inutile, mais que les traitements anciens ou bien n'ont pas été convenablement choisis, ou bien n'ont été qu'imparfaitement appliqués.

Y a-t-il des rapports de concomitance et de balancement entre les dartres, maladies tout extérieures, et les différentes maladies splanchniques ? C'est une question qui a été déjà abordée dans les considérations sur la physiologie de la peau, mais sur laquelle on peut revenir ici en l'envisageant au point de vue pratique, et c'est ce que nous allons faire.

Vous connaissez les grandes surfaces par lesquelles s'opèrent les déperditions excrémentielles, ce sont, n'est-il pas vrai : la peau, la muqueuse gastro-pulmonaire, et les reins. Vous connaissez aussi la nature diverse des produits excrétés, ce sont des liquides séreux ou urinaires, ou bien des fluides perspiratoires. La question ainsi posée, plusieurs cas se présentent : dans un premier, par exemple, ce sera la suppression plus ou moins complète des perspirations cutanée et pulmonaire. Que doit-il alors arriver? On le sait d'avance, c'est un excès de sécrétion urinaire tout prêt à rétablir l'équilibre rompu du mouvement excrémentitiel.

Dans un second cas, cette sécrétion urinaire vient-elle elle-même à diminuer, il est tout naturel de s'attendre à l'apparition d'un épanchement dans les séreuses.

Maintenant si nous abordons la question de la présence d'une dartre, l'eczéma, par exemple, occupant une très large surface de la peau, certainement la fonction essentielle de cet organe se trouve en grande partie supprimée. Alors il est tout naturel de voir augmenter l'activité sécrétoire des reins et des perspirations pulmonaires.

Ensuite si ces deux dernières fonctions diminuent elles-mêmes, on aura des épanchements séreux dans la plèvre, le péricarde, le tissu cellulaire, les synoviales.

Enfin, si un eczéma en pleine activité de sécrétion se trouve subitement arrêté, les mêmes accidents d'épanchements peuvent également avoir lieu et constituer ainsi de véritables hydropisies.

Ce sont là les seuls rapports pathologiques que nous connaissions entre les maladies cutanées et celles des membranes séreuses.

Et cependant tenez-vous ici en garde contre des conclusions hasardeuses ; il y a tel dartreux, que vous reconnaîtrez pour hydropique, et qui l'est, en effet, et chez lequel cependant cette maladie n'est point due à une rupture d'équilibre du mouvement perspiratoire, ni à la suppression subite d'un eczéma en voie d'exhalation séreuse, mais chez lequel l'hydropisie n'existe, en réalité, que comme conséquence d'une maladie du cœur, des gros vaisseaux, des reins, du foie, ou même d'une altération générale, telle que l'anémie.

Nous venons de parler d'un balancement de fonctions physiologiques entre les séreuses et les membranes cutanées et pulmonaires, voyons maintenant quels rapports existent entre la peau et les membranes muqueuses.

C'est en 1842, lors de mes premières expériences sur l'iodure de chlorure mercureux dans le traitement de la scrofule que j'ai été conduit à me poser cette question.

Un premier fait m'a paru évident, c'est que les frictions très étendues, en reveillant les fonctions perspiratoires de la peau, ont eu pour résultat de déterminer incidemment la guérison de maladies qui n'ont rien de commun avec les dartres.

Poursuivant ensuite le cours de mes expériences sur les scrofules, j'eus occasion de remarquer qu'en traitant cette maladie par l'iodure de chlorure mercureux, la vitalité de la peau finissait par revenir à son état normal ; et que cette première modification obtenue on constatait la guérison, non-seulement des engorgements scrofuleux, ce qui était notre but direct, mais la guérison même d'ophthalmies, de diarrhées, de bronchites, ce à quoi nous ne nous attendions pas (1).

Cette étude préliminaire n'a pas été perdue pour nous, et quand ultérieurement nous nous sommes occupé des maladies cutanées, il nous a été facile de reconnaître que, lorsqu'une dartre humide, s'étalant dans de vastes proportions, disparaît brusquement, ce ne sont point les séreuses, mais bien les muqueuses et principalement celles des voies respiratoires et digestives qui deviendront le siége d'une inflammation et d'une excrétion supplémentaire.

Ainsi dans ce cas, nous sommes destiné à voir apparaître, tantôt des laryngites, des pharyngites granuleuses, des bronchites toujours accompagnées d'une sécrétion surabondante, tantôt des phlegmasies intestinales, des catarrhes de la vessie, des diarrhées séreuses dont quelques-unes peuvent compromettre sérieusement la vie des malades.

Ajoutons que nous ne nous écarterons pas beaucoup de la vérité, en admettant que l'existence d'un bon nombre de névralgies intermittentes n'est due qu'à la suppression plus ou moins complète de la perspiration cutanée.

Maintenant, comme fait de concomitance, avez-vous remarqué sur un même sujet la présence simultanée d'une dartre et d'une autre maladie, d'une pneumonie, par exemple, alors deux cas se présentent : ce sera tantôt une inflammation d'intensité moyenne qui ne fait que dimi-

____

(1) Voir notre Mémoire sur l'emploi de l'iodure de chlorure mercureux dans la scrofule (*Union médicale*, n^os des 27 et 30 janvier 1847).

nuer l'activité morbide de la dartre sans la tarir radicalement, alors la pneumonie guérie, la dartre reprend d'elle-
même sa première apparence. Mais le cas est-il plus grave,
une dartre humide s'est-elle desséchée tout à coup sous
la violence de l'inflammation pulmonaire, alors il faut à
tout prix raviver la dartre ; pour cela on aura recours
à une éruption artificielle, seulement pour que celle-ci
soit efficace, ayez bien soin que l'éruption consécutive
occupe exactement sur la peau toute l'étendue qu'avait
l'éruption primitive.

Une dernière distinction à faire entre les divers modes
de manifestation des dartres, c'est que quelques-unes
qui ont pour siége les follicules pileux, les glandes sébacées, les plexus lymphatiques, c'est-à-dire en les appelant par leur nom propre, que le sycosis, l'acné, l'impétigo, quand même ils sont restreints dans un petit
espace, qu'ils n'entravent pas les fonctions perspiratoires
et qu'ils ne donnent nullement lieu à des sécrétions trop
abondantes, ne laissent pas néanmoins de constituer des
cas fort graves à raison seulement de l'intensité de leur
état phlegmasique.

Quant aux dartres à forme squameuse et de nature essentiellement chronique et apyrétique, elles peuvent occuper un espace assez grand sans troubler d'une manière
notable les fonctions d'ordre général, non plus que celles
qui sont propres à la peau.

Marche.—Peu de dartres sont accompagnées de fièvres ;
ce cas arrive cependant quelquefois dans l'eczéma aigu et
général, ce qui n'empêche pas la maladie de durer longtemps.

Véritablement, il n'y a rien de rapide dans l'évolution des dartres, et quoique quelques-unes se déclarent avec violence et semblent se précipiter vers la guérison, il est toujours prudent de s'attendre, soit à une recrudescence, soit à une récidive ultérieure; c'est ce qui faisait dire aux anciens qu'il y avait une sorte de sang herpétique héréditaire ou acquis, et c'est ce que les modernes expliquent avec moins de clarté encore sous le nom de diathèse dartreuse, ou *levain de l'herpétisme qu'on ne voit pas avec les yeux du corps, mais qu'on voit avec les yeux de l'esprit* (1).

Chez les dartreux, les cas de récidives sont fréquents, subits, presque inévitables, cependant, répétons à ce sujet ce qui a été déjà noté plus haut; c'est-à-dire que si la tendance à la récidive peut être justement attribuée à la nature même de la maladie, elle peut être aussi imputée au médecin, quand celui-ci suspend prématurément l'application du remède, oubliant ce précepte d'importance extrême, qu'il faut continuer à combattre une dartre longtemps après que tous les phénomènes morbides ont disparu.

Ainsi, en pratique il y a deux fautes à éviter, celle de ne pas attaquer directement la dartre dans le siége qui lui est propre, et celle de ne pas prolonger suffisamment la durée du traitement.

A l'hôpital Saint-Louis, les malades eux-mêmes savent bien se rendre compte de l'inefficacité de certains traitements; ils appellent cela n'être que *blanchis*, et, en

___

(1) Première leçon de M. Marchal (de Calvi) *sur l'holopathie* (*Union médicale*, 18 février 1860).

conséquence, ils s'attendent à des attaques nouvelles.

L'exposition à l'air ou trop froid ou trop chaud, les fatigues, les conditions anti-hygiéniques de certaines professions peuvent-elles être une cause déterminante de récidives ? Plusieurs autorités médicales le croient, principalement M. Devergie ; les auteurs du *Compendium* vont même jusqu'à admettre qu'après une première invasion, la peau conserve longtemps une grande propension à redevenir le siége de la même dartre dont elle avait été précédemment atteinte. Il y a du vrai dans cette observation, mais d'un autre côté, l'expérience démontre qu'on peut entraver ces récidives par un traitement à la fois énergique et rationnel, comme on peut le faire à l'aide de l'iodure de chlorure mercureux convenablement manié. Et en ce qui nous regarde, nous avons toujours remarqué que par l'usage prolongé de ce médicament, les récidives devenaient de moins en moins fréquentes et qu'elles ne se représentaient jamais plus avec le même degré de ténacité, surtout si l'on avait soin de réprimer les nouvelles éruptions dès leur début par une prompte application du topique.

A l'appui de cette assertion, nous pouvons fournir l'observation d'un grand nombre de nos malades atteints d'acné, d'eczéma, de psoriasis, etc., et qui, guéris depuis quelques années déjà, n'ont plus offert un seul cas de récidive. Remarquez que ces mêmes dartres, avant que nous eussions été appelé à les traiter, montraient une tendance continuelle à se reproduire ; mais si cette récidivité paraît si opiniâtre, nous ne dirons pas, comme les auteurs du *Compendium,* que cela tient à une propension acquise, mais bien à ce fait que le tissu malade n'a-

vait pas été suffisamment modifié par un bon traitement;
et par la même raison nous ajouterons que l'action des
causes extérieures sur la reproduction des dartres, signalée par M. Devergie, est évidemment exagérée.

Quant à l'influence de l'utérus sur le développement,
la marche et la curabilité des dartres, elle ne doit pas
être contestée. Sans rappeler ici tout ce que les auteurs
ont dit sur cette question, nous citerons deux observations qui nous sont personnelles.

Dans le premier cas, il s'agit d'une jeune femme en
traitement pour une acné rosacée très étendue et très
rebelle. Cette personne étant devenue enceinte après trois
mois de traitement, on a vu une amélioration rapide et
inespérée; ce qui donna lieu de suspendre le traitement.
Mais après l'accouchement la maladie s'est reproduite juste
à l'état de modification qu'on avait déjà obtenu; et la re-
prise du traitement a fait disparaître l'acné rosacé dans
le temps voulu.

Quant à notre seconde observation, concernant aussi
une jeune femme atteinte de psoriasis, le contraire eut
lieu, c'est-à-dire que pendant tout le temps de la grossesse, notre malade resta réfractaire au traitement
qu'on fut obligé de suspendre, et c'est seulement après
la délivrance, que la dartre a pu être traitée efficacement.

TERMINAISON. — Dans les cas si nombreux et si divers
que présentent les maladies dartreuses, il n'y en a presque point qui entraînent la perte de la vie, si ce n'est l'eczéma.

Cependant le fait de la rareté des cas mortels n'existe

que pour les maladies se présentant à l'état simple ; mais
s'il survient des troubles considérables dans la digestion
et la nutrition, par suite d'une surabondance de matières
sécrétées, ou bien d'une complication accidentelle, d'une
autre maladie, pleurésie, pneumonie, ou enfin d'un épanchement séreux, alors, rien de plus ordinaire que de voir
quelques malades succomber.

Les expressions de *métastase*, de *rétrocession*, de *répercussion*, sont-elles propres à faire naître dans l'esprit
une notion exacte de la manière d'agir des dartres? A quel
principe morbide faut-il attribuer la marche vagabonde
de ces maladies? Ce sont des questions plus faciles à poser
qu'à résoudre. Cependant pour élucider ce sujet, prenons un exemple : voici un eczéma qui est guéri, desséché depuis peu de jours; survient ensuite une pneumonie, est-ce donc que le virus dartreux, comme disaient les
anciens, ou la diathèse dartreuse, comme disent les modernes, aurait passé sous forme *humorale* directement de
la peau dans le poumon? Ceci ne nous est nullement démontré, mais à quoi bon s'en inquiéter?

En pratique, ce qui nous importe c'est de savoir si la
pneumonie est due au desséchement de l'eczéma ; or, pour
notre part, il nous a semblé, après de nombreuses observations, que dans la pluralité des cas de ce genre la pneumonie était la cause déterminante du tarissement survenu
dans la marche naturelle de la dartre. Et, en conséquence,
sans attendre la guérison de la pneumonie, nous n'hésitons pas à prescrire au malade l'application d'un topique
propre à rappeler le sécrétion supprimée, ou du moins à
la suppléer par une éruption artificielle.

Une dernière remarque à faire sur le mode de terminaison des dartres, c'est que, quelque bénignes qu'elles soient, elles ne guérissent pas spontanément, ou bien si elles guérissent sans traitement, le mal ne tarde pas à reparaître.

DIAGNOSTIC. — Contrairement aux maladies d'ordre splanchnique, dont les changements de forme et de couleur se dérobent entièrement à la vue et dont les limites ne peuvent être déterminées qu'à l'aide de l'auscultation et du plessimètre, les maladies dartreuses ont toujours, dans la suite de leur évolution, un moment où, ayant surgi à la surface de la peau, elles se laissent suivre de l'œil et toucher du doigt.

Il semblerait donc que le diagnostic des dartres doit être d'une facilité extrême; cependant, à un autre point de vue, si, vous rappelant notre chapitre d'unité de formation de la peau, vous considérez que nos dartres ont, dans le fond même de leur nature, quelque chose de commun, en ce sens que leurs expressions morbides se mêlent les unes aux autres, tantôt dans quelques-unes seulement de leurs phases, tantôt dans la presque totalité de leurs évolutions, alors vous allez de nouveau vous trouver en présence de difficultés diagnostiques bien plus grandes qu'on aurait cru d'abord.

C'est pour tourner ces difficultés que Plenck et surtout Willan ont établi les règles ingénieuses des *lésions élémentaires*. Ces diverses formes d'altérations primordiales de la peau étant les plus propres à faire ressortir avec évidence le diagnostic des dartres, nous allons les décrire successivement.

Elles sont au nombre de huit :

1° Les *macules* ne sont qu'un effet de l'altération de la sécrétion pigmentaire, soit en plus, soit en moins; elles constituent des taches de couleurs variées et persistantes qui ne disparaissent pas sous le doigt qui les presse. On voit ces taches dans le *vitiligo*, dans les *éphélides*, dans le *lentigo*.

2° *Exanthèmes.* — Sortes de plaques rouges circonscrites ou diffuses, qui pâlissent et disparaissent momentanément sous la pression du doigt, et se terminent par résolution, avec ou sans exfoliation; mais la légère exfoliation de ces plaques ne se produit qu'une fois, tandis que l'exfoliation des maladies squameuses se reproduit incessamment.

3° *Vésicules.* — Ce sont de très petites saillies épidermiques acuminées, transparentes, gonflées de sérosité le plus souvent limpide, mais pouvant se troubler. Dans le premier cas, les vésicules ne laissent après leur résorption qu'une petite tache jaunâtre, tandis que, dans le second cas, leur dessèchement donne lieu à la formation de légères squames, ou même de petites croûtes. Remarquons que, tandis que l'exanthème se montre dans plusieurs dartres, la vésicule est plus particulièrement la lésion élémentaire de l'eczéma.

4° *Bulles.* — Elles semblent n'être qu'une exagération de la vésicule; leur volume ordinaire, comparable à une noisette, s'accroît jusqu'à la grosseur d'un œuf : c'est la lésion élémentaire du pemphigus. Dans cette maladie, les bulles tantôt se résorbent, tantôt donnent naissance à de larges lamelles, ou à des croûtes épaisses, ou même à des ulcérations.

8

5° *Pustules*. — Petites tumeurs purulentes ne se résorbant jamais ; leur matière intérieure donne lieu à des croûtes, lesquelles, d'épaisseur et de forme variables, sont placées sur des surfaces excoriées, ou même sur des ulcérations profondes. Les plus petites de ces tumeurs sont appelées *psydraciées*, les plus grosses *phlysaciées*. Les pustules se montrent dans l'acné, l'ecthyma, la variole.

6° *Papules*. — Ce sont de petites saillies pleines ne renfermant pas de liquides, et qui se terminent par résolution ou par desquamation. Ces petites élevures solides sont propres au strophulus, au lichen, au prurigo.

7° *Squames*. — Des débris de l'épiderme les forment : ce sont des lamelles sèches, blanches ou grisâtres reposant sur des surfaces rouges et papuleuses, se renouvelant sur place avec grande persistance ; ces squames sont petites, minces, furfuracées dans le pityriasis, et larges, épaisses, comme nacrées et imbriquées dans le psoriasis.

8° *Tubercules* ou *tubérosités*. — Ces tumeurs solides se logent dans la profondeur du derme ; leur volume est comparable à celui d'un pois, d'une noisette ; leur forme est globuleuse. Elles se résorbent quelquefois, ne se terminent pas par desquamation, et donnent lieu, par leur suppuration, à des croûtes, à des pertes de substance et à des ulcérations.

Il arrive assez souvent que les lésions élémentaires échappent à la vue du praticien, comme on en a un exemple bien fréquent dans la vésicule de l'eczéma ; et à des degrés différents, il en est de même pour d'autres lésions élémentaires. C'est pourquoi, en vue d'une plus grande sûreté de diagnostic, nous conseillons d'examiner avec beaucoup d'attention les formes anatomo-pathologiques moins infidèles, plus persistantes, telles que suintements séreux, séro-purulents, concrétions, croûtes, ulcérations, etc., lesquelles, succédant aux formes primitives, ont été récemment appelées *produits morbides secondaires*.

Quant au diagnostic de chacune des dartres, nous le ferons plus tard et en détail, en décrivant ces maladies en particulier.

Pronostic. — Le pronostic est toujours fâcheux, en raison de la ténacité de la plupart des dartres et de leurs fréquentes récidives. Il n'est toutefois funeste que dans des cas de complication extrême d'éruptions dartreuses avec d'autres maladies, ou bien lorsque ces mêmes éruptions apparaissent dans un âge avancé.

Étiologie (1). — L'étiologie des dartres passe pour être des plus obscures, et il faut bien le croire quand on voit l'extrême division d'opinions qui existe à ce sujet non-seulement dans le public, mais même parmi les dermatologistes les plus accrédités; c'est pourquoi nous essayerons ici de donner une définition de la nature des dartres assez exacte pour qu'il n'y ait plus lieu désormais de les regarder comme un cas exceptionnel, une étran-

(1) Ce qui déconcerte l'observateur lorsqu'il est à la recherche des causes qui influent sur le développement de l'herpès, c'est de voir ce genre d'affection se manifester chez des sujets qui jouissent, au moins en apparence, d'une santé parfaite. On ne peut pas douter, néanmoins, que cette maladie ne tienne à quelque désordre survenu dans les actes fonctionnels de la peau. (Alibert.)

geté morbide, ainsi qu'on l'entend dire chaque jour.

Pour cela, jetons un coup d'œil rapide sur les principales doctrines qui ont régné en médecine.

A priori, nous avions déjà jugé que chacune de ces doctrines, pendant la durée de sa faveur, avait dû faire sentir son influence aussi bien sur la nosographie des dartres que sur celles des autres maladies, et c'est ce que nos lectures historiques ont ultérieurement confirmé.

Par exemple, depuis Galien jusqu'à Lorry et à d'autres encore, l'humorisme ayant été la doctrine dominante, on a fait grand usage des purgatifs dans le traitement des dartres, parce qu'on était persuadé que l'*humeur peccante* était la cause déterminante de l'éclosion de la maladie.

Ensuite, au temps de Broussais, on a largement employé les antiphlogistiques, parce qu'on croyait que l'*irritation*, l'inflammation, étaient la source primitive de tout le mal.

Enfin Brown et ses disciples ont abusé des toniques dans la cure des dartres, par la crainte que le laxum ne prît le dessus.

Ainsi ç'a été successivement dans l'humeur peccante, dans l'irritation, dans l'atonie des tissus, qu'on a cru trouver le principe étiologique des dartres, et remarquez que, outre ces trois causes morbides, il y en a une quatrième, la matière fermentescible signalée par l'école chimique.

Aucune de ces causes morbides mentionnées dans l'histoire ne répondant à l'idée que l'on doit se faire du principe des dartres, nous voilà obligé de proposer une cause nouvelle et assez bien définie pour qu'elle soit généralement acceptable.

Pour notre part, nous déclarerions tout d'abord cette
tâche impossible à remplir, s'il s'agissait de faire rentrer sous une même loi étiologique la totalité de la
nosographie cutanée où se rencontrent à la fois des maladies aussi disparates que le sont une variole et un érysipèle, un acné et un pemphigus, un éphélide et un éléphantiasis.

Mais, au contraire, limitez-vous les données du problème aux divisions de notre groupe des dartres, alors,
n'ayant affaire qu'à des maladies qui ont un même point
de départ anatomique et physiologique, il ne doit pas être
difficile de leur trouver une étiologie commune. C'est ce
qu'il nous faut chercher, et pour cela, examinons bien la
physionomie d'une dartre à son début : à ce moment, elle
n'est ni franchement inflammatoire ni décidément ato-
nique. S'il survient des plaques érythémateuses, elles sont
d'un rose pâle ; s'il y a injection vasculaire, peu de fièvre
l'accompagne, et le plus souvent il n'en existe pas. Mais
ce qui est le plus frappant, c'est que, dans cette première
ébauche même du tableau morbide, on ne voit partout
que stase des liquides, turgescence des tissus, saillies et
déformations les plus diverses ; en sorte que, voulant
donner un nom à cet ordre de phénomènes, nous n'avons
rien trouvé de mieux que le mot *congestion*, lequel,
d'ailleurs, figure déjà dans le langage dermatologique.

Mais étant admis, ce qu'on ne nous contestera plus, que
notre principe étiologique se trouve localisé, sous le nom
de congestion dans le système vasculaire du derme, il
nous reste à savoir, chose bien importante, de quel genre
de trouble la congestion elle-même se trouve être l'inévitable résultat.

Pour cela, fidèle à la méthode suivie dans tout le cours de cet ouvrage nous allons mettre sous les yeux de nos lecteurs, le tableau de tout ce qui se passait dans les extrémités des capillaires sanguins, avant l'apparition de la congestion, et ensuite il nous sera bien plus facile de comprendre ce qui doit se passer pendant l'existence même de la congestion.

Une tunique séreuse existe, expression dernière de la vascularité capillaire ; de cette tunique de forme tubulaire et disposée en plexus, s'exhale un plasma où nagent des cellules en voie de formation, agent réparateur de l'incessante déperdition épidermique, voilà l'état normal ! Tant qu'il dure, nulle rougeur, nulle turgescence, nulle tension, nulle saillie, la peau apparaît avec sa netteté et sa souplesse naturelles.

Mais, au contraire, la congestion se forme-t-elle ? Il y a apparition de squames humides, sèches, dures, épaisses, et ultérieurement chute des ongles et des poils, preuves certaines que, sous l'influence de la congestion cutanée, il y a eu passage d'un état fonctionnel normal à un état morbide.

L'explication que nous venons de donner au sujet de la congestion des vaisseaux capillaires sanguins peut également se dire des petits systèmes vasculaires propres aux glandes sébacées, sudoripares, aux follicules pileux et aux papilles.

Tous ces divers éléments éprouvent une déviation fonctionnelle sous l'influence d'une congestion toujours initiale, et ce n'est que secondairement que l'on voit parfois apparaître un état inflammatoire.

Causes prédisposantes. — Dans ce nombre on cite l'hérédité. Sans nier l'existence de cette cause, nous croyons qu'on en a beaucoup exagéré l'influence dans la production des dartres. Rien n'est plus fréquent que de voir des sujets chez lesquels ces maladies sont un fait incontestable d'acquisivité à un moment donné de leur existence.

Les dartres se montrent à toutes les époques de la vie, mais chacune a pour ainsi dire un âge de prédilection : ainsi l'eczéma impétigineux, l'impétigo du cuir chevelu et de la face (croûtes de lait) sont très fréquents dans le premier âge, le lichen dans l'enfance, l'acné dans la jeunesse, le psoriasis dans l'âge viril, le prurigo dans la vieillesse.

L'observation a appris que les deux sexes sont à peu près également exposés aux dartres. Chez les femmes, c'est la nature de leur constitution qui les prédispose à ces maladies, tandis que chez les hommes ce sont les conditions professionnelles.

Tout individu est exposé aux atteintes des dartres ; mais, suivant sa constitution, il contractera plus facilement une forme spéciale : par exemple, on verra chez les individus lymphatiques ou lymphatico-sanguins se montrer de préférence l'impétigo, l'eczéma ; chez les sujets sanguins, le sporiasis ; chez les sujets bilieux et mélancoliques, le pityriasis ; et enfin chez les personnes douées d'un tempérament nerveux, le lichen.

Causes déterminantes. — Ces causes peuvent être internes ou externes. Parmi les premières nous rangerons les excès de toutes espèces, soit de nourriture trop substantielle, soit de boissons alcooliques, excitantes, comme le café, le thé.

Les veilles prolongées, les insomnies, les vives émotions morales, telles que la colère, la frayeur, mais principalement les chagrins, peuvent produire également ces maladies.

Il est une foule de causes extérieures qui peuvent exercer une influence active sur le développement des dartres : telles qu'une stimulation locale produite par les emplâtres, des pommades irritantes, des ventouses, des frictions, et par certains produits chimiques ou substances âcres et corrosives employées dans certaines professions.

Il en est de même de l'action prolongée du chaud, du froid, de toutes les vicissitudes atmosphériques auxquelles sont surtout exposés les cochers, les matelots, les boulangers, etc.

Quant aux saisons, il est reconnu que c'est au printemps et à l'automne que leur influence se fait davantage sentir sur le développement des dartres.

TRAITEMENT (1). — Une étrangeté de l'histoire des dartres déjà signalée par nous, c'est que ces maladies les plus visibles, les plus tangibles de toutes et par cela même les plus faciles à observer, comptent néanmoins parmi celles dont la nature a été le plus souvent méconnue et dont le traitement a été le plus longtemps livré aux mains des empiriques.

N'est-ce pas encore dans le public une opinion persistante que les dartres doivent être traitées par des

---

(1) Celui qui connaît la place d'une maladie dans l'ordre naturel, sait aussi quel est le meilleur traitement à suivre. (Martins, *Thèse inaug.*, p. 6.)

moyens exceptionnels, comme si elles formaient une branche à part et indépendante de la thérapeutique générale.

Notre but est de combattre ici ce préjugé en démontrant que si, d'une part, les dartres ont une expression morbide qui leur est particulière, elles ne laissent pas, en ce qui regarde leur traitement, de rentrer indirectement sous l'empire d'une des quatre médications classiques connues sous les noms d'antiphlogistique, astringente, révulsive et substitutive, et nous avertissons ici même nos lecteurs que cette médication sera définie plus loin.

Mais, au lieu d'entreprendre aussitôt la question de médication, nous allons, conformément à l'usage des dermatologistes, passer en revue toute une série d'indications thérapeutiques qui sont les préliminaires indispensables d'une bonne exposition de traitement.

Première indication. — On s'est demandé si les dartres et principalement les gourmes des enfants devaient être respectées, quels que fussent le tempérament, l'âge du malade et l'époque à laquelle la maladie était parvenue. Des questions de ce genre ne peuvent être résolues que par l'expérience et l'observation ; or, pour nous qui avons vu nombre d'enfants victimes de la méthode expectante, nous n'hésitons pas, malgré l'avis contraire de certains médecins humoristes, de M. le docteur Duchesnes-Duparc par exemple, à conseiller un traitement immédiat, mais naturellement proportionné aux conditions dans lesquelles se trouve le jeune malade.

Il en est de même des adultes, chez lesquels il est toujours d'une bonne pratique d'entreprendre directement la guérison des dartres aiguës ou chroniques.

Deuxième indication. — Il s'agit ici d'un cas de concomitance. Il y a, par exemple, un eczéma et une gastrite, c'est-à-dire une maladie externe et une maladie interne, vers laquelle allons-nous diriger notre traitement? sur toutes les deux à la fois? Ce n'est guère possible. Eh bien, suivant l'opinion moyenne émise par M. le professeur Trousseau, il faudrait respecter la dartre, non pas indéfiniment, mais pour le temps pendant lequel la maladie externe, c'est-à-dire l'eczéma, agit en qualité de révulsif, comme pourrait le faire l'application d'un vésicatoire, d'un sinapisme. Quoique ce soit M. Trousseau, grave autorité, qui nous donne ce conseil, nous nous permettrons de le contredire, parce que de nombreuses expériences nous ont appris que le meilleur moyen de combattre une maladie interne concomitante, consiste à fixer l'eczéma et à l'épuiser sur le lieu de son développement à l'aide de notre médication, et on peut voir alors d'un même coup disparaître les deux maladies.

Troisième indication. — Ici supposons qu'il y ait deux sujets malades, l'un atteint d'un psoriasis, l'autre d'un eczéma généralisé. Laquelle de ces maladies faut-il traiter et laquelle épargner? Plusieurs dermatologistes croient qu'il est opportun de traiter et de guérir un psoriasis à toutes les époques de sa durée et quel que soit son degré d'intensité, parce que, disent-ils, c'est une dartre sèche non sécrétante et qui, en cette qualité, ne peut jamais donner lieu à des répercussions ni à des rétrocessions; or, quoique ce raisonnement ne nous paraisse pas théoriquement fondé, comme en définitive la pratique indiquée est bonne, nous n'avons pas d'objection à leur faire.

Quant à l'eczéma, dartre humide, sécrétante, doit-il

être épargné, lorsqu'il envahit une grande surface et qu'il existe depuis longtemps? Pour quelques médecins encore imbus des préjugés humoristes ou diathésiques, la question sera résolue affirmativement. Mais telle n'est pas notre opinion, et nous allons en donner nos raisons : c'est que la cause déterminante de l'abstention d'une cure directe de la part de nos adversaires est toujours la même, c'est-à-dire le danger d'une rétrocession sur un organe intérieur. Aussi, considérant l'eczéma chronique comme une sécrétion devenue habituelle pour l'économie, à la manière d'un vésicatoire, d'un cautère déjà anciens, conseillent-ils de ne faire disparaître la dartre que partiellement, en n'attaquant que de petites surfaces, de plus ils administrent des purgatifs et ils appliquent des exécutoires qui ne devront être supprimés que longtemps après la guérison.

Mais, de notre côté, nous avons le droit de dire qu'il y a danger éminent pour la santé, lorsqu'un eczéma, en se généralisant vient interrompre et empêcher la fonction perspiratoire très étendue dont la peau est incessamment le siége.

Les inconvénients de la suppression d'une fonction aussi importante que les transpirations sensibles et insensibles, et les autres sécrétions doivent être certainement plus à craindre que la suppression d'un épanchement eczémateux, d'autant qu'il ne s'agit pas non plus ici de tarir brusquement l'eczéma, mais qu'au contraire nous conseillons de procéder graduellement, en ayant soin, toutefois, d'attaquer largement le mal à son premier point de départ, et de multiplier ainsi patiemment les tentatives de guérison sur tous les endroits que la maladie a successivement envahis. Les poussées répétées à des intervalles variables rendent alors par leur action directe d'élimination, les purgatifs et les exutoires surtout complétement inutiles, et lorsque la disparition de la dartre est entièrement effectuée, la peau a repris ses fonctions et son aspect normal.

En finissant cet article des indications thérapeutiques, nous n'avons qu'à faire une dernière remarque qui nous appartient en propre, c'est que dans les cas de dartres soit symétriques, soit opposées, il nous suffit le plus souvent de traiter et de guérir l'une des deux pour que l'autre s'achemine vers une guérison presque certaine.

DES MÉDICATIONS. — Dans les cas de dartres, quelques dermatologistes font de la médecine antiphlogistique parce qu'ils croient que ces maladies sont des phlegmasies cutanées. De là, pour eux, la nécessité de tous les moyens propres à ce genre de médication : diète, sangsues, saignées, bains, cataplasmes émollients, alimentation douce, lactée et végétale. Cette médication a-t-elle été suivie de guérison? Cela est probable ; avouons néanmoins que de toutes les maladies qui affectent l'économie, les dartres sont certainement au nombre de celles à qui le traitement antiphlogistique est le moins utilement applicable.

Nous en dirons autant de la médication astringente à laquelle on a souvent recours dans les dartres chroniques un peu vives. Les astringents appliqués sur la partie même où siége l'inflammation ne conviennent guère que dans les cas légers, autrement ils sont généralement nuisibles.

La médication révulsive compte aussi des guérisons;

on a vu des dartres céder à la suite d'application de cautère, de vésicatoire, mais surtout de purgatifs à petites
doses et longtemps continués. Mais ce dernier moyen a le
grave inconvénient d'affaiblir le malade, et d'irriter souvent les intestins.

Ces trois genres de médication antiphlogistique, astringente, révulsive, sont appelés rationnels par opposition
à la méthode substitutive ou empirique qui consiste à
changer le mode de vitalité de la peau en appliquant sur
la dartre un vésicatoire, un caustique liquide ou tout autre moyen perturbateur, sans jamais comprendre leur
mode d'action sur les maladies dont il s'agit d'obtenir la
guérison. Aussi voyez dans quelle confusion, dans quel
chaos se trouve la matière médicale qui appartient en propre à cette quatrième médication, et combien il est difficile de classer méthodiquement les remèdes qui en font
partie; c'est pourquoi nous nous contenterons d'en insérer
ici l'interminable liste : les bains et les douches de vapeur,
les fumigations aromatiques, sulfureuses, cinabrées; les
bains d'eaux minérales de différentes espèces, les bains
alcalins ou de sublimé, les bains de mer, les topiques contenant des préparations de soufre, de fer, de plomb,
d'iode, de mercure, de goudron ; les huiles de cade, d'a-
cajou ; les vésicatoires appliqués sur les surfaces malades,
les cautérisations au nitrate d'argent, de nitrate acide de
mercure, etc., etc.

Nos lecteurs ont pu s'apercevoir que dans l'exposé précédent des quatre espèces de médication, nous avons systématiquement confondu la thérapeutique des maladies
cutanées prises dans leur ensemble avec la thérapeutique

de ce groupe dartreux bien distinct signalé dans notre classification.

Mais nous voici arrivé au point où les dartres vont prendre dans notre thérapeutique la place exclusive qui leur appartient. Ajoutons que les dartres, à raison de leur ténacité et de leur tendance à la récidive, ne pouvant que très rarement et très exceptionnellement être traitées avec succès par les méthodes antiphlogistique, révulsive, astringente, substitutive, nous conseillerons d'avoir recours de préférence à la méthode *locale-expulsive*, mais prise dans un sens spécial dont nous allons bientôt donner l'explication.

MÉTHODE CURATIVE. — C'est seulement dans les traités de dermatologie qu'on a introduit la division thérapeutique de médication interne et externe. Dans aucune autre branche de la pathologie, on ne voit rien de semblable ; néanmoins, pour nous conformer à une coutume établie, nous continuerons de nous servir de cette division nosologique, mais à condition qu'on nous permettra d'en bien définir le sens.

Pour cela, prenons quelques exemples : j'ai un eczéma à traiter ; des indications me décident à agir sur le tube digestif. Quelques purgatifs sont ordonnés. L'action des médicaments se fait sentir sur l'appareil glandulaire propre à la muqueuse ; il se produit là une hypersécrétion, c'est-à-dire un mouvement expulsif du dedans en dehors, et vous me dites qu'en cela j'ai fait de la médication interne. Libre à vous de vous servir de cette expression ; mais avouez qu'il serait beaucoup plus exact de dire que j'ai fait de la médecine dérivative, puisqu'en réalité l'effet thérapeutique s'effectue loin de l'organe où est située la maladie en traitement.

Autre exemple : c'est un acné que j'ai à soigner; je trouve convenable de le traiter par l'application de la pommade à l'ioduré de chlorure mercureux. Sous l'influence de ce topique, les glandes sébacées deviennent le siège d'une abondante hypersécrétion de matière grasse et purulente; après plusieurs séries d'onctions, on voit le mal céder, et dans le temps voulu, la guérison est complète. Vous dites que cela est de la médication externe; l'expression n'est pas exacte : dites plus simplement que c'est de la médication locale, en ce sens que l'effet thérapeutique agit *directement* sur la glande sébacée, qui est l'organe malade; et ajoutez enfin que cette médication est un acte expulsif, ou, suivant l'expression consacrée, *une poussée*, en ce sens que l'effet thérapeutique se traduit par un mouvement fluxionnaire du dedans au dehors.

Donc, pour nous, ce qu'on appelle en dermatologie une médication interne est réellement une méthode dérivative; et ce qu'on appelle médication externe est bien réellement une méthode *locale expulsive*.

Il y aura lieu plus loin de discuter la valeur respective de ces deux méthodes dans le traitement des dartres; mais auparavant il nous faut compléter la définition de la méthode locale expulsive, laquelle se caractérise surtout dans le phénomène de la poussée. Posons en principe qu'il y a deux manières de provoquer ce phénomène : l'une par onctions mercurielles, l'autre par certaines eaux thermales, et plus particulièrement par les bains de Louesch. Ces bains, dit Alibert, « sont particulièrement fameux par le phénomène d'éruption que suscite leur action mystérieuse, et qui a reçu le nom de *poussée*. Ces picotements qu'on éprouve à la peau après quelques jours de haute baignée ; cette apparition de taches ou pointes rouges plus ou moins nombreuses ; ces phlogoses partielles qui s'établissent à la périphérie de la peau ; la desquamation qui en est la suite, etc., semblent arriver pour seconder les efforts réacteurs d'une nature médicatrice ; aussi les malades éprouvent-ils un trouble intérieur qui ébranle tous les organes et influe sur toutes les sécrétions. » (*Livre des dermatoses*, t. II, p. 56.)

Passons maintenant à l'examen des phénomènes thérapeutiques de l'iodure de chlorure mercureux. Cet agent produit également à la périphérie de la peau une puissante réaction qui a pour effet de déterminer localement d'abondantes éliminations de produits morbides, en même temps qu'il modifie profondément l'organisme tout entier. Si l'on n'y regardait pas de près, on pourrait croire que la poussée résultat d'une action thermale, et la poussée résultat de l'action du nouveau composé, seraient un même état de choses ; mais l'observation et l'expérience sont là pour rectifier cette erreur, en nous faisant voir combien ces deux espèces de phénomènes diffèrent entre eux. Et la différence, la voici : c'est que, tandis que la poussée thermale se produit sur toute l'étendue de la peau sans exception, au contraire, la poussée produite par l'action de notre topique se limite aux parties de la peau qui sont actuellement le siége d'une dartre quelconque, sans jamais envahir les parties saines ; en sorte que l'action élective du médicament devient manifeste par l'expulsion de produits morbides semblables ou fort analogues à ceux fournis par l'organe affecté.

En résumé, il résulte de ce qui précède que ce qu'on appelle en dermatologie médication interne constitue réellement une méthode dérivative, et que ce qu'on appelle médication externe constitue pour nous une méthode locale expulsive; mais comme cette double dénomination résonne désagréablement à l'oreille, nous la remplacerons ici par un mot tiré du grec, *épispasique* (ἐπι, sur, σπασις, action d'attirer), qui dit la même chose et d'une manière plus euphonique : *méthode épispasique.*

Choix du médicament. — Ne vous attendez pas que le choix du médicament, qui est l'*ultima ratio* de la médecine, puisse se faire avec une rigueur mathématique : c'est seulement d'après la tradition et l'expérience qu'on peut juger de son efficacité. Or, en ce qui regarde les dartres, nous avons aujourd'hui pour les traiter un médicament si bien consacré par l'expérience et la tradition, qu'on est plus occupé à se disputer sur la priorité de la découverte qu'à argumenter contre son efficacité devenue évidente. Ce médicament est un nouveau composé d'iode, de chlore et de mercure, dont un des éléments est anciennement connu.

Ainsi on a remarqué que les médecins arabes firent usage du mercure, mais à l'extérieur seulement, dans les maladies graves de la peau, et c'est tout ce qu'il nous importe d'établir ici pour la question qui nous occupe. Nos ancêtres les Gaulois se servaient aussi avec avantage de diverses préparations mercurielles, soit à l'intérieur, soit à l'extérieur (1).

Vint ensuite l'invasion de la vérole, et si l'on a eu recours au mercure pour guérir cette maladie, qui, au début, se présentait sous l'aspect le plus effrayant, c'est que, dès 1520 déjà, Bérenger de Carpi avait cru remarquer une grande analogie dans la forme des éruptions des maladies cutanées chez les bestiaux, et les diverses éruptions de cette nouvelle maladie qui venait si malheureusement affliger l'espèce humaine.

Il résulte donc de ce qui précède que le mercure, ce que nous savions déjà, a été utilement employé pour la guérison des maladies de la peau chez l'homme et chez les bestiaux, avant même de servir à la guérison des maladies vénériennes.

Il n'y a pas longtemps que l'on connaît le chlore, et plus récemment l'iode, et déjà l'efficacité de chacun de ces métalloïdes a été formellement constatée (2). Mais rien ne nous prouve que de nouveaux corps simples ne pourront être découverts, et servir de succédanés au chlore et

(1) La solution de mercure sublimé a été connue et administrée empiriquement de toute antiquité dans notre Gaule; puis Boerhaave la transporta dans les hôpitaux, et son élève Van Swieten en popularisa l'usage. De là elle nous revint; Ch. Le Bègue en donna une exposition savante, et tout le monde, savants et ignorants, en fit usage sans peur, mais non sans témérité. (Lorry.)

(2) Deimann et Van der Bosch ont signalé les avantages du chlore, appliqué extérieurement contre les dartres.

Le docteur Kopp a cité de nouveaux succès du *chlore liquide* dans les maladies cutanées, avec excès de force plastique.

Duncan a conseillé contre la *teigne* et les *dartres* ulcérées une huile qu'on prépare en faisant passer un courant de chlore dans de l'huile d'olive, et qu'on lave ensuite à l'eau froide.

En 1810, à Flessingue, Chezel employa l'hydrochlore contre la gale.

à l'iode. C'est surtout avec le mercure que ces corps simples ont donné lieu à des composés dont l'action thérapeutique a produit des effets merveilleux. Ces composés sont les chlorures, et, dans ces derniers temps, les préparations iodurées, proto-iodure et bi-iodure de mercure.

En attendant de nouvelles découvertes, nous avons dans le composé d'iodure de chlorure mercureux, tel que nous l'employons, un excellent médicament, et dont l'efficacité constante trouve, jusqu'à un certain point, son explication dans ce fait si remarquable qu'il résume à lui seul les trois agents dont l'action sur les maladies de la peau a été le plus anciennement et le plus continuellement constatée, c'est-à-dire le mercure, le chlore et l'iode; en sorte que ce médicament, en dehors de tout raisonnement, semble avoir déjà la consécration de la tradition.

Quant au procédé par lequel on obtient ce sel, c'est une question du domaine exclusif de la chimie, dont nous n'avons pas à nous occuper ici; pour le moment, il suffit de bien connaître l'action physiologique du médica-

M. Chevallier rapporte avoir vu administrer avec succès, en frictions dans cette maladie, et la *Pharmacopée universelle* donne la formule d'une pommade antipsorique, composée de 1 gros de chlore et de 1 once d'axonge (Rayer, *Traité des maladies de la peau*, t. I, p. 71).

Enfin, Alibert employait l'acide hydrochlorique étendu d'eau.

Quelques inflammations chroniques de la peau ont été traitées avec succès par l'iode (Rayer).

Gimelle, *Observations sur l'emploi de l'iode dans le goître, les scrofules et les dartres* (*Revue médicale*, 1821, t. VI, p. 81).

Belliol, *Essai sur les avantages de l'iode dans le traitement de la dartre furfuracée*. Paris, 1825, in-4°.

Lugol, *Mémoires sur l'emploi de l'iode dans les scrofules cutanées et l'esthiomène*. Paris, 1829-1831.

ment, ou, ce qui n'est pas moins important en pratique, de savoir en graduer et en alterner les doses suivant les degrés d'intensité des maladies, l'âge, le tempérament, le sexe et les autres conditions du sujet auquel on a affaire.

En ne nous entendant parler, dans cet aperçu historique, que d'un seul médicament, *tiré d'un seul des règnes de la nature*, certainement nos lecteurs auraient le droit de se récrier contre la pauvreté de notre thérapeutique cutanée, si nous ne prenions la précaution de les avertir que la description de chacune des maladies qui composent ce groupe contiendra un article traitement convenablement développé.

A ce sujet, il faut encore rappeler à nos lecteurs que si la prescription, non pas absolue, mais très fréquente, d'un même médicament est devenue une des habitudes de notre pratique, c'est qu'il nous a été démontré, avec la dernière évidence, que les éléments dont la peau se compose sont le résultat d'un même mode de formation (1), en sorte que le cas de maladie venant à se produire dans n'importe lequel de ces organes, on peut appliquer rationnellement un même et unique médicament.

Voici comment nous avons été conduit à poser les bases de notre médication :

En 1842, déjà expérimentant l'iodure de chlorure mercureux sur diverses formes d'acné, notre attention fut attirée sur un fait jusqu'alors inconnu et bien digne de remarque, c'est-à-dire que cette maladie, l'acné, quels que fussent sa forme, son degré de développement et d'inten-

---

(1) Voir page 35.

s.té, faisait éruption tout à coup et avec une grande violence sous l'influence de l'action du médicament.

— L'idée nous vint alors que ce fait n'avait pas lieu pour l'acné seulement, mais qu'il devait se réaliser dans toute la série des dartres, et c'est ce que l'expérience nous a démontré.

Car, de même que dans le cas d'acné, nous avons vu l'action du topique provoquer artificiellement l'éruption graisseuse et purulente sous forme de croûtes, qui appartient en propre à cette première maladie ; de même dans une seconde maladie, l'eczéma pris à son début, nous nous aperçûmes que l'action du remède avait provoqué un épanchement artificiel de sérosité eczémateuse. Soumettant ensuite chacune des dartres au même genre d'onctions, nous avons eu des résultats identiques, c'est-à-dire qu'avec une maladie squameuse, le psoriasis, le pityriasis par exemple, c'était bien une squame ou des débris de squames que l'action du remède faisait sortir, et que pour les pustules de l'impétigo, c'était bien une éruption croûteuse qu'il déterminait ; en un mot, l'application de la pommade à l'iodure de chlorure mercureux produisait une éruption semblable ou fort analogue à celle qui constituait la maladie que je traitais.

Cependant, désireux de varier le mode de nos expérimentations, nous passâmes de l'examen des cas de première éruption, à l'examen des cas de récidive, et, cette fois encore, tout réussit à merveille, c'est-à-dire que l'action du remède en précipitant l'évolution morbide nous apprit à connaître la nature de la maladie à laquelle nous avions affaire, et que de plus cette action thérapeutique fut entièrement favorable à la guérison du malade.

Prenant ensuite pour sujet d'expérience une dartre en pleine marche, l'action du médicament nous donna encore la juste mesure de l'intensité du mal, et voici comment : le cas était-il très grave, nous en étions aussitôt averti par ce fait que, les onctions pratiquées sur les surfaces malades provoquaient aussitôt une poussée considérable ; au contraire le cas était-il de moindre importance, la même dose du médicament ne produisait que des résultats notablement diminués ; en sorte que l'intensité de cette éruption, que nous avons appelée *poussée*, ainsi que les phénomènes de réaction étaient en raison directe de l'intensité de la maladie.

Enfin, au déclin de la dartre, lorsque la peau commençait à reprendre son nivellement et sa couleur naturelle, nous avons trouvé un critérium certain pour reconnaître si la guérison était solide, définitive, s'il y avait, oui ou non, probabilité de récidive :

Ce moyen, nous le comprîmes bien, consistait à ne regarder la guérison comme assurée que lorsque l'action du remède, pendant la durée du traitement, n'occasionnait plus de poussées nouvelles, c'est-à-dire, en d'autres termes, que l'on voyait l'éruption et la réaction qui l'accompagnaient diminuer à mesure que la maladie s'améliorait, pour cesser à peu près complétement, et complétement quant à l'éruption, lorsque les tissus étaient revenus à l'état normal.

C'est là assurément un mode d'action des plus curieux, mais qu'en raison de son étrangeté ceux qui ne l'ont pas vu se figurent difficilement. Aussi tous les médecins qui assistent pour la première fois à ces expériences témoignent-ils leur étonnement sur cette uniformité de médication agissant d'une manière toujours efficace sur des maladies d'aspects aussi divers que le sont les eczémas, les psoriasis, les acnés, les sycosis, et même les lupus et les syphilides.

De savants médecins, tels que MM. le professeur Nélaton, les docteurs Monod, Piedagnel, Ch. Bernard, etc., nous ayant obligeamment donné accès auprès de quelques dartreux dans leur service, nous ont avoué qu'ils ne se faisaient pas une idée du mode d'action si varié d'un même médicament, avant d'avoir vu par eux-mêmes les phénomènes dont je viens de parler.

Résumant donc ce qui précède, nous nous trouverons suffisamment autorisé à conclure que le choix de l'iodure de chlorure mercureux pour le traitement des dartres est pleinement justifié dans l'état actuel de la science.

Cependant faut-il donner encore des preuves de l'excellence de ce choix, nous en trouverons d'abord dans Lorry qui s'exprimait ainsi :

« Mais de nos jours l'industrie a fait tant de mixtures et de préparations avec ce noble demi-métal (le mercure) qu'il est rationnel d'y chercher un antidote contre les herpès (1). »

Puis dans les trois passages suivants tirés du livre des *Dermatoses* d'Alibert, où l'on voit une première fois cet auteur nous dire d'une manière générale : « Lorsque les dartres se trouvent dans un état invétéré, il importe de

____

(1) Verum neotericorum industria ita semi metallum hoc nobile miscuit et contemperavit, ut in illo herpetibus antidotum, sine aliquâ rationę possis jure quærere. (Lorry, *De morbis cut.*. p. 328.)

choisir, pour les combattre, tout ce qu'il y a de *plus éner-gique* et de *plus efficace* dans la matière médicale, » et, le conseil donné, il nous désigne l'*iode*, récemment introduit dans la thérapeutique par l'honorable Coindet, comme étant un des médicaments les plus utiles dans le traitement des dartres, et, de plus, il s'empresse lui-même, Alibert, d'en accréditer l'usage à l'hôpital Saint-Louis.

Dans un second passage, il nous apprend aussi que : *dans le cas de maladies herpétiques*, il associe l'*iode au mercure*, en vue, dit-il, « *de répondre à de plus fortes indications.* »

Enfin, une troisième fois, il nous dit textuellement : « Quand les dartres se montrent par trop rebelles, je fais humecter les parties malades avec la barbe d'une plume préalablement trempée dans l'acide chlorhydrique étendu d'eau. Ce procédé produit un phénomène analogue, jusqu'à un certain point, à celui de la *poussée* : il anime la peau, favorise son exhalation, change son mode de sensibilité... »

Maintenant, réfléchissons aux agents thérapeutiques qu'Alibert regardait de son temps comme les plus *énergiques* et les plus *efficaces* pour le traitement des dartres. — Quels sont-ils? De l'iode, du mercure, de l'acide chlorhydrique ou autrement du chlore. Mais ce sont là précisément les trois substances qui composent l'iodure de chlorure mercureux, lesquelles, au lieu d'être employées séparément, se trouvent chimiquement associées dans une seule formule, d'où nous pouvons conclure, ce qui a été posé en principe, que ce nouveau médicament a bien la double consécration de la tradition et de l'expérience, et qu'il ne soit une des plus heureuses applications qui aient été faites de la chimie à la thérapeutique.

EXPOSITION DE DOCTRINE (1). — Les lecteurs n'auront pas oublié que nous avons pris l'engagement de donner une explication rationnelle du traitement des dartres; voici le moment de tenir cette promesse. Pour cela, rappelons-nous ce passage de nos considérations générales où il est dit que l'idée la plus élémentaire qu'on puisse se faire de la vie organique est de se la représenter comme le résultat d'un tourbillon à double mouvement, dont l'un, d'intussusception, s'opère de la périphérie au centre, et dont l'autre, d'expulsion, s'effectue du centre à la périphérie.

Ceci est vrai pour l'être rudimentaire, et l'est également pour les animaux supérieurs et pour l'homme lui-même; aussi, sans discuter l'importance relative de ces fonctions initiales, convenez que le second des deux mouvements qu'on voit se produire à la surface de la peau, doit nécessairement constituer un acte fonctionnel des plus importants.

Or, d'après nos principes, la maladie n'étant que l'inévitable résultat d'un trouble fonctionnel, il s'ensuit que le procédé thérapeutique doit avoir exclusivement pour but un prompt retour à la régularité de la fonction troublée.

---

(1) « Renovandus est vasorum tonus et ad pristinam stabilitatem resti-
» tuendus, quod ultimam methodi in herpetibus curativæ paginam implet. »
(Lorry, *De morbis cut.*, p. 337.) — Renouveler le ton des vaisseaux, les ramener à leur état normal, voilà en quoi consiste la méthode curative des herpès.

Si vous appliquez maintenant ces principes aux maladies de la peau, et particulièrement aux dartres, vous com-
prendrez bien que l'acte expulsif étant ici la fonction
dominante, toute congestion qui en empêche l'accomplissement constitue un état pathologique, et que par conséquent toute méthode curative qui a pour effet de rétablir l'action expulsive, soit interrompue ou troublée,
doit être classée parmi les médications dont on peut faire
usage pour la guérison des dartres.

Après cette explication, on ne nous accusera pas d'avoir
négligé de donner une base rationnelle au traitement des
dartres : c'est véritablement du reproche contraire que
nous aurons à nous défendre, car beaucoup de médecins
ne voudront jamais croire qu'une argumentation purement syllogistique puisse être utile dans les questions des
sciences naturelles. Cette objection n'est pas dénuée de
fondement; néanmoins, comme ce n'est pas toujours par
excès de rationalisme qu'on pêche en médecine, on nous
permettra bien quelques applications de notre méthode
à des questions de pathologie générale.

C'est du côté des tendances synthétiques que nous penchons aujourd'hui, d'accord en cela avec MM. Hardy et
Behier ; et comme eux nous croyons à la nécessité de la
formation de nouveaux groupes nosologiques.

En ce qui nous regarde, nous en avons choisi un qui,
nous l'espérons, paraîtra acceptable après que nous aurons prouvé les propositions suivantes, c'est-à-dire :
1° que la peau et la muqueuse constituent un seul
appareil, à raison de la fusion qui se fait de ces deux
membranes à peu près vers la partie médiane de leur
étendue; 2° que la peau et la muqueuse sont le résultat

d'une même formation en trois couches superposées, et 3° que chacune de ces membranes est le siége de fonctions sécrétoires et régénératrices.

Or nous pouvons vous montrer du doigt que, de même que la peau se trouve formée des trois couches superposées, *épiderme, corps muqueux et derme*, de même aussi la muqueuse se trouve formée de trois couches superposées, *lames superficielles et profondes de l'épithélium et le chorion muqueux*.

Voulez-vous voir encore d'autres analogies entre ces deux membranes, jetez un coup d'œil sur la double surface de l'appareil tégumentaire, vous trouverez du côté de la peau une multitude de pertuis, parmi lesquels se distinguent les orifices des conduits sébacés, et du côté de la muqueuse d'autres innombrables pertuis dont quelques-uns appartiennent aux orifices des glandes de Brunner.

Voilà pour le point anatomique de notre question. Passant maintenant à la partie physiologique, nous trouvons dans la glande sébacée une sécrétion graisseuse, et nous trouvons aussi dans la glande de Brunner une sécrétion analogue (1), en sorte qu'ici la peau aussi bien que la muqueuse concourrent évidemment à l'accomplissement d'une même fonction lubréfiante.

Il est une autre fonction d'une plus grande importance que nous voyons aussi s'opérer simultanément sur la muqueuse et la peau, et qui a pour but, d'une part, la régé-

---

(1) Les glandes en grappes de Brunner sécrètent un *mucus* alcalin qui ne renferme point de particules organisées et qui n'exerce aucune action digestive sur les combinaisons protéiques. Les usages de ce mucus paraissent donc être purement mécaniques. (Kölliker, *Histologie*, p. 461.)

nération épithéliale, et, d'une autre part, la régénération épidermique (1).

Après le signalement d'analogies si nombreuses et si frappantes entre ces deux membranes, nous aurions quelque droit de nous poser en auteur d'un nouveau groupe nosologique.

Cependant, lecteurs, veuillez bien ne pas vous méprendre sur la nature de nos prétentions; elles ne sont point celles d'un classificateur. Car tous ces rapprochements que nous venons d'établir entre les tissus tégumentaires n'ont eu pour but que d'arriver à traiter des questions thérapeutiques.

Du temps de Broussais, comme on croyait que l'irritation, l'inflammation étaient le principe de toutes les maladies, on ne se faisait pas faute de larges saignées, nonseulement dans les cas de gastro-entérites, mais dans les cas de dartres.

Aujourd'hui, au contraire, nous nous faisons un devoir de traiter les dartres avec l'iodure de chlorure mercureux; et si nous sommes consulté par un malade atteint d'un embarras gastro-intestinal, nous n'hésitons pas le plus souvent à lui conseiller quelques prises de calomel.

Un changement aussi complet de méthode curative, indique évidemment que depuis Broussais il s'est opéré de grands changements dans les doctrines médicales.

Nous remarquerons à ce sujet que beaucoup de méde-

______

(1) Si nous ne nous sommes pas décidé à continuer notre examen des rapports entre les surfaces tégumentaires interne et externe, c'est qu'ici l'espace nous manquait; mais nous appellerons sur ce sujet l'attention des physiologistes, étant persuadé que de nouvelles recherches de leur part pourraient jeter de vives lumières sur la nature des fonctions glandulaires.

čins contemporains qui se refuseraient à saigner en cas de maladies dartreuses, n'hésiteraient pas à attaquer une pneumonie franche par de promptes et larges émissions sanguines, preuve certaine qu'on n'est pas systématiquement opposé à l'application de la méthode antiphlogistique, mais qu'on sait aussi en discuter l'opportunité, comme, du reste, le font aujourd'hui plusieurs médecins.

Il y a donc lieu de croire que l'ignorance de la véritable physiologie de la peau a été la principale cause des erreurs commises autrefois dans le traitement des dartres. Ainsi Broussais, étudiant l'appareil tégumentaire, n'y découvrait que vaisseaux artériels et veineux, et voilà pourquoi il ordonnait des émissions sanguines. Si, au contraire, il eût pu être convaincu qu'en dehors du système capillaire sanguin il s'opérait sur les surfaces du tégument une formation purement plastique, n'ayant dans sa composition aucune trace de globule sanguin, soit artériel, soit veineux, il est à croire que cet homme, d'un esprit si sincère, aurait renoncé lui-même à l'emploi de la méthode antiphlogistique dans le traitement des dartres.

En conclusion, laissant le lecteur décider si notre engagement de donner une explication rationnelle du traitement des dartres a été oui ou non accompli, nous allons passer à l'explication plus détaillée des procédés les plus généralement usités.

MÉDICATION INTERNE ET EXTERNE. — Nous avons déjà parlé de la médication interne et externe à propos de la définition des méthodes curatives en dermatologie. La question qui se présente à présent est de savoir à laquelle de ces deux méthodes il faut donner la préférence.

Commençons par la médication interne, et exposons les diverses opinions émises à ce sujet.

Les médecins qui pensent que les dartres sont produites par une *altération des humeurs, un vice du sang, un virus dartreux,* jugeant une action *dépurative* nécessaire, combattent ces maladies par la prescription d'une foule de médicaments, tels que les purgatifs, les diurétiques, les sudorifiques, des tisanes amères de houblon, de pensée sauvage, de douce-amère, de fumeterre, etc.

D'autres médecins croient à la nécessité d'une médication interne, mais pour d'autres raisons et dans des cas que nous allons spécifier.

C'est d'abord lorsqu'on a affaire à des sujets affaiblis, de mauvaise constitution, à des scrofuleux, des anémiques, des scorbutiques, etc. Dans tous ces cas, suivant eux, un traitement interne est rationnellement indiqué ; mais remarquons bien ici que ce n'est point en vue de la nature dartreuse qu'on a recours à ce mode de traitement, mais uniquement pour mettre les malades en état de bénéficier du traitement externe. Suivant les circonstances, on emploiera évidemment avec avantage, soit le fer, soit l'iode, soit les amers, les toniques, etc.

Dans les cas de dartres chroniques rebelles aux moyens locaux, certains médecins tiennent absolument à faire intervenir les purgatifs, les diurétiques à titre de *dérivatifs,* en vue surtout de provoquer sur les intestins et sur les reins, une stimulation, un mouvement fluxionnaire, dans le but de modifier l'état pathologique de la dartre, et de faciliter ainsi l'action locale des médicaments.

Pour nous bien expliquer sur ce point, nous dirons que c'est très exceptionnellement que nous nous servons de ces deux moyens dérivatifs. Dans le cours de notre pratique, qui date déjà depuis plusieurs années, nous n'avons jamais eu occasion de nous repentir de nous être borné le plus souvent à la médication purement externe.

Il y a un troisième ordre de remèdes généralement usités dans les cas de dartres anciennes qui résistent aux moyens locaux et à la médication interne révulsive indiquée plus haut : ces remèdes sont le soufre, l'arsenic et les cantharides.

On sait que le soufre a été regardé pendant longtemps comme le moyen le plus utile dans le traitement des maladies dartreuses, aujourd'hui on ne lui accorde plus la même confiance, parce que, non-seulement on l'a vu échouer, mais que, dans un grand nombre de cas, il n'a fait qu'exaspérer la maladie. A cet égard, nous citerons les réflexions suivantes de MM. Cazenave et Schœdel, lorsqu'en parlant des sulfureux, ils s'expriment ainsi : « Leur emploi exige plus d'habitude et d'expérience qu'on ne le pense généralement, et c'est bien à tort qu'une foule de praticiens persistent encore à les appliquer, sans discernement, dans un grand nombre de cas où ils contribuent à aggraver le mal. »

Aussi quand nous envoyons quelques-uns de nos malades aux eaux sulfureuses thermales, ce n'est pas dans le vain espoir d'obtenir la guérison des dartres par ce moyen, mais bien pour donner à nous-même la preuve que la maladie traitée par notre méthode avait été complètement guérie ; leur utilité est surtout dans la consolidation de la guérison. Remarquons d'ailleurs que ces voyages

aux eaux ont pour effet de fortifier la santé générale, et
par là de prévenir la récidive.

Quant aux préparations arsenicales et cantharidées,
sans qu'on puisse se rendre compte de leur mode d'action,
on ne peut nier que, habilement maniées par des médecins instruits, elles n'aient produit parfois des guérisons.

Notre propre opinion sur le mode d'action de ces médicaments se trouvant conforme à celle des auteurs du
Compendium, nous ne pouvons mieux faire que d'emprunter leur propre texte et dire avec eux : « Mais nous
ne craignons pas d'affirmer que l'emploi de ces médicaments n'est pas toujours dépourvu d'inconvénients, qu'il
a été étendu outre mesure, et appliqué dans une foule de
cas, où des moyens locaux, beaucoup plus inoffensifs,
eussent amené une guérison plus rapide et tout aussi
durable. Le psoriasis est une maladie de la peau contre
laquelle les médicaments en question ont été le plus fréquemment préconisés; or l'un de nous a démontré qu'ils
sont remplacés avec grand avantage par un traitement
purement externe. » (FLEURY.)

MÉDICATION EXTERNE. — Il y a quelques années, la médication externe n'était point en faveur; l'auteur qui a le
plus contribué à en faire connaître les avantages, est certainement Émery, ancien médecin de l'hôpital Saint-Louis
(1835 à 1845). Tout le monde s'accorde à lui reconnaître
le mérite d'avoir rendu, dans cette circonstance, un grand
service à la thérapeutique cutanée. C'est qu'en effet il a
su dégager le traitement des maladies de la peau d'une
pharmacopée trop inutilement compliquée.

On a dit dans le *Compendium* que Lorry n'aurait pas

tenu compte de la médication externe ; c'est un oubli ou une erreur, car Lorry dit formellement dans le traitement des herpès que la guérison s'opère par les toniques, soit qu'on les emploie intérieurement dans le but de fortifier la constitution, soit encore qu'on emploie des remèdes externes appliqués seulement sur les parties malades et extérieures. « Ea autem restitutio sit per tonica ; sive ea » interne adhibeantur, et toti corpori roborando inser- » vire queant ; sive per externa medicamenta quæ tan- » tum in partes affectas exterioresque agant. » (Page 337.)

Ce qui prouve bien que Lorry appréciait et appliquait la médication externe.

Maintenant que nous avons justifié Lorry, disons encore que tous les dermatologistes contemporains ont plus ou moins donné leur assentiment au traitement externe.

Ainsi Alibert a préconisé le nitrate d'argent, le calomel, l'acide hydrochlorique, l'iode dans le traitement externe des dermatoses dartreuses, ensuite Émery a introduit l'usage externe du goudron, enfin MM. Boinet, Cazenave ont conseillé l'emploi des pommades au proto-iodure, au bi-iodure de mercure, et d'autres des huiles de cade, d'acajou, etc.

Il est extraordinaire et encore inexpliqué que des médicaments de nature végétale, tels que le goudron, l'huile de cade et d'acajou, puissent produire des effets très semblables aux effets produits par des agents minéraux, tels que les chlorures et les iodures mercuriaux. Malgré cela, ces derniers nous paraissent avoir mérité la préférence à raison de la sûreté de leur action et de la plus grande facilité à en mesurer les degrés de concentration.

Et maintenant, si parmi ces agents minéraux nous avons

choisi de parti pris, après réflexion, l'iodure de chlorure mercureux, il y a pour cela deux raisons : 1° c'est que ce médicament nous a constamment réussi ; 2° que ce composé chimique réunit les trois substances qu'Alibert a préconisées comme les plus *énergiques* et les plus *efficaces* pour la guérison des dermatoses dartreuses.

Après avoir déjà parlé de ce médicament dans nos considérations générales, après y être revenu à l'article traitement, et en avoir prouvé l'efficacité par nos expériences, il ne nous reste plus qu'à faire connaître son mode d'action avec le plus de détail possible.

Mode d'action. — Sous l'influence du nouveau composé administré sous forme de pommade, la peau s'anime, la circulation s'accélère, la chaleur augmente, il y a gonflement, tension douloureuse, toutefois assez supportable pour que les malades ne se découragent pas de ce mode de traitement.

A cette période d'excitation succède une période de calme, une sorte de détente, pendant lesquelles les matières exsudées se dessèchent, tombent et laissent à nu une surface évidemment moins rouge, moins indurée, moins malade.

Une fois la surface détergée, une application nouvelle du topique produit une nouvelle poussée, de nouvelles matières desséchées laissent, après leur chute, une surface encore moins gravement altérée que la première fois.

Après un nombre variable de poussées ainsi provoquées, la peau reprend entièrement son état habituel, sa texture normale.

Le médicament doit être employé itérativement et à des degrés variés de concentration. Seulement, en raison

de son énergie, il doit être administré avec discernement
et méthode ; autrement, il pourrait ne pas être suivi de
résultats heureux et même donner lieu à des accidents.

La pommade ne doit être appliquée que sur les surfaces
malades. Une seule onction suffit par jour, on la pratique
à une heure quelconque de la journée, mais il est préférable que ce soit le matin, la renouvelant pendant trois
jours consécutifs. Ensuite on laisse les parties à découvert
tant que dure la période de réaction qui suit immédiatement chaque onction. L'application de la pommade est la
partie délicate du traitement, car, bien que la couche du
topique doive être étendue très légèrement sur les surfaces malades, on conçoit cependant que cette couche doit
varier d'épaisseur suivant que les parties sont plus ou
moins animées ou indurées. Il faut faire rapidement l'onction, qui sera bientôt suivie de la réaction que nous avons
décrite plus haut. On la laisse se calmer, puis, au bout de
huit ou dix jours, la peau se trouve déjà détergée.

On recommence les séries d'onctions, pour les continuer, avec les mêmes alternatives de repos jusqu'à la cure
complète de la maladie.

A mesure que les phénomènes de réaction diminuent
d'intensité, les poussées deviennent de moins en moins
apparentes, et le moment arrive enfin où les onctions, ne
provoquant plus aucune exsudation, la guérison est obtenue.

D'ailleurs on peut et l'on doit même faire usage, concurremment avec ce traitement local, des médications dont
l'expérience a démontré l'utilité.

Tous les praticiens qui ont l'habitude des malades comprendront sans peine qu'en raison de la sensibilité, de la

facilité de la réaction pour chaque individu, du degré et de l'ancienneté de la maladie, il faille augmenter ou diminuer l'action irritante du médicament, et, par conséquent, varier les proportions des substances qui composent les pommades.

A cet égard il me serait difficile de donner des formules précises, l'habitude seule et un peu de tact en apprendront à chacun plus que je ne pourrais le faire en entrant dans des détails fastidieux.

Ce qu'il y a à dire de plus général, c'est qu'il faut donner à la poussée une énergie, nous dirons volontiers presque aussi grande que possible, pourvu toutefois qu'on n'aille pas jusqu'à provoquer une véritable vésication, suivie de suppuration, et encore moins l'ulcération du derme. Dans les peaux peu réagissantes, paresseuses, on arrive à provoquer l'excitation désirable, soit en augmentant l'activité du topique, soit en répétant tout de suite les onctions pendant un plus grand nombre de jours, ou bien, mais très rarement, en ayant recours à ces deux moyens à la fois.

C'est en appliquant ces principes avec persévérance et avec la seule habileté que donne l'habitude des malades que nous avons pu jusqu'à présent traiter efficacement les dartres les plus graves, et dont la plupart avaient été déjà traitées inutilement par les hommes les plus justement célèbres dans la spécialité des maladies cutanées.

Le traitement topique suffit, dans le plus grand nombre des cas, pour amener en quelques mois le résultat désiré. Cependant il est utile de lui associer le médicament à l'intérieur, sous forme de pilules à la dose de quelques milligrammes chaque, d'une à trois par jour, et rarement davantage.

S'agit-il d'un sujet affaibli, scrofuleux, anémique, l'observation nous a démontré depuis plusieurs années que ce médicament pris à l'intérieur, a la propriété de ranimer la vitalité des organes, principalement celle des voies digestives et urinaires, et chez la femme l'organe de la gestation. Après quelques jours de son emploi, l'appétit se réveille, les fonctions excrémentitielles augmentent d'activité ; les garderobes deviennent plus faciles, plus copieuses, même chez les personnes habituellement constipées; les matières, lorsqu'elles restent dures, sont entourées pendant quelques jours d'une substance muqueuse, comme glaireuse, plus ou moins abondante, ou bien elles deviennent plus molles, mais jamais liquides, comme lorsqu'il y a purgation.

Quelquefois, mais très rarement, il y a de légères coliques; et comme elles nous paraissent dues à la facilité inaccoutumée des garderobes, nous n'en tenons aucun compte pour l'administration du médicament que nous continuons à prescrire à la même dose. Ces coliques se dissipent d'elles-mêmes après très peu de jours.

Le même mouvement d'excitation s'opère du côté des reins; les urines augmentent d'abord, sont épaisses, d'un jaune plus ou moins foncé; puis, en restant toujours abondantes, elles ne tardent pas à reprendre leur coloration naturelle.

La régularité dans les fonctions menstruelles s'effectue plus facilement ; les règles insuffisantes deviennent plus abondantes, et l'on voit reparaître celles qui étaient suspendues depuis plusieurs mois. Enfin, les règles qui étaient trop abondantes ou trop fréquentes diminuent et s'opèrent plus régulièrement, et le sang reprend son état normal.

Sous l'influence de la modification profonde que ce médicament produit dans toute l'économie, l'assimilation devient plus intime, plus parfaite, et la réparation générale met bientôt la peau elle-même dans les conditions les plus favorables à l'action de la médication locale.

Ce n'est donc point à titre de *dépuratif* ni de *spécifique* que nous prescrivons l'iodure de chlorure mercureux à l'intérieur, comme certains dermatologues ont bien voulu le faire croire à leurs lecteurs. Nous ajouterons que, contrairement à ce qu'on a écrit sur l'action de ce médicament pris à l'intérieur, nous n'avons jamais constaté aucun accident, tel que *nausées, coliques, vomissements, diarrhées, salivation*, etc. Si ces accidents ont eu lieu réellement, c'est que le médicament a été employé sans tenir compte des contre-indications, ou bien parce qu'il était mal préparé, ce que nous avons eu lieu de vérifier dans plusieurs cas.

Donc, dans notre médication locale expulsive, nous n'avons, en général, nullement besoin de faire intervenir l'usage des purgations répétées, ni des diurétiques, qui n'ont d'autre résultat que de fatiguer les malades, et le plus souvent d'ajouter un nouveau mal au mal déjà existant. C'est, du reste, ce qu'avait déjà observé Lorry, lorsqu'en parlant de l'emploi fréquent des purgatifs dans les herpès, il s'exprimait ainsi : « En effet, tout ce qui est puissamment cathartique, une fois porté dans les voies intestinales, n'ébranle pas seulement les organes, ne provoque pas seulement l'excrétion des humeurs, mais dispose à l'inflammation, puis évacue tellement les humeurs, que le corps en maigrit rapidement, et qu'il se produit une soif très importune, comme le remarque Hippocrate. En outre, Celse dit que le corps ne veut pas qu'on le nourrisse longtemps de cathartique ; car alors les forces tombent, les fonctions s'altèrent, un nouveau mal est ajouté au mal, et souvent, quand le mal est guéri, les malades qui avaient mieux à espérer, courent à une fin funeste. »

« Quidquid enim potenter catharticum est, per amplis-
» simas intestinales vias delatum, non organa tantum
» concutit, non humores tantum ad excretionem provo-
» quat, sed fibras etiam vellicando atque irritando ad in-
» flammationem disponit, sed humorem ita vacuat ut
» corpus brevi spatio ad macilentiam deducat, et sitim,
» sic notante Hippocrate, importunam afferat. Præterea,
» ut ait Celsus, repetito catharticorum usu assuescit non
» ali corpus. Unde mactantur vires, labescunt functiones,
» malum malo additur, et debellato sæpe malo, ruunt in
» perniciem pessimam meliora sperantes ægrotantes. »
(Lorry, *De morbis cutanæis*, p. 334.)

En finissant ici l'exposition de notre traitement, nous aurions peut-être à craindre le reproche d'avoir donné à un seul médicament une place trop exclusive dans la thérapeutique des dartres ; mais, rassuré déjà par nos succès, n'avons-nous pas d'ailleurs une justification de notre pratique dans cette pensée profonde de P. Franck, lorsqu'il disait à ses élèves : « Apprenez par mon exemple à vous défier des promesses de la thérapeutique ; quand j'étais jeune, je croyais avoir cent remèdes différents contre chaque maladie ; aujourd'hui je prescris le même remède contre cent maladies différentes. »

ALIMENTATION. — Les opinions sur la nature du régime à conseiller dans les cas de dartres ont beaucoup varié suivant les époques : ainsi dans le siècle dernier nous voyons le lait généralement recommandé, et cela en quelle vue ? C'était, disait-on, pour adoucir la partie âcre des humeurs.

De même, au temps de la doctrine physiologique de Broussais, nous trouvons que le régime atténuant et végétal était en faveur.

Aujourd'hui encore beaucoup de médecins croient à la nécessité d'une diététique plus ou moins sévère.

Il nous a semblé, au contraire, que pendant le cours du traitement, tout en excluant les aliments échauffants et les boissons excitantes, on devait néanmoins prescrire une alimentation suffisamment substantielle pour réparer la constitution du malade. Et en cela, nous conformant encore aux préceptes de Lorry, nous dirons avec lui : « C'est en vain que l'art vous prêtera un secours efficace si vous ne faites pas usage en même temps d'une nourriture modérée et non âcre, mais analeptique (1). »

(1) « At certe frustra tibi ars suppetias feret efficaces, nisi simul victu » tenui, moderato, non acri, sed analeptico artem adjuveris. » (P. 338.)

ECZÉMA

HISTORIQUE. — Eczéma (de εκζειν, *effervescere*, bouil-
lonner) est un mot qu'on ne peut traduire littéralement
qu'en ces termes : *ce qui sort par éruption*. En effet, un
passage d'Aëtius (1) nous apprend que l'apparition sur
la peau de petites élevures prurigineuses comparables
dans leur forme aux bulles des liquides en ébullition, était
regardé par les Grecs comme le signe caractéristique de
la maladie qu'ils appelaient *eczema*. Parmi ces élevures
de la peau, deux des plus communes, la vésicule et la
pustule, n'ont pas été distinguées l'une de l'autre par les
auteurs anciens. Ils donnaient à ce dernier mot une si
grande extension, qu'il y a bien peu d'accidents à la peau
qu'ils n'aient désignés sous le nom de pustules. Aussi, quand
on regarde les formes pathologiques décrites de nos jours
sous le nom d'eczéma, on ne trouve que confusion et
obscurité. Cependant, d'après Biett, on croit devoir lui

(1) Eas, eczemata ab ebulliente fervore Græci vulgo appellant. (Tetrab. IV,
serm. I, cap. 128.)

donner la dénomination d'*herpes miliaris* lorsque la maladie est peu intense et que les vésicules apparentes s'affaissent et se dissipent, et celle *d'herpes phlyctenoides*, quand l'éruption vésiculeuse a fait place à une inflammation grave, suivie de desquamation étendue.

Chez les modernes, Willan semble avoir senti plus particulièrement l'importance de cette distinction, c'est lui du moins qui a fait des maladies à vésicules un ordre dans lequel rentre l'eczéma; les maladies à pustules font un ordre à part.

Pour nous, l'eczéma, connu vulgairement sous le nom de *dartre vive*, n'est qu'une dartre à lésion élémentaire vésiculeuse, se montrant soit à l'état aigu, soit à l'état chronique. Ces deux états seront décrits dans l'exposition des symptômes généraux et locaux.

L'eczéma, à raison de sa ténacité, de ses variétés infinies de forme, de siége et d'étendue, tient une grande place dans l'histoire dermatologique. On comprendra bien l'importance de son étude, si l'on remarque, d'après la statistique de M. Devergie, que l'eczéma compte pour un tiers dans la totalité des maladies de la peau qui sont traitées à l'hôpital Saint-Louis.

DÉFINITION. — L'eczéma est une maladie superficielle de la peau, non contagieuse ; elle a pour caractères des vésicules ou vésico-pustules, petites, presque confluentes, avec ou sans rougeur, et accompagnées le plus souvent de démangeaison. Ces vésicules ont deux modes de terminaison, l'une par absorption du liquide qu'elles contiennent, l'autre par des excoriations donnant lieu à une exhalation séreuse ou séro-purulente à laquelle suc-

cèdent des croûtes squameuses minces, d'un jaune verdâtre, et des écailles furfuracées.

Cette définition de l'eczéma, comme toutes les autres,
laisse quelque chose à désirer. Mais on en trouvera le
complément dans la description des phénomènes locaux
et dans quelques cas particuliers.

SYMPTÔMES. — On a généralement reconnu trois degrés bien distincts dans le développement de l'eczéma.

Premier degré. — Les phénomènes du premier degré
ont presque toujours quelques prodromes, tels que fourmillement, prurit, sentiment de chaleur sur la partie de
la peau qui va devenir le siége du mal.

Les vésicules qui ont ici tant d'importance ne sont cependant pas le premier symptôme perceptible, elles sont
souvent précédées de plaques érythémateuses sur lesquelles les vésicules font éruption ; cette base érythémateuse peut manquer, et alors on voit poindre des vésicules sur la surface encore intacte de la peau ; elles sont
nombreuses, étroitement agglomérées, de forme acuminée, et n'ayant qu'un léger relief à peine sensible à
l'œil nu.

La durée des vésicules est fort courte ; il est rare, dit
M. Hardy, que leur existence se prolonge au delà de
trente-six à quarante-huit heures : c'est pourquoi les
médecins n'ont pas toujours l'occasion de les observer ;
cependant nous avons de la peine à croire avec M. Dauvergne, que sur des milliers d'eczéma on ne rencontre
pas cinquante fois des vésicules, et avec M. Devergie,
que c'est à peine si l'on en constate la présence une fois
sur quarante.

Nous avons dit que les vésicules déjà formées peuvent disparaître sans qu'on ait le temps de les observer; il est certain aussi que dans les parties où l'épiderme a une grande résistance, comme aux mains, aux pieds, les vésicules en voie de formation peuvent avorter clandestinement à la suite de la résorption de la petite quantité de sérosité qu'elles contiennent.

Lorsque les vésicules ont acquis tout leur développement, on les trouve formées par le soulèvement d'une partie de l'épiderme contenant une goutelette de sérosité d'abord limpide, transparente, se troublant ensuite et devenant laiteuse : quelque considérable que soit la vésicule, il n'y a jamais d'engorgement de tissu autour de sa base, et c'est là une preuve de sa constitution essentiellement épidermique.

Lorsque les vésicules sont très nombreuses, très serrées, deux ou trois d'entre elles ou un plus grand nombre peuvent se réunir en une enveloppe unique, et alors elles affectent la forme des bulles qui caractérisent le pemphigus. La résorption des vésicules et des bulles est le cas le plus rare; presque toujours leurs parois se rompent, soit spontanément, soit par le contact de l'ongle ou du frottement des vêtements, et le déchirement, le fendillement qui en résultent laissent échapper une sérosité plastique et gluante qui empèse le linge et le tache en gris. Ce liquide est d'abord limpide de couleur citrine, et M. Devergie a constaté de plus qu'il est de nature alcaline, puisqu'il a la propriété de ramener au bleu le papier de tournesol préalablement rougi par un acide.

Les vésicules ne restent pas à l'état de simplicité que nous venons de signaler, elles peuvent se présenter sous la forme de vésico-pustules, ce qui n'est pas une lésion élémentaire d'un genre entièrement différent, mais la même lésion dans laquelle une intensité plus grande d'inflammation a produit du pus au lieu de donner seulement de la sérosité. C'est donc à tort qu'on a introduit ici à propos de la vésico-pustule le nom d'impétigo, qui appartient à une maladie autre que l'eczéma et qui constitue une espèce tout à fait distincte.

On a fait remarquer à ce sujet que ces vésico-pustules, comme les simples vésicules, se rompent après trente-six ou quarante-six heures, et que, quoique le liquide purulent qui en sort forme des croûtes plus épaisses, plus verdâtres, ce phénomène ne peut être pris que comme un état plus grave de la maladie eczémateuse, et non point pour une maladie différente.

Pour achever la description de notre premier degré, disons enfin que, dans des cas assez rares, il n'y a ni vésicules ni vésico-pustules, mais seulement des déchirements épidermiques formant des lignes sinueuses et entrecroisées dont les fentes fournissent la sérosité plastique qui est destinée à se former en croûtes. D'ailleurs, dit M. Dauvergne, les vésicules ne sont pas une conséquence nécessaire de l'inflammation, quelques malades même au début de l'eczéma n'offrent point de vésicules, et l'exsudation séreuse ainsi que la formation des écailles sont la suite immédiate de l'état congestif.

Deuxième degré. — Dans ce degré, il n'y a plus de vésicules ni de vésico-pustules ; des érosions et des croûtes les remplacent : ces dénudations épidermiques sont toujours humides et fluentes ; elles présentent un aspect d'un rouge nuancé, pointillé ; elles peuvent n'occuper que des points isolés ou bien envahir une surface continue et d'étendue considérable. La sécrétion morbide qui en découle est ou simplement séreuse et transparente, ou bien opaque et purulente, suivant le caractère primitif de l'éruption. S'il était arrivé, ce qui est rare, que les liquides se fussent résorbés, il n'y aurait qu'une desquamation légère sous forme de débris épidermiques blanchâtres et foliacés; autrement la concrétion s'opère presque immédiatement sous forme de croûtes squameuses, grises, jaunes et verdâtres. Quelquefois on peut reconnaître à l'aspect des croûtes si elles sont d'origine séreuse ou purulente, parce que les premières sont généralement minces, aplaties, semblables à des squames, tandis que les secondes sont épaisses et rugueuses; chez les unes et les autres de ces croûtes, on a remarqué qu'elles sont adhérentes dans la plus grande partie de leur surface intérieure, et que les bords de leur circonférence restent constamment libres.

Toutes ces différentes lésions : vésicules, vésico-pustules, dénudations épidermiques, suintement séreux ou séro-purulent, concourent à former la physionomie de l'eczéma, et, si quelques unes d'entre elles manquent ou échappent à l'observation, celles qui subsistent n'en servent pas moins chacune à son particulier, à déterminer avec certitude le diagnostic de cette maladie.

De même que la formation de la vésicule ou de la vésico-pustule est le caractère le plus significatif du premier degré, de même, la concrétion croûteuse est aussi la caractéristique du second. Au bout d'un certain temps, ces croûtes tombent et l'on découvre au-dessous d'elles une surface rouge, nuancée, ponctuée et couverte de petites érosions arrondies. Ce sont de ces points comme autant de petites bouches ouvertes que s'épanche par petites gouttelettes, un liquide transparent et plastique, entièrement semblable à celui qui avait précédé la chute des croûtes de première création, et qui s'apprête à en créer de nouvelles. Cette alternative de chute et de renouvellement des croûtes va durer jusqu'à la fin du second degré.

Troisième degré. — Les concrétions croûteuses qui caractérisent le deuxième degré disparaissent dans le troisième; c'est l'état squameux qui les remplace. On voit alors sur les parties débarrassées de croûtes une surface, tantôt d'un rouge assez vif, tantôt d'un brun foncé. La sérosité se tarit; un produit nouveau se présente sous forme de squames, il y en a de très petites et de très fines comme dans le pityriasis, et d'autres épaisses et imbriquées comme dans le psoriasis. Enfin, des squames faciles à se détacher peuvent, dit M. Devergie, prendre la dimension d'une pièce de 1 à 2 francs; sur les points où ces squames existent, elles ressemblent à de l'épiderme desséché, et le reste de la surface malade est transparent et lisse.

M. Hardy a remarqué que lorsqu'on fait tomber ces diverses squames à l'aide de bains et de cataplasmes, la surface malade mise à nu devient sèche, polie, luisante, comme si elle avait été couverte d'un vernis, et qu'elle se ride en plis longitudinaux très superficiels. Ajoutons aux observations précédentes que cette surface, quand on y regarde de près est le siége d'une injection de vaisseaux capillaires très distincte. La couche du corps muqueux n'a plus son aspect naturel, elle est de couleur plus foncée, sans cependant que son épaisseur soit plus grande.

Dans cet état, on est encore loin de la guérison, quoique la nature semble faire un effort pour remplacer la désorganisation épidermique par un épiderme nouveau ; celui-ci, au moment où il se forme, est encore inconsistant, il a une tendance à s'exfolier, à se déchirer inégalement, et présente l'aspect de fissures laissant échapper un suintement séreux. Cet épiderme est très peu adhérent, car en le poussant obliquement des doigts, on le voit se plisser sous la pression la plus légère. Un épiderme de cette nature n'a pas de chance de remplacer celui que la maladie vient de détruire, il ne peut qu'en imiter la chute.

Au contraire, quand on voit l'injection capillaire s'éteindre graduellement, par suite, la partie malade diminuer de circonférence, et commencer à blanchir au centre, on peut espérer d'avoir enfin une organisation épidermique de bon aloi.

Ici finit le troisième degré, ajoutons cependant que la série régulière de trois ordres de phénomènes différents n'est pas constante, et que cette division n'est qu'un expédient pour rendre la description de la maladie plus claire, plus concise. En effet, rien n'est moins rare que de rencontrer en même temps les trois degrés de l'eczéma sur diverses parties du corps d'un même individu, ou encore de les rencontrer tous mêlés sur un même point.

En même temps qu'apparaissent ces phénomènes morbides si nombreux et si divers dont nous venons de donner la description, il survient d'autres symptômes, surtout appréciables pour le malade, c'est-à-dire, de la chaleur, du prurit et du gonflement.

La chaleur est quelquefois assez vive pour que le médecin en éprouve la sensation en touchant seulement la peau du malade, et quant à celui-ci, il se plaint toujours du grand malaise que cette chaleur lui cause. Ce symptôme persiste, mais à des degrés très divers pendant le cours de la maladie.

Le prurit est faible au début de l'eczéma ; ce n'est d'abord qu'un léger fourmillement, mais qui devient intolérable lorsque les vésicules se sont multipliées, étendues, et surtout après qu'elles se sont ouvertes. Cette vive démangeaison a des moments d'apaisement ; on s'en croit débarrassé, lorsqu'elle s'étend tout à coup avec la rapidité de l'éclair sur la surface entière de la peau, soit que ce réveil ait été occasionné par un excès de liqueurs fortes ou de café, ou bien qu'il soit dû à une cause plus légère, telle que le simple contact des vêtements sur la peau. Mais c'est bien moins la promptitude de cette sensation qui est à redouter que le degré extrême de douleur qu'elle est susceptible d'acquérir. Alors le besoin de se gratter est si impérieux, qu'il devient impossible pour les malades de ne pas se déchirer la peau avec les ongles : les quelques gouttes de sang qui s'écoulent après cette manœuvre leur procurent souvent une sensation singulière mêlée de plaisir et de douleurs, mais ils tombent ensuite dans l'abattement jusqu'à ce que le prurit leur fasse de nouveau subir ses épreintes.

Le prurit peut manquer et se réduire à une légère démangeaison dans l'eczéma aigu, tandis qu'il accompagne presque constamment l'eczéma chronique. Mais dans ce dernier cas, si nous faisons intervenir notre traitement *épispasique*, lequel détermine un flux séreux en plus grande abondance, le prurit cesse ou du moins diminue singulièrement. On peut donc regarder le déclin croissant du prurit comme un signe de la marche de la maladie vers la guérison.

Enfin, l'eczéma a pour dernier symptôme digne d'être mentionné une sorte de gonflement se manifestant surtout vers les parties où le derme n'a qu'une faible adhérence avec le tissu cellulaire sous-jacent, comme à la face, aux paupières, aux mains et aux pieds.

On regarde ce gonflement comme un signe d'un épanchement de sérosité dans les mailles du tissu cellulaire, et qui peut, dans le cas d'une inflammation croissante, être suivi de formation de quelques abcès, comme on le voit assez fréquemment aux seins, aux aisselles, etc.

Phénomènes généraux. — La plupart des phénomènes généraux qui accompagnent les fièvres éruptives, tels que : malaise, courbature, soif, inappétence, chaleur, accélération du pouls, état saburral de la langue, peuvent se rencontrer au début de l'eczéma ; mais ils n'y sont ni aussi durables, ni aussi marqués que ceux qui se montrent au début de ces fièvres. Suivant Biett, les symptômes les plus constants seraient une soif plus vive, et des urines plus chaudes. Lorsque toute cette série de symptômes existe, elle donne lieu à croire que la maladie va envahir une grande surface ; mais on a remarqué que, même dans ce cas, les symptômes généraux s'évanouissent aussitôt que l'eczéma est localisé.

Dans ce qui précède, nous avons parlé de l'eczéma

sans tenir compte des circonstances d'âge, de tempérament, de siége; il est bon d'en dire ici quelques mots.
Ainsi chez les très jeunes enfants, lors même que la maladie n'atteint pas sa plus grande intensité, il y a souvent
un abattement général, de l'insomnie et une fièvre presque continuelle, mais l'état du malade sera plus gravement altéré si une irritation des organes digestifs vient
compliquer la maladie de la peau.

Chez les adultes, ces complications inflammatoires
n'existent presque jamais.

Chez les vieillards eczémateux déjà affaiblis et épuisés
par d'anciennes maladies, on observe souvent une diarrhée concomitante ou bien une alternative d'éruption et
de diarrhée.

Quant aux siéges habituels de l'eczéma, on a remarqué
que, quoique cette maladie puisse paraître sur plusieurs
points de la peau et envahir une grande surface, elle se
fixe le plus souvent sur les parties où les glandes sébacées
sont en grand nombre, et les transpirations cutanées plus
abondantes. Voici la longue énumération de ces lieux
d'élection : les oreilles, les aisselles, les aines, le scrotum,
les organes de la génération, le mamelon, le cuir chevelu,
les lèvres, les avant-bras, les mains et les cuisses. On
sait aussi qu'au delà même de la peau, l'eczéma peut
s'étendre de proche en proche aux muqueuses des narines, de la conjonctive, du vagin et du rectum.

Jusqu'ici on a bien peu d'exemples d'eczéma épidémique. Cependant Biett a eu occasion d'observer, pendant
les chaleurs du mois de juin 1835, un si grand nombre
d'individus atteints à la fois d'eczéma, présentant tant
d'analogie dans leurs symptômes et une telle régularité

dans leur développement, leur marche et leur terminaison, qu'on ne peut s'empêcher de reconnaître dans ce fait une sorte d'influence épidémique.

MARCHE. —Les lecteurs ont déjà été avertis que ce type d'eczéma se développant en trois degrés consécutifs, n'est qu'une vue spéculative qui se trouve souvent en défaut quand on examine chaque cas en particulier. Ainsi quand la maladie a atteint son troisième degré, il arrive souvent une recrudescence qui la ramène au second ou même au premier degré, et alors la marche, au lieu d'être progressive, devient rétrograde ; et ces aller et retour, à force de se répéter, peuvent prolonger indéfiniment la durée de la maladie.

Il arrive aussi vers la fin du troisième degré, à ce moment où la peau a pris cet aspect rouge, lisse, vernissé, indiquant l'approche de la guérison, qu'apparaissent tout à coup des fentes sinueuses et entre-croisées qui sont des signes certains qu'une terminaison heureuse est encore fort éloignée.

Il y a encore deux choses à remarquer dans la marche de cette maladie ; d'abord que l'éruption semble obéir à une loi de symétrie dans le cours de son développement, c'est-à-dire que lorsqu'un membre en est atteint, il est rare que l'autre ne le soit pas également ; et cela est encore vrai pour la partie droite et gauche du tronc.

Une seconde remarque plus importante dans la marche de l'eczéma, c'est sa tendance à l'extension, qui s'opère, soit en augmentant de surface dans la même région, soit en se portant à la fois sur des points divers séparés les uns des autres par des surfaces encore saines de la peau.

Quand ces points affectés se multiplient beaucoup, on dit que l'eczéma est *général*, mais il est reconnu par tous les auteurs que l'eczéma ne peut envahir la totalité du tégument externe.

Durée. — On voit des eczémas ne durer que trois ou quatre semaines, mais ce cas est très rare. Cette maladie est de nature essentiellement chronique ; chez les vieillards elle est interminable ; et quoique heureusement elle puisse guérir chez les adultes, il est certain néanmoins que, même dans cette condition, elle fait le désespoir des médecins par la fréquence de ces récidives.

Chez les personnes blondes et jeunes, l'éruption est plus subite, plus facile, et elle marche avec moins de peine vers la résolution. Dans quelques-uns de ces cas, la peau n'ayant reçu qu'une impression légère, peut reprendre, avec le temps, son premier aspect sans qu'on puisse même soupçonner la partie qui a été le siége de la maladie.

Terminaison. — L'eczéma, lorsqu'il guérit, ne laisse jamais de cicatrices, ce qui prouve que, quelle qu'ait été l'importance des lésions élémentaires, jamais ce tissu n'a été le siége d'une ulcération véritable, aussi, dans le cours de nos descriptions, nous avons toujours eu le soin de remplacer la dénomination d'ulcère par celle plus exacte d'érosion et dénudations épidermiques.

Après la guérison, la surface qu'occupait l'eczéma laisse encore voir pendant quelques semaines des vaisseaux capillaires sensiblement injectés ; la peau aussi est tendue, rugueuse et mamelonnée. En général, ces derniers sym-

ptômes finissent par disparaître, mais dans un espace de
temps qu'il est difficile de déterminer.

Il y a même des cas nombreux de guérison s'opérant
malgré la complication de maladies d'autre nature. Ainsi
on voit des affections asthmatiques, catarrhales ou des
leucorrhées, lorsqu'elles sont concomitantes, se raviver
en même temps que l'eczéma marche vers la guérison.
Le contraire aussi arrive, c'est-à-dire que l'eczéma reparaît lorsque les autres maladies s'éteignent. Les alternatives peuvent se répéter bien des fois impunément. Et
quand elles ont lieu entre l'eczéma et une maladie très
dangereuse, comme une angine couenneuse par exemple,
si la mort survient c'est toujours par le fait de cette maladie adjointe et non par le fait de l'eczéma.

RÉCIDIVE. — Dans aucune maladie on n'observe des récidives aussi fréquentes que dans l'eczéma ; c'est un des
caractères les plus marqués de cette maladie. Certains
malades sont sujets à des récidives tous les ans, tous les
deux ans, d'autres en ont plusieurs dans une même année.
On comprend bien que la fréquence des récidives en dehors même de la gravité de la maladie, doit varier suivant les températures, les émotions morales, le régime
hygiénique, et surtout suivant l'efficacité du traitement
qu'on leur applique. Règle générale, ces éruptions consécutives sont moins graves que la première atteinte, et disparaissent aussi plus promptement.

SIÉGE ANATOMIQUE. — Il y a déjà plus de vingt-cinq ans
que Biett, en parlant du siége anatomique de l'eczéma,
s'expliquait en ces termes : « La structure anatomique de

l'enveloppe tégumentaire présente encore une sorte d'incertitude. Depuis Malpighi on a vu éclore une foule de
travaux importants sur l'anatomie de cette enveloppe.
Mais ceux qui se succèdent détruisent presque toujours
ceux de leurs devanciers; on retombe dans le vague et
l'on est forcé de renoncer à l'idée d'établir une classification d'après le siége précis de chaque forme. Le temps
viendra sans doute où des travaux anatomiques plus exacts
jeteront de vives lumières sur la pathologie du derme.
Alors on pourra établir les bases d'une classification plus
simple, plus exacte et moins incontestable. »

On voit dans ce passage que Biett, quoiqu'il fût resté incertain sur le véritable siége anatomique de l'eczéma,
conservait néanmoins l'espoir qu'on en ferait un jour la
découverte, et comme l'étude de la structure et des fonctions de la peau est arrivée aujourd'hui à ce plus haut degré
de perfection dont Biett regrettait de ne pouvoir être le
témoin de son vivant, il nous semble que le moment est
venu de déterminer le siége laissé en doute et, quant à
nous, c'est dans les capillaires sanguins du derme, autrefois bien improprement appelé membrane vasculaire d'Eichorn, que nous n'hésitons pas à le placer.

En abordant ce sujet, une réflexion se présente naturellement à l'esprit ; c'est qu'en général le siége anatomique de la peau a été établi moins sur l'étude attentive
des tissus de ce tégument que sur des considérations physiologiques qui laissent beaucoup à désirer.

Ainsi, on s'est étonné avec raison qu'entre les éléments
de la peau qu'on a supposé propres à être le siége de l'eczéma, M. Cazenave ait signalé de préférence l'extrémité
des conduits sudorifères, rien ne paraît moins fondé que

ce choix, quand on considère que les différents organes de la peau sont d'autant plus disposés à être le théâtre d'une dartre qu'ils concourent à l'entretien et à la réparation du tégument externe. Or, la physiologie de l'appareil sudoripare ne permet pas que l'une ou l'autre fonction puisse lui être rationnellement attribuée.

En émettant sa théorie, M. Cazenave avait surtout en vue d'expliquer la superficialité de l'éruption vésiculeuse, l'abondance du liquide séreux qui l'accompagne, et le grand nombre de pertuis apparaissant sur la surface dénudée et enflammée. Or, la quantité de liquide n'est pas telle que la congestion des capillaires sanguins du derme ne puisse en être la source, et quant à ces pertuis que M. Cazenave déclare être exclusivement sudorifères, n'appartiennent-ils pas, au contraire, en grande partie aux orifices sébacés et pileux dont la peau semble entièrement criblée, lorsqu'on la voit dépouillée de son épiderme.

De plus, M. Cazenave considère ces pertuis comme étant les orifices béants des conduits sudorifères mis à nu et excoriés, et ce serait sur ces surfaces et sur ces petites ulcérations qu'on verrait sourdre la sérosité limpide qui ne serait pour lui qu'une exagération de la sueur. Or, dit M. Hardy, « la sécrétion séreuse ou séro-purulente de l'eczéma qui tache et empèse le linge, ne ressemble nullement à la sueur; et les ulcérations ne peuvent pas être considérées comme étant les ouvertures microscopiques par lesquelles la sueur vient sourdre à la surface de la peau. Il est facile aussi, en suivant l'évolution des phénomènes anatomo-pathologiques de l'eczéma, de voir ces petites ulcérations succéder à la rupture de petites vésicules initiales et, d'ailleurs, comment expliquer dans cette hypothèse l'état squameux de la peau, phénomène qui joue assurément un rôle aussi important que les ulcérations et la sécrétion séreuse, etc. ».

L'hypothèse d'un eczéma causée par l'inflammation de l'extrémité des orifices sudoripares manque donc de preuves directes, et de plus elle se trouve en contradiction avec la structure anatomique de cet appareil dont les spires très déliés au moment où ils traversent l'épiderme, ne contiennent ni tissu cellulaire, ni vaisseaux, ni nerfs, c'est-à-dire rien de ce qui est nécessaire à la production d'un état inflammatoire. D'ailleurs il échappe à M. Cazenave lui-même un désaveu involontaire de sa propre doctrine, lorsqu'après avoir expliqué les premiers phénomènes de l'eczéma par l'inflammation de l'appareil sudoripare, il accepte, en désespoir de cause, le réseau vasculaire pour point de départ des phénomènes consécutifs de congestion, de rougeur, de purulence, qui se remarquent dans cette maladie.

Sans doute ces erreurs pathologiques n'auraient pas été commises par M. Cazenave, s'il avait donné plus d'attention à l'anatomie de cet appareil et à la composition chimique du liquide qu'il sécrète. Tout le monde sait aujourd'hui que la glande sudoripare se rencontre dans la couche profonde du derme, dans une situation indépendante de ce tissu, et que ses conduits excréteurs flexueux s'ouvrent à la surface de l'épiderme, en sorte que l'on peut dire avec vérité de cet appareil glandulaire, qu'il ne fait que traverser la peau, n'ayant avec elle que des rapports de simple voisinage. Enfin, si nous considérons que, d'un côté, la sécrétion sudoripare a la plus grande analogie avec la sécrétion urinaire, puisque toutes deux contiennent

les mêmes éléments chimiques d'urée et de chlorure de
sodium en quantité prédominante, et que toutes deux sont
des fluides essentiellement excrémentiels, et si l'on considère, d'un autre côté, que cette même sécrétion sudoripare n'a aucune analogie de composition chimique ni de
fonction avec la sérosité plastique exhalée des vaisseaux
sanguins, on peut bien en conclure que le siége anatomique de l'eczéma doit être recherché tout autre part que
dans l'appareil sudoripare.

D'autres auteurs ont attribué à l'eczéma des siéges
anatomiques bien différents : ainsi, d'après Rose et
M. Hardy, il serait dans le réseau de Malpighi, ou autrement appelé corps muqueux; MM. Rosembaum et Rayer
ont voulu qu'il fût dans les glandes sébacées. Mais nous
ne nous arrêterons pas à discuter ces opinions, puisque
la première n'a été émise que sous forme d'hypothèse, et
que la seconde est généralement abandonnée.

Une seconde citation de Biett va nous servir de transi-
tion pour développer les raisons qui nous ont déterminé
à fixer le siége anatomique de l'eczéma dans l'appareil
vasculaire du derme. « L'eczéma, dit cet illustre professeur, paraît consister dans l'inflammation de cette couche
superficielle, appelée membrane vasculaire d'Eichorn et
qui, selon toute probabilité, a pour fonction spéciale
la formation de l'épiderme. Au début, soulèvement d'une
foule de points de la cuticule, épanchement d'un liquide
transparent. Si l'inflammation s'étend, elle forme le plus
souvent une surface continue : alors, sécrétion épidermique plus abondante, les squames se succèdent sans
cesse, mais diminuent au déclin de l'inflammation, et ne
prennent une consistance solide que lorsque les dernières

traces de l'inflammation se sont dissipées et que la peau a repris son aspect naturel. »

Dans ce tableau restreint, mais fait de main de maître, on trouve en peu de mots les traits caractéristiques de l'eczéma; tout y est résumé et précisé, excepté le siége anatomique, sur lequel Biett n'a pas voulu se prononcer affirmativement par les raisons que nous avons déjà dites.

Imitant, pour un moment seulement, la réserve de ce savant dermatologue, nous irons à la recherche du siége anatomique contesté comme si nous n'avions pas de parti pris à ce sujet. Pour cela reprenons immédiatement l'examen de la peau dans l'intégrité de ses éléments et de ses fonctions normales.

En dehors même des fonctions générales de la peau dont nous avons assez signalé l'importance, il est bien reconnu aujourd'hui que les divers tissus, comme autant de serviteurs d'une même maison, concourent tous à un but unique; celui de la régénération du tégument externe et de son entretien. Ainsi, ni l'action protectrice de l'épiderme, ni la vertu colorante du pigment, ni l'irradiation nerveuse des papilles, ni la qualité lubréfiante des glandes sébacées ne sont mises en doute; et quant au derme qui réunit ces éléments divers, on ne doute pas qu'il ne soit le *substratum*, le soutien de l'édifice. Que reste-t-il donc de contestable ou plutôt d'inexpliqué? Remarquez-le bien, c'est seulement la fonction du plexus capillaire sanguin situé au-dessus des papilles. La question ainsi restreinte à ce seul point, on peut se servir d'un examen comparé de la peau et de la muqueuse intestinale pour en faciliter la solution.

La caractéristique différentielle de la peau et de la

muqueuse consiste, disent les anatomistes, en ceci : que l'élément nerveux prédomine dans la première et la vascularité capillaire dans la seconde, et il en résulte que, dans cette dernière, c'est-à-dire la muqueuse, le double mouvement de reproduction et de destruction des cellules épithéliales s'opère avec une telle rapidité, qu'au dire de Henle et de Goodsir l'épithélium se détache complétement après chaque repas, pour se reproduire dans les heures qui suivent. Si nous revenons maintenant à la peau, nous voyons que le mouvement de reproduction et de destruction de l'épiderme s'opère par un procédé identique, mais dont la durée est beaucoup plus longue.

Nous avons raisonné ici sur la peau à l'état sain, mais voici, par exemple, un eczéma au plus haut degré d'intensité de sa première période, il s'en écoule une sérosité abondante qui noie, dénature et macère les cellules du corps muqueux et qui entraîne consécutivement la chute de l'épiderme ; en présence de ces faits, ne pourrons-nous pas dire avec certitude que, de même que la chute si prompte de l'épithélium est due à l'exagération normale des capillaires sanguins de la muqueuse, de même la désorganisation épidermique qu'on voit dans le cours de l'eczéma est due à la congestion des capillaires de la peau.

C'est bien de là que provient cet afflux, ce torrent de sérosité qui caractérise l'eczéma, et voilà aussi pourquoi nous fixons sans hésitation le siége anatomique de cette maladie dans le plexus capillaire sanguin sus-papillaire. Ce n'est pas seulement la physiologie de ces capillaires qui nous y autorise, c'est surtout leur structure anatomique. Ainsi, il est hors de doute aujourd'hui que

les capillaires parvenus à leurs ramifications les plus ténues, ne conservent plus ni tunique externe, ni tunique
moyenne, mais seulement une tunique interne, laquelle,
par sa nature, se rapproche extrêmement d'une séreuse.
C'est elle incontestablement qui a la propriété d'exhaler
dans l'état sain la quantité normale du liquide plastique
qui contient les cellules nécessaires à l'entretien de l'épi-
-derme ; c'est elle aussi qui fournit dans l'état de congestion des capillaires cette surabondance de sérosité qui
désorganise les couches épidermiques ; et c'est elle, enfin,
qui, à l'état d'inflammation, donne lieu à ces globules de
pus qu'on trouve dans les squames.

Après avoir décrit tous les symptômes qui caractérisent
l'eczéma dans ses diverses périodes ou degrés, les auteurs
ont l'habitude de décrire encore à part des variétés qu'ils
divisent en trois groupes distincts. C'est ainsi qu'ils reconnaissent des variétés d'eczéma suivant l'aspect de l'é-
ruption, suivant la configuration et suivant le siége.

VARIÉTÉS SUIVANT L'ASPECT.

ECZEMA SIMPLEX.—L'eczema simplex n'est pas toujours
accompagné de congestion apparente, la peau conserve
dans ce cas sa couleur naturelle ; l'apparition des vésicules est annoncée par un peu de chaleur et de prurit ;
ces vésicules sont généralement petites, agglomérées,
occupant des surfaces plus ou moins étendues ; la sérosité qu'elles contiennent est d'abord limpide, ce qui leur
donne une transparence éclatante ; ces vésicules ne se

rompent pas à leur début, elles continuent à se développer jusqu'au cinquième ou sixième jour ; à ce moment,
la sérosité se trouble, devient plus épaisse, et dans ce
cas, il peut arriver deux choses, ou que la sérosité soit
absorbée, et alors les vésicules se flétrissent et s'affaissent,
ou bien que la sérosité se concrète sous forme de croûtes
et tombent. Quoi qu'il arrive, la maladie a disparu généralement après sept ou huit jours.

L'eczema simplex est susceptible de se renouveler ainsi
plusieurs fois, principalement chez les jeunes enfants
d'une constitution faible et qui sont mal soignés. Il peut
se montrer sur quelques parties d'un membre ou sur le
membre tout entier.

ECZEMA RUBRUM. — La coloration rouge qui domine le
plus souvent dans cette variété n'est pas un caractère suf-
fisant pour le distinguer de l'eczéma aigu ordinaire, avec
lequel on l'a généralement confondu. Pour nous, la véritable caractéristique de l'eczema rubrum consiste dans
l'exagération de tous les symptômes généraux et locaux
qui précèdent et accompagnent l'eczéma aigu. Ainsi, l'eczema rubrum se présente toujours sous la forme aiguë,
précédé de malaise, de courbature, d'inappétence, et lorsque les phénomènes locaux apparaissent, on constate une
démangeaison très intense qui se fait principalement sentir dans toutes les parties affectées, surtout au visage,
aux plis des articulations. La chaleur devient extrême ;
les vésicules apparaissent bientôt sur des plaques très
rouges et saillantes. Ces vésicules, assez volumineuses,
sont plus généralement isolées qu'agglomérées ; elles se
rompent difficilement ; lorsque la sérosité est résorbée,

il se produit une desquamation furfuracée, mais lorsque la sérosité s'échappe des vésicules elle se concrète en croûtes, et celles-ci couvrent de légères érosions. A la suite de ces croûtes on voit se produire des squames.

Indépendamment de la congestion et de la sécrétion séreuse qui dominent dans les phénomènes locaux, il faut encore ajouter la tuméfaction des tissus sous-jacents. Lorsque l'eczema rubrum occupe le visage, il produit parfois un gonflement si considérable qu'on pourrait croire à un érysipèle de cette partie.

Enfin, il n'est pas rare de voir les phénomènes généraux se prolonger pendant la durée de l'éruption. Les phénomènes locaux eux-mêmes prennent plus d'intensité ; il y a fièvre, délire, accidents cérébraux. Enfin, dit M. Hardy, « l'état fébrile du début, l'acuité de la marche, l'étendue souvent considérable de la manifestation cutanée, rapprochent cet eczéma des fièvres éruptives. »

Eczéma fendillé. — L'eczéma fendillé apparaît de préférence sur les endroits où la peau est plissée, comme aux aisselles, autour des lèvres, aux plis des membres, des doigts, à la marge de l'anus. On le voit à la partie antérieure des jambes, aux cuisses et aux avant-bras.

Cette forme se montre sous un aspect exceptionnel ; on n'y observe ni vésicules, ni vésico-pustules ; l'épiderme est sec, irrégulièrement brisé ; au fond de ces brisures on voit une rougeur d'où s'écoule souvent un liquide limpide transparent, qui tache et empèse le linge ; cette sérosité est entièrement semblable à celle que laissent échapper les érosions qui apparaissent après la rupture des vésicules.

Quand le liquide n'existe pas ou qu'il est très peu abondant, le malade peut guérir dans l'espace de huit à dix jours ; mais il arrive le plus souvent que de nouvelles brisures épidermiques surviennent à plusieurs reprises et sans cause connue. Cette circonstance d'éruption successive, dit M. Devergie, fait souvent croire à une guérison tandis que ce n'est qu'un état voisin d'une poussée nouvelle.

ECZÉMA IMPÉTIGINODE. — Quels sont les caractères distinctifs de l'eczéma, que depuis Willan, on appelle impétiginode ? Il y en a plusieurs : mais ce qui domine surtout dans cette variété c'est l'intensité croissante de l'inflammation. Ainsi surviennent d'abord des vésicules promptes à s'ouvrir, et qui laissent à découvert les surfaces enflammées, humides et tuméfiées. Une autre éruption plus nombreuse ne tarde pas à avoir lieu, et ces nouvelles vésicules moins rondes, ressemblant à de petites pustules, sont remplies non plus d'une sérosité transparente, mais d'un liquide puriforme, d'une couleur jaunâtre.

Cette forme et cette couleur ont fait croire à tort à un caractère impétigineux ; mais, à y regarder de près, on verra que cette matière jaune est simplement le produit purulent d'une vive inflammation qui n'a rien de comparable à la couleur jaune concrescible qui est caractéristique de la matière impétigineuse.

Ainsi se trouve exclue la variété dite eczéma impétiginode, par la raison qu'ici l'eczéma est l'élément morbide tout à fait prédominant. Remarquons d'ailleurs que cette forme se rencontre surtout chez des sujets sanguins, jeunes et vigoureux.

Mais, parce que dans le cas précédent nous avons signalé

la fausse apparence d'un état impétigineux compliquant
l'eczéma, nous nous garderons de nier que l'eczéma et
l'impétigo ne puissent exister simultanément. Seulement
nous dirons que c'est là un cas de concomitance, lequel
est purement accidentel. D'ailleurs il est bien connu, en
dermatologie, que les dartres se succèdent souvent sur un
même point, et qu'elles se transforment aussi les unes
dans les autres.

Quelques auteurs voulant *caractériser* tous ces changements leur ont donné des noms composés assez bizarres, tels que eczéma psoriasiforme, impétigo sycosiforme, lichen herpétiforme, etc., etc.

C'est là véritablement un abus de nomenclature plus
propre à embrouiller les questions qu'à les éclaircir.

VARIÉTÉS SUIVANT LA CONFIGURATION.

Les auteurs appellent *eczema figuratum* une variété
qui se présente sous forme de plaques avec des limites
bien dessinées. M. Devergie a fait connaître, le premier,
une seconde variété à laquelle il a donné le nom de *nummulaire*, à raison de sa forme se rapprochant de celle
d'une pièce de monnaie.

Cette variété a une tendance chronique, et elle est très
difficile à guérir. La variété désignée sous le nom d'*eczema
diffusum*, n'a point de limites précises, et peut se montrer sur diverses régions à l'état de dessimination irrégulière.

VARIÉTÉS SUIVANT LE SIÉGE.

Nous appelons *eczemas localisés* tous ceux qui ont pour caractère d'être circonscrits, d'être très persistants et de récidiver fréquemment sur le même point.

ECZEMA CAPITIS, ou ECZÉMA DU CUIR CHEVELU. — On a confondu autrefois cette variété avec les *teignes*. En effet, lorsque les vésicules eczémateuses sont rompues, et qu'elles laissent échapper une grande quantité de sérosité, ce liquide, en se desséchant, agglutine les cheveux et forme des croûtes jaunâtres, semblables par la couleur à celles du favus, mais les premières sont mollés, peu adhérentes.

Sous ces croûtes on trouve les surfaces du cuir chevelu, rouges, suintantes et excoriées.

Quand le suintement devient moins abondant, au lieu de croûtes, il se forme des squames plus ou moins sèches qui couvrent le cuir chevelu, et en même temps on trouve des granulations jaunâtres et verdâtres sur les cheveux; ceux-ci tombent quelquefois, mais ils repoussent toujours, à moins qu'ils n'aient éprouvé une altération profonde dans leur structure.

ECZÉMA DES OREILLES. — Quand cette variété apparaît à l'état très aigu, accompagnée d'un suintement séro-purulent, les oreilles deviennent rouges, tuméfiées, et acquièrent une grande dureté. Les circonvolutions de la conque s'effacent, le conduit auditif externe se rétrécit, et il n'est pas rare de voir l'intensité de l'inflammation produire la surdité; mais cet accident disparaît avec la maladie. Si toutefois la surdité persiste, c'est que l'eczéma avait eu une trop longue durée dans les profondeurs du conduit auditif externe.

L'eczéma peut se montrer derrière les oreilles, dans le pli qui les sépare de l'apophyse mastoïde, et sur cette apophyse elle-même; il peut s'étendre encore sur le cuir chevelu ou sur le cou.

ECZÉMA DES MAMELONS. — Ce n'est guère que chez les femmes que l'on observe cette variété; les hommes en sont rarement atteints. L'eczéma peut occuper le pourtour du mamelon, l'auréole et le mamelon lui-même, soit d'un sein, soit des deux seins à la fois. Il détermine fréquemment la formation d'abcès dans le tissu cellulaire sous-jacent, et le gonflement des ganglions de l'aisselle.

Quand il existe seul sur le sein, c'est ordinairement pendant le temps de la puberté, de la gestation ou de l'allaitement. D'après M. Hardy, cet eczéma forme un excellent signe de diagnostic de la gale chez la femme.

ECZÉMA DES PARTIES GÉNITALES. — Ces variétés sont généralement d'une ténacité désespérante; la démangeaison qui les accompagne est insupportable; et comme elle excite à des frottements irrésistibles et mêlés parfois d'une sensation voluptueuse, elle peut entraîner certains sujets à des habitudes d'onanisme.

Au scrotum, l'eczéma présente des squames larges et feuilletées.

A l'anus, l'eczéma laisse voir souvent des fissures, et il peut se propager dans l'intérieur de l'intestin.

A la vulve, en cas d'eczéma, les lèvres sont rouges, dures, suintantes; quand cette maladie pénètre dans le vagin et le canal de l'urèthre, la rougeur, le gonflement, le suintement caractéristique constituent une *vaginite dartreuse*.

Au prépuce et au gland, l'eczéma a été décrit par quelques auteurs sous le nom impropre *d'herpes præputialis*.

Eczéma des mains et des pieds. — M. Hardy, étudiant cette variété, s'était d'abord mépris sur sa nature; il crut un moment que c'était un *herpès*, parce qu'il avait sous les yeux des vésicules petites, agglomérées et persistantes, telles qu'on les rencontre dans les affections vésiculeuses de ce nom. Mais cet auteur, après examen, remarquant qu'il y avait là une sécrétion bien plus abondante, moins transparente que ne le comporte l'herpès, est revenu à comprendre que c'était bien à une forme d'eczéma qu'il avait affaire, et le premier il en a donné une bonne description.

L'*eczema manuale* se présente le plus souvent sous la forme chronique, il peut aussi apparaître sous la forme aiguë.

Dans le premier cas, indépendamment des caractères ordinaires de l'eczéma, tels que rougeur, suintement, desquamation, démangeaison, on observe sur les doigts et sur l'étendue des mains, des rides nombreuses, très prononcées et accompagnées de gerçures profondes, ce qui fait ressembler souvent cette affection à un lichen;

c'est à cette forme de maladie que l'on donne généralement le nom de *gale des épiciers*, parce qu'elle est due à l'irritation que produit un maniement journalier de substances âcres.

Dans cette même forme chronique l'*eczema manuale* se manifeste par des desquamations épidermiques persistantes, surtout à la face palmaire des doigts. S'il ne survenait pas de temps en temps des vésicules caractéristiques de la maladie, on en ignorerait souvent la nature.

Dans le second cas, lorsque cette variété apparaît sous forme aiguë, on voit sur le dos des mains de petites vésicules de la grosseur d'un grain de millet. Celles-ci sont-elles nombreuses, il y a inflammation du tissu cellulaire sous-jacent, et alors le gonflement à la paume des mains est plus considérable que d'habitude. Regarde-t-on ensuite avec attention ces vésicules, on les trouve très durables, ce qui s'explique très bien à raison de la structure si dense du tissu cutané dans cette partie. C'est encore cette dureté de la peau qui nous explique la résorption de la sérosité des vésicules, comme aussi la transformation de ces vésicules en des bulles dont le volume s'élève quelquefois jusqu'à celui d'une noisette et au-dessus.

Après tout ce que nous avons vu et dit au sujet de l'*eczema manuale* à l'état aigu, il ne nous reste plus qu'à en signaler les terminaisons : il y en a deux distinctes qui sont, d'une part, l'affaissement des vésicules, lequel s'opère par le rapprochement du derme et de l'épiderme, et la chute de ce dernier tissu sous forme de petites squames, et d'autre part, la détente des bulles, lesquelles, en se desséchant, donnent lieu à des squames plus larges, plus épaisses.

Il n'est pas rare non plus de voir dans les vésicules et dans les bulles, une sérosité de caractère purulent.

On rencontre cette variété à la plante des pieds, mais là ce cas est bien moins fréquent.

COMPLICATIONS. — L'eczéma a été décrit jusqu'ici à l'état simple, mais il peut être compliqué d'autres affections soit du tégument externe, soit des muqueuses.

C'est ainsi que l'eczéma précède souvent la gale; d'autres fois il apparaît dans le cours de cette maladie lorsqu'elle est mal soignée ou traitée avec des pommades trop irritantes. L'eczéma accompagne les phénomènes pustuleux et tuberculeux du sycosis, les syphilides squameuses et tuberculeuses, et l'éléphantiasis tuberculeux des Arabes.

C'est avec le lichen que l'eczéma paraît le plus souvent associé; ces deux éruptions sont parfois tellement confondues qu'il est très difficile de les distinguer l'une de l'autre, on les désigne alors sous les noms de *lichen agrius* ou d'*eczéma lichenoïde*.

Le pityriasis, au contraire, considéré par quelques auteurs comme une complication de l'eczéma, n'est qu'un état différent de la même maladie. On n'ignore pas, du reste, que ce dernier se termine habituellement sous la forme d'une desquamation légère.

Dans le cours de l'eczéma, on observe encore, comme complications, des furoncles, de petits abcès, des pustules d'ecthyma, des bulles de rupia, etc.; cette dartre peut être aussi compliquée de maladies des muqueuses respiratoires et intestinales.

DIAGNOSTIC. — Les caractères bien tranchés que nous

avons signalés dans les trois degrés de l'eczéma seront généralement suffisants pour séparer cette maladie des autres affections.

Ainsi s'agit-il de distinguer l'eczéma de l'érythème, il suffit de savoir que, tandis que l'eczéma est toujours humide, au contraire dans l'érythème il n'y a pas de suintement, et que si de petites vésicules y apparaissent, elles sont éphémères, elles se détachent promptement et la desquamation ne se produit qu'une fois.

Avec le lichen et l'eczéma, on a affaire à des maladies ayant deux caractères communs : le suintement et la croûte. Malgré cela, il faut les distinguer l'un de l'autre; ce sera facile si l'on remarque que dans le lichen il n'y a que peu de suintement, que les croûtes sont petites, très adhérentes et que surtout la peau est sèche, épaisse et dure, tandis que dans l'eczéma, l'exhalation séreuse est plus abondante, les croûtes sont plus larges, plus molles, et les surfaces plus unies et plus humides.

Il y a certaine période du pemphigus folliacé qui, caractérisé par des débris de bulles, des surfaces excoriées, peu humides, pourrait faire confondre un eczéma avec la première maladie. La manière de distinguer l'une de l'autre, c'est de se rappeler que le pemphigus folliacé envahit généralement l'étendue de la peau, sans laisser de parties saines, tandis que l'eczéma, quelque généralisé qu'il soit, laisse toujours voir des espaces intacts sur l'étendue qu'il occupe. Enfin l'épaisseur, la largeur des squames et le peu de plasticité du liquide suffiront pour pêcher toute confusion.

orsque l'eczéma passe à l'état squameux, il y a un

moment d'indécision où on peut le confondre avec le psoriasis. Mais, pour se tirer d'embarras, il faut interroger le malade, et s'il vous dit qu'il y a eu épanchement séreux, empesant le linge, vous savez immanquablement que vous avez affaire à un eczéma, et non à un psoriasis, lequel n'est jamais accompagné d'exhalation humide.

Nous avons déjà signalé l'impossibilité de distinguer le pityriasis de l'eczéma lorsque celui-ci, marchant vers la période décroissante, prend l'aspect pityriasique ; mais dans les autres périodes, la rougeur spéciale de l'eczéma, ses vésicules, son suintement et ses croûtes sont des caractères suffisants pour le diagnostic.

Pronostic. — L'eczéma n'est jamais mortel que dans le cas où il envahit la peau dans sa presque totalité, qu'en même temps il se propage sur les membranes muqueuses ou bien qu'il s'y est fixé depuis longues années.

On comprend que le degré de gravité varie suivant les conditions de chronicité et de récidivité.

Cette maladie, quand elle se prolonge chez des sujets affaiblis et spécialement chez les vieillards, est toujours grave, surtout si elle est compliquée d'œdème, d'ulcère et de varices.

Étiologie. — Les causes de l'eczéma sont prédisposantes et occasionnelles :

On doit considérer comme prédisposés à l'eczéma les individus à tempérament lymphatico-nerveux, à constitution débilitée. C'est pour ces raisons que les enfants, les jeunes gens, les femmes et les vieillards contractent plus facilement cette maladie. Celle-ci peut être héréditaire. Elle se manifeste souvent à l'époque de la puberté, à l'âge critique, pendant la grossesse et l'allaitement.

On a remarqué que les saisons ne sont pas sans influence sur la production de l'eczéma; ainsi, il n'est pas rare de le voir renaître chaque année au printemps.

Les causes occasionnelles sont principalement les excès de table, de boissons, une nourriture trop succulente et épicée, l'ingestion de certains poissons de mer, le homard, les coquillages, etc. Les fortes émotions morales, la frayeur, le chagrin, les veilles, enfin toute espèce de fatigue.

Parmi les causes occasionnelles, il y en a qui agissent directement sur la peau, par exemple, les corps gras, les substances âcres, les vésicatoires, les frictions sèches, l'action prolongée d'une chaleur intense, comme cela arrive chez les boulangers, les forgerons, les cuisiniers, etc.

Tout individu vivant dans ces conditions sera d'autant plus exposé à la maladie qu'il négligera les soins de propreté.

TRAITEMENT. — Chaque degré de l'eczéma a, pour ainsi dire, un mode de traitement qui lui est propre.

Ainsi au début, lors de la période inflammatoire, on conseille généralement à l'extérieur des topiques émollients, la poudre d'amidon, les cataplasmes de fécule, les lotions de guimauve, conjointement avec des boissons rafraîchissantes. — Plus tard, ce sont des pommades à la glycérine, au calomel, au sulfate de fer, qu'on prescrit en même temps que des tisanes amères avec le houblon, la pensée sauvage, la petite centaurée, etc. — Des purgatifs plus ou moins répétés, et un régime alimentaire doux.

Lorsque ces moyens ne suffisent pas pour arrêter le développement de la maladie, que le second degré se prononce, que la démangeaison devient intense, on prescrit diverses préparations arsenicales, telles que solutions de Fowler, de Pearson, d'acide arsénieux, d'arséniate de soude et d'arséniate d'ammoniaque, en même temps qu'on continue à l'extérieur l'usage des émollients et des astringents légers.

L'arséniate de fer convient de préférence aux personnes affaiblies et d'un tempérament lymphatique.

Les sulfureux sont également employés à l'intérieur et à l'extérieur ; en bains ceux-ci peuvent être pris alternativement avec les bains alcalins ou d'amidon, et enfin les bains de vapeur.

Lorsque l'eczéma se présente à l'état squameux, on se sert de pommades irritantes, principalement de pommades mercurielles, de lotions de sublimé, de l'huile de cade, du goudron et de la térébenthine.

Il n'est pas nécessaire d'avertir nos lecteurs que nous nous dispenserons de revenir ici sur notre méthode curative, qui a été si complétement développée à l'article du *Traitement général des dartres.*

Aussi, sans nous interdire de recourir parfois à quelques-uns de ces médicaments dont nous venons de faire l'énumération et que nous allons revoir en grande partie répétés aux traitements des autres dartres, nous avouons, quant à nous, que le nouveau composé d'iode de chlore et de mercure nous suffit pour répondre à toutes les indications d'une bonne pratique.

Cette observation ne s'applique pas seulement au traitement de l'eczéma, elle s'étend aussi à toutes les autres maladies que nous allons successivement décrire.

PSORIASIS

Dartre squameuse sèche; dartre écailleuse; herpes squamosus lichenoides (Alibert); lèpre vulgaire (Willan, Biett, Cazenave, Rayer, etc.).

Psoriasis, *anglais et allemand;* soriasis, *espagnol.* — Psoriasis vient du mot grec ψωρα.

HISTORIQUE. — Les anciens désignaient sous le nom de *psora*, deux maladies cutanées bien différentes, une de forme humide (ψωρα ελχωδες) psora ulcéreux, que M. Rayer croit être l'impétigo; et une autre de forme sèche (ψωρα λεπρωδες) psora lépreux, qui serait le psoriasis d'après le même auteur.

Celse a donné une définition assez exacte du psora leprodes ou psoriasis sous le nom d'impétigo.

Quant au mot λεπρα qui vient de λεπις *écaille*, les anciens ne l'employaient que pour désigner, d'une manière spéciale, une maladie squameuse à forme particulière.

Depuis que Willan a décrit sous le nom de lèpre vulgaire, une affection squameuse de la peau, la question de faire deux maladies distinctes du psoriasis et de la lèpre vulgaire, ou bien de n'en faire que deux variétés d'une même maladie, est devenue encore un sujet de discussion entre les dermatologistes contemporains. Peut-être cette distinction n'eût-elle pas eu lieu si l'on avait jugé simplement, par l'observation directe, sans recourir aux décisions d'ailleurs très vénérables des auteurs de l'antiquité. Remontons cependant jusqu'au temps de Paul d'Égine : nous y apprenons que déjà, dans la nosographie de cette époque, les dénominations de *psora* et de *lepra* étaient employées pour désigner deux espèces différentes de l'ordre des maladies squameuses (1), c'est-à-dire la première une dartre superficielle et à forme variable, la seconde une dartre qui, envahissant plus profondément la peau, y prenait une forme orbiculaire, et se couvrait de squames imbriquées. Revenant maintenant aux modernes, nous trouvons que Willan, sous le charme de ces dénominations anciennes, essaya aussi, dans son excellente description des maladies squameuses, de maintenir, sous les noms de psoriasis et de *lepra vulgaris*, non pas seulement une distinction de variété, mais une distinction de genre entre ces deux maladies. Ce point établi, le psoriasis va, suivant cet auteur, se subdiviser en quatre variétés, *guttata, diffusa, gyrata, inveterata;* et la lèpre en trois variétés, *vulgaris, alphoides, nigricans.*

Contrairement à l'opinion de Willan, nous croyons, avec Plumb, Duffin, Schoëlin, Gibert, Émery, Hardy, à l'identité générique du psoriasis et de la lèpre vulgaire. M. Martins ajoute encore que celle-ci, la lèpre vulgaire, non-seulement ne constitue pas un genre à part, mais qu'elle n'est qu'une variété accidentelle de la maladie, ou même une simple terminaison du *psoriasis guttata.*

MM. Cazenave et Schædel, Rayer, sont, il est vrai, d'un avis opposé à celui que nous venons d'exprimer ; mais

---

(1) Lepra per profunditatem corporum cutem pascitur, orbiculatiori modo et squamas piscium squamis similes demittit; psora magis in superficie hæret et varie figurata est. (Paul d'Égine.)

l'embarras de ces contradicteurs systématiques de l'identité du psoriasis et de la lèpre vulgaire se trahit par leur propre rédaction. Ainsi, M. Cazenave qui, dans un passage de son livre, dit *qu'il faut distinguer le psoriasis de la lèpre vulgaire*, dit aussi dans un autre passage du même livre, que cette distinction est *souvent fort difficile*, et que dans certaines circonstances, la seconde maladie, c'est-à-dire la lèpre vulgaire, *semble se changer en psoriasis*.

Même incertitude et même contradiction chez M. Rayer, qui, disant d'abord de ces deux maladies, qu'elles *doivent être décrites à part*, dit ensuite, quelques pages plus loin, que le *psoriasis guttata* est une forme intermédiaire entre la lèpre et le psoriasis qui ne sont d'ailleurs que *deux degrés d'une même maladie*.

Il n'est pas toujours facile, ni même avantageux de faire disparaître certains noms de maladies; mais en ce qui regarde le mot lèpre, on va voir dans le paragraphe suivant les raisons qui nous déterminent à ne pas l'admettre.

La dermatologie du moyen âge est peu connue. On sait seulement que d'horribles maladies de la peau endémiques dans certaines contrées de l'Orient firent tout à coup irruption dans l'Europe occidentale, à la suite des croisades. Les chroniqueurs du temps, sans en donner des descriptions exactes, n'en parlent qu'avec épouvante; et comme on les croyait contagieuses, les malheureux qui en étaient atteints, à un degré quelconque, soit de simples lésions élémentaires ou bien de dégénérescences des tissus, étaient impitoyablement relégués de la société et enfermés dans l'enceinte d'hospices spéciaux, dont le nombre s'est élevé jusqu'à 7000 pour la chrétienté, et 2000 pour la France.

Depuis cette époque, le mot *lèpre* comporte essentiellement l'idée de quelque chose de terrible et d'irrémédiable. On essayerait vainement de lui ôter aujourd'hui cette signification consacrée dans le langage vulgaire, et c'est pour cela qu'il est tout à fait impropre à désigner la maladie comparablement bénigne, que Willan appelle *lepra vulgaris*; et comme en définitive la lèpre vulgaire de Willan n'est pour nous qu'une variété du psoriasis, nous n'hésitons pas à rayer le mot lèpre de notre groupe dartreux pour y substituer, comme l'ont déjà fait Alibert, MM. Gibert, Hardy et Bazin, la dénomination plus logique de psoriasis circiné.

DÉFINITION. — Le psoriasis est une maladie superficielle de la peau, non contagieuse, apyrétique, essentiellement chronique; elle est caractérisée par des squames sèches, d'un brillant argentin plus ou moins imbriquées, les plus profondes très adhérentes à la peau, les plus superficielles tombant et se reproduisant sans cesse. Ces squames recouvrent des surfaces variables de forme et d'étendue, et qui sont d'un rouge foncé, se rapprochant le plus souvent d'une teinte rouge orange.

Le psoriasis, à raison de la fréquence, vient immédiatement après l'eczéma. Des notes statistiques relevées par M. Devergie, en indiquent le nombre proportionnel. Ainsi, ce médecin a constaté, dans sa pratique, à l'hôpital Saint-Louis, que sur 1800 cas de dermatoses, il n'y aurait pas moins de 280 psoriasis; et pour démontrer que cette maladie est essentiellement chronique, il établit que la forme aiguë ne se montre pas une fois sur cent. Les femmes y sont moins sujettes que les hommes dans la proportion de 25 à 245 ; cela semble dépendre surtout de la prédominance du tempérament sanguin dans le sexe masculin. La virilité est également un âge d'élection pour le psoriasis, puisque sur 268 cas de cette maladie, 174 se sont montrés de vingt-cinq à trente-cinq ans, et successivement par progression décroissante ; 50 cas de trente-cinq à quarante-cinq ans ; 24 cas de quarante-cinq à cinquante-cinq ans ; enfin 20 cas seulement au delà de cinquante-cinq ans. Pour preuve nouvelle de sa chronicité presque inévitable, M. Devergie parle de nombreux individus psoriasiques de vingt ou même de trente années, et qui, chose remarquable, n'en conservent pas moins une excellente constitution, ce qui a fait dire que le psoriasis est la dartre des personnes bien portantes.

SYMPTÔMES. — Nous mettons en tête des symptômes du psoriasis les trois suivants : squames d'un blanc argenté, rougeur de la peau sous les squames, épaisissement de cet organe, parce qu'en effet ce sont là les caractères saisissants et qui ne manquent jamais dans cette maladie.

Le psoriasis débute par de petites élevures rouges, solides, et par conséquent bien différentes des vésicules ou des vésico-pustules de l'eczéma ; ces élevures sont d'abord papuleuses, de la forme et de la grosseur d'une tête d'épingle. Elles ne tardent pas à se couvrir d'une écaille mince, luisante, et de cet aspect argentin que nous avons déjà signalé. Ce point initial et d'autres qui s'y joignent s'étendent de plus en plus en conservant une forme orbiculaire, et après s'être présentés successivement sous les diamètres d'un pois, d'une pièce de 50 centimes, ils acquièrent à la fin celui d'une pièce de 2 francs.

Ces squames sont très adhérentes au point sur lequel elles reposent; et si on les en arrache, il n'est pas rare de voir sortir quelques gouttes de sang vers le point dénudé. Cette adhérence est le cas le plus général, mais il peut arriver aussi, suivant la forme et l'époque de la maladie, que les squames les plus superficielles se détachent d'elles-mêmes, et parsèment le lit des malades de leurs débris.

Nous avons déjà dit que dans le psoriasis les parties sous-squameuses étaient plus épaisses, plus rouges que dans l'état naturel. Il nous reste à expliquer la cause de ce grossissement et à décrire les formes et les caractères de la rougeur.

Il est bien certain que lorsque la maladie a atteint son plus grand développement, les capillaires sanguins se montrent sensiblement injectés. On peut s'en assurer en appuyant le doigt sur la surface rougie, puisqu'on voit alors le sang se retirer sous cette pression, et qu'il revient aussitôt qu'elle cesse ; tandis qu'au contraire, si l'on exerce la même pression sur les parties voisines et encore saines de la peau, celle-ci ne reprend que beaucoup plus lentement la teinte rosée qui lui est propre. Ces deux effets bien distincts de la pression, suivant qu'on la fait porter sur la partie saine ou sur la partie malade, est une démonstration évidente que les vaisseaux sanguins sont fortement injectés, et c'est en même temps une explication de l'épaisseur morbide de la peau.

Quant à la rougeur, quelquefois difficile à observer lorsque les squames s'étalent largement, elle est très apparente après la chute de ces squames, et prend une nuance rouge orangée plus ou moins foncée; d'ailleurs elle est brusquement arrêtée et sans teinte intermédiaire sur toute la limite qui sépare la peau malade de la peau saine. C'est aussi sur cette limite que l'injection vasculaire est plus prononcée; on la voit toujours diminuer en allant de la circonférence au centre, et il n'est pas rare que celui-ci conserve la blancheur primitive ou qu'il la retrouve aussitôt que la marche vers la guérison se prononce.

Nous tenons ici à constater une ligne de démarcation entre la partie des tissus devenus malades, et leur partie restée saine, parce que c'est un des caractères les plus significatifs du psoriasis; néanmoins on ne peut pas passer sous silence des observations recueillies par Willan et M. Rayer, dans lesquelles ces auteurs signalent la présence d'un cercle érythémateux, s'étendant au delà de la limite squameuse; mais ces cas ne peuvent être qu'une de ces exceptions qui confirment la règle.

Quant aux squames, bien caractérisées par leur nuance nacrée, elles se présentent sous des formes différentes; tantôt superposées, tantôt imbriquées, tantôt minces et tantôt d'une épaisseur considérable; dans ce dernier cas, elles se fendent facilement et présentent des crevasses, des fissures. On les voit aussi tomber spontanément et tout d'une pièce, lorsqu'elles sont parvenues à un certain degré d'épaisseur, ou bien s'exfolier en couches épidermiques superficielles.

Ce n'est que très exceptionnellement que le prurit se manifeste dans le cours du psoriasis.

VARIÉTÉS SUIVANT LA FORME.

Les dermatologistes de l'école de Willan, qui ont tant contribué à donner une base rationnelle aux grandes divisions des maladies de la peau, se sont aussi appliqués, mais moins heureusement, à subdiviser toutes les formes si diverses sous lesquelles le psoriasis peut se montrer (1).

Cette facilité qu'ont les auteurs d'ajouter ou de retrancher impunément quelques traits de l'ensemble d'un tableau morbide, prouve bien le peu d'importance de ces divisions au point de vue du diagnostic et surtout de la thérapeutique de la maladie, comme on va le voir dans l'étude des six variétés qui suivent.

Le *psoriasis guttata* se présente sous la forme de taches blanches, arrondies, faisant saillie au-dessus du niveau de la peau, et ressemblant parfaitement à des taches de bougie. Ces taches ou plaques squameuses, si on les gratte avec l'ongle, laissent tomber une poussière analogue à celle qu'on obtient en grattant des taches de bougie; elles apparaissent surtout à la partie postérieure de l'avant-bras, vers le coude; à la partie antérieure et externe des jambes, vers le genou; on les voit aussi sur le dos, l'abdomen, les membres et même sur le visage. Ces taches ne dépassent pas généralement

____

(1) Suivant eux, il y aurait quatre variétés bien distinctes : la *guttata*, la *diffusa*, la *gyrata*, l'*inveterata*. Cette dernière variété a disparu, et on lui a substitué, avec raison, la variété *circinata* (lèpre vulgaire de Willan); enfin on y a ajouté les variétés *punctata* et *nummulaire*.

la dimension d'une pièce de 1 franc ; elles n'ont bien souvent que la grosseur d'une tête d'épingle, alors M. Devergie en fait une nouvelle variété, *psoriasis punctata.*

Lorsqu'elles sont plus volumineuses et qu'elles représentent la forme parfaitement arrondie d'une pièce de monnaie, il en fait une autre variété, *psoriasis nummulaire.*

Dans le *psoriasis circinata,* la squame conserve sa blancheur caractéristique ; mais cette variété affecte une forme plus ou moins arrondie, dont le centre est toujours sain ; ce sont tantôt des cercles réguliers et complets, tantôt des segments de cercle seulement, ou bien encore la forme d'un fer à cheval.

Dans le *psoriasis gyrata,* les plaques s'allongent en ligne droite ou en cordon sinueux qui enveloppe souvent le tour entier d'un membre ou du tronc.

Le *psoriasis diffusa* forme des plaques très irrégulières et d'étendue variables ; elles ont une disposition à s'accroître, et surtout à se multiplier, de telle sorte que plusieurs groupes se réunissant entre eux, il en résulte que de larges surfaces du corps ou la plus grande partie d'un membre en peuvent être entièrement envahies.

On voit fréquemment ces diverses variétés coïncider et se succéder ; ainsi de petites plaques du *psoriasis guttata,* au lieu de se présenter comme à l'ordinaire sous la forme d'un semis, peuvent se ranger circulairement, en laissant les parties de la peau entièrement saines entre leurs intervalles.

D'autres fois ce sera la plaque presque circulaire ou demi-circulaire du *psoriasis circinata* qui se substituera à la plaque arrondie du *psoriasis nummulaire,* dont le centre a fait un pas vers la guérison, tandis que la circon-férence reste encore malade.

L'étude particulière de chacune de ces formes, comme aussi de leur mélange et de leur succession, peut inté-resser les classificateurs, mais elle laisse le médecin pra-ticien assez indifférent; et véritablement celui-ci n'aurait rien à en retirer, si l'on n'avait remarqué que parmi toutes ces variétés, le *psoriasis circinata* est celui dont la gué-rison est la plus facile, et qu'au contraire le *psoriasis dif-fusa*, est celui qui se montre le plus rebelle au traitement.

VARIÉTÉS SUIVANT LE SIÉGE.

Le psoriasis du cuir chevelu affecte surtout la forme *guttata*; et comme ici les squames sont brisées en exfo-liations furfuracées, on est exposé, faute d'un examen attentif à le confondre avec le pityriasis; l'éventualité de la chute des cheveux n'est pas rare dans ce cas; mais comme le bulbe pileux n'est pas détruit, ceux-ci ne man-quent pas de repousser. Il ne se distingue des autres psoriasis que par un moindre développement des squames.

Lorsque le psoriasis occupe les paupières et les angles oculaires, ces parties sont gonflées, les cils et les sourcils sont exposés à tomber, et il s'ensuit fréquemment une inflammation de la conjonctive chez les enfants; il peut aussi se fixer exclusivement sur cette membrane sans que la peau de la face participe à la maladie.

Aux lèvres, le psoriasis occupe ordinairement sur la peau voisine de l'ouverture de la bouche un cercle de quelques millimètres de diamètre. L'épithélium du bord rentrant des lèvres est épaissi, et le bord cutané extérieur devient le point aboutissant de sillons et de lignes froncées d'un aspect très désagréable.

Le psoriasis des membres est de beaucoup le plus fréquent; il se montre quatre-vingt-quinze fois sur cent, et presque constamment sous les formes *guttata*, *circinata* ou *diffusa*.

Le point de départ et d'élection du psoriasis est toujours placé aux coudes et aux genoux, mais il n'est pas rare sous la forme *diffusa* de le voir couvrir la totalité d'un membre.

Le *psoriasis plantaire* et *palmaire* débute parfois sous une forme bénigne. Une petite écaille épidermique apparaît dans le creux de la main, à peine le malade peut-il l'apercevoir, sa largeur n'est que de quelques millimètres; mais, quoique peu remarquable, cette écaille dure ou du moins se renouvelle pendant douze à quinze ans, sans qu'elle ait acquis une dimension beaucoup plus grande que celle d'un centime.

Si l'attaque est à la fois forte et brusque, elle envahit en quelques semaines toute la face palmaire. Les squames sont épaisses et larges, contrairement à ce qui se voit dans les autres variétés. Le psoriasis palmaire n'atteint que la surface interne de la main; la face dorsale restant toujours intacte; les parties malades sont recouvertes alors de fissures profondes, d'où découle une sérosité qui forme des croûtes superficielles. L'extrême incommodité de cette maladie vient de ce que la moindre pression d'un corps dur occasionne l'écoulement du sang des fissures. Tous ces mêmes symptômes se représentent à la plante des pieds, et naturellement avec un degré encore plus grand d'incommodité.

Les ongles attaqués par le psoriasis présentent des rai-
nures profondes qui en détruisent le poli, leur donnant
un aspect inégal; lorsque l'ongle tombe, il est remplacé
par une croûte écailleuse.

On admet encore une variété sous le nom de *psoriasis
général;* mais celle-ci semble être le dernier degré du
diffusa, et porté à son plus haut point. Le corps est tellement couvert de squames, qu'il semble qu'une squame
unique l'enveloppe tout entier.

Enfin, dans le *psoriasis inveterata,* toute la peau est
indurée; les gerçures, les fentes, sont longues, profondes
et croisées en sens divers. Les squames sont remarqua-
blement épaisses et rudes. Arrivés à cet état, les malades, contrairement à la règle ordinaire, s'amaigris-
sent, perdent leur force et la souplesse de leurs mouvements; les orteils se roidissent, les doigts deviennent
anguleux et fléchissent vers le creux de la main sans qu'on
puisse les redresser. Il y a alors un affaissement de toute
l'économie, accompagné de troubles sympathiques dans
les fonctions digestives, respiratoires ou circulatoires.

MARCHE ET TERMINAISON. — Le développement du psoriasis est toujours très lent. Le sujet qui est atteint de
cette maladie peut en rester affecté, non-seulement pendant une longue période d'années, mais pendant toute
une vie d'une durée ordinaire. Ainsi M. Cazenave a vu un
malade qui, malgré les traitements les plus énergiques, a
gardé un psoriasis pendant quarante-cinq ans sans interruption.

Malgré la ténacité de cette maladie et sa tendance aux

récidives, il est certain qu'on parvient presque toujours à la longue par obtenir la guérison. Quelquefois même, dit M. Cazenave, après une première chute des squames, soit spontanée, soit provoquée, la sécrétion morbide de l'épiderme ne se reproduit plus et la peau reprend immédiatement son caractère naturel. Voici néanmoins ce qui arrive le plus souvent : les premières squames sont épaisses et fort adhérentes, celles qui leur succèdent le sont moins, et en troisième lieu elles sont très fines, très fragiles, et ce n'est guère qu'après la chute de ces dernières que la sécrétion morbide se tarit et la guérison se prononce.

SIÉGE ANATOMIQUE. — L'existence d'un appareil blennogène de structure glandulaire, et fournissant, par des canaux spéciaux, la matière constituante du corps muqueux, ne peut plus aujourd'hui être sérieusement soutenue; on sait, à n'en pas douter, que l'épiderme tout entier, c'est-à-dire la couche muqueuse aussi bien que la couche cornée, est le produit d'un liquide exhalé par les capillaires sanguins du derme.

Si donc M. Cazenave place le siége anatomique du psoriasis dans un appareil purement imaginaire, c'est qu'en 1843, lorsque ce savant dermatologiste écrivait ses considérations sur le siége anatomique des maladies de la peau, il lui manquait encore la parfaite connaissance qu'on a acquise aujourd'hui de la structure de ce tégument.

M. Bazin dit même, avec encore moins de probabilité, que le psoriasis a son siége dans le corps papillaire, le-

quel il considère comme étant l'organe sécréteur de l'épiderme (1).

Quant à M. Hardy, il le place dans le corps muqueux.
Mais nous-même, après un examen attentif de la structure et des fonctions de la peau, nous sommes resté
convaincu que dans le développement du psoriasis, l'é-
piderme n'est attaqué dans ses couches profondes et
superficielles que consécutivement, et que les capillaires
sanguins fortement injectés sont bien le véritable point
de départ de tout le mal. Donc, nous nous prononçons
résolûment pour ce siége anatomique, par ce motif dé-
terminant que les cellules du corps muqueux étant dépourvues de ramifications nerveuses et vasculaires, elles
ne peuvent, par cela même, être le théâtre d'une congestion sanguine.

Le réseau capillaire exhale son fluide plastique, les
cellules formées dans ce produit s'y développent, les
couches épidermiques se réparent, se régénèrent, voilà
bien ce qui se passe dans l'état sain. Et que va-t-il se
passer cependant s'il survient un psoriasis? Le voici : il y
aura d'abord une forte injection des capillaires, laquelle
donne lieu à un épaisissement de la peau et à une rougeur
spéciale d'un aspect papuleux qui se couvre de squames
blanches.

Dans cet état des vaisseaux capillaires, il y a une altération du fluide plastique qui a pour résultat de vicier
le développement normal des cellules épidermiques. En
sorte que ce produit à disposition anormale donne lieu
à ces squames qui ne sont autre chose que l'épiderme
désorganisé.

____

(1) *Leçons théoriques et cliniques sur la scrofule*, page 27.

Donc ce n'est point dans le corps papillaire, ni dans le corps muqueux, ni à plus forte raison dans un appareil blennogène, mais bien dans les capillaires sanguins que se trouve le véritable siége anatomique du psoriasis.

Diagnostic. — Les maladies qu'on dit pouvoir être confondues avec le psoriasis, sont surtout l'eczéma, le pityriasis, le lichen et l'herpès circiné.

C'est à son troisième degré seulement, celui de l'état squameux, que l'eczéma a quelque ressemblance avec le psoriasis ; mais, outre les antécédents dont on peut s'informer, il y a déjà dans la seule présence du psoriasis aux genoux et aux coudes un signe distinctif assez important ; d'ailleurs les squames dans l'eczéma ne sont jamais blanches ni épaisses, ni adhérentes comme dans le psoriasis.

Le lichen, lorsqu'il est circonscrit, peut ressembler au psoriasis nummulaire ; mais en y regardant de près, on voit que les squames de la première maladie sont à la fois plus minces, moins blanches et non imbriquées. La localisation du mal aux genoux et aux coudes peut, dans ce cas comme dans les précédents, faire éviter une erreur de diagnostic.

Le pityriasis et le psoriasis n'ont qu'un point de ressemblance, celui d'une sécheresse très prononcée ; on peut les distinguer par la position superposée et imbriquée des squames et par l'épaisseur de la peau qui ne se rencontrent que dans la seconde maladie.

L'herpès circiné peut être confondu avec le psoriasis circiné, borné à quelques disques peu nombreux. Mais l'épaisseur des tissus, la largeur des squames, leur blancheur, feront facilement reconnaître le psoriasis ; en cas de doute, le microscope pourra montrer dans l'herpès circiné les spores du tricophyton.

PRONOSTIC. — Le psoriasis ne présente pas par lui-même de danger. On le voit subsister pendant des années sans altérer la santé générale.

Mais la gravité consiste dans sa durée, ses récidives, son étendue, et dans le chagrin qu'occasionne l'aspect repoussant de cette maladie.

ÉTIOLOGIE. — Les causes du psoriasis sont prédisposantes et occasionnelles :

Les causes prédisposantes résident dans le tempérament, le sexe, l'âge, les saisons, l'hérédité.

De même que nous avons vu l'eczéma se montrer de préférence dans le tempérament lymphatique, de même le psoriasis se rencontre surtout dans le tempérament sanguin, et c'est ce qui explique que cette maladie est moins fréquente chez la femme que chez l'homme. Il est aussi tout naturel que ce soit à l'âge adulte où le tempérament sanguin est le plus développé, que le psoriasis se manifeste. Aussi est-il rare chez l'enfant, et ne se rencontre-t-il que très exceptionnellement, passé l'âge de trente à quarante ans.

Les saisons de l'été et de l'hiver paraissent exercer une influence bien marquée sur le développement du psoriasis.

On reconnaît que l'hérédité peut être aussi la cause prédisposante de cette maladie. Nous dirons avec Bateman que les psoriasis héréditaires sont les plus rebelles.

Les causes occasionnelles ou déterminantes sont les irritations indirectes ou directes, l'usage habituel des viandes salées, du gibier, une nourriture trop azotée, les boissons alcooliques, le café, les veilles, les émotions morales, une frayeur vive; l'impression brusque ou prolongée du froid et de l'humidité; enfin l'action des poussières irritantes, des substances âcres et corrosives.

TRAITEMENT. — Le psoriasis se présentant toujours à l'état chronique, les praticiens l'attaquent généralement par des excitants locaux et généraux.

Parmi les topiques, on emploie habituellement l'iodure de soufre, le proto-iodure de mercure, le goudron, l'huile de cade, les bains sulfureux, alcalins, les bains de vapeur, les bains de sublimé.

A l'intérieur, les médicaments qui ont paru être les plus efficaces sont : les composés arsenicaux, mais plus particulièrement l'arséniate de fer en pilules.

On sait que Biett, à l'imitation des Anglais, a prescrit les cantharides; qu'aujourd'hui M. Hardy emploie le baume de copahu, et que M. Bazin ordonne de préférence l'huile de cade et la térébenthine.

En même temps on conseille diverses tisanes sudorifiques avec le gaïac, la salsepareille, la saponaire, ou des tisanes simplement amères.

Régime modéré.

PITYRIASIS

Dartre furfuracée, dartre farineuse, porrigo (Celse, Lorry); pityriasis (Galien, Paul d'Égine, Willan); dartre furfuracée volante; herpès furfureux (Alibert).

Pityriasis, *anglais*; Hautkleie, Kleiengrind, *allemand*; Zemelagtigheid, Schilfer op het hoofd, *hollandais*; Pitiriasi, *italien*; pitiriasis, *espagnol*.

HISTORIQUE. — Les anciens ont certainement connu le pityriasis, au moins dans sa forme simple, et particulièment dans celle qui affecte le cuir chevelu, comme on peut s'en convaincre dans les écrits de Galien, d'Alexandre de Tralles, de Paul d'Égine. Mais il s'établit bientôt une confusion dans la nomenclature et dans les descriptions de cette maladie. Sous le nom de porrigo, Celse avait réuni plusieurs maladies qui se développent souvent à la tête, lesquelles furent décrites plus tard sous le nom de *tinea*. Le mot porrigo eut alors deux acceptions différentes; ainsi Lorry, Frank, s'en sont servis pour désigner le pityriasis des Grecs, tandis que Willan, Bateman, S. Plumbe, l'ont employé pour désigner des maladies généralement connues en France sous le nom de teignes, mais qui ne sont que des variétés d'impétigo, d'eczéma, de favus. Il faut arriver à Willan pour trouver une définition précise de cette maladie.

Le pityriasis correspond à l'*alvarate* d'Avicenne, et à la dartre furfuracée volante ou l'herpès furfureux d'Alibert.

Πιτυρον, en grec, veut dire *son*, et de ce mot on a formé pityriasis, à cause de la ressemblance très grande qu'il y a entre les pellicules du son, résultat de la mouture du blé et les pellicules épidermiques.

Définition. — Le pityriasis est une maladie cutanée ordinairement partielle et apyrétique, accompagnée de démangeaison, caractérisée par des exfoliations légères, furfuracées, et se produisant avec ou sans changement de couleur à la peau.

Division. — Depuis Willan, les auteurs modernes ont l'habitude de décrire les différentes formes de pityriasis, en ajoutant une épithète qui les distingue les unes des autres. Mais véritablement ces maladies ne méritent pas qu'on en fasse autant de variétés distinctes. C'est pourquoi nous énumérerons les signes caractéristiques du *pityriasis alba*, *rubra*, *versicolor*, *nigra*, dans la description des symptômes généraux.

Symptômes généraux. — Le *pityriasis alba*, qu'on appelle aussi pityriasis *simplex*, débute ordinairement par une sécheresse bien marquée de la peau, qui perd en même temps sa souplesse et son onctuosité, mais qui conserve sa couleur et sa chaleur. On voit apparaître alors sur les diverses parties affectées de petites élévures épidermiques ressemblant à des grains papuleux, lesquels deviennent le siége d'une vive démangeaison. Le malade, excité à se gratter, détache de petites cuticules qui renaissent bientôt, et il s'établit sur ces divers points une furfuration incessante.

Les squames n'apparaissent pas toujours en même quantité ni avec le même degré de ténuité ; tantôt elles sont semblables aux pellicules du son, s'exfoliant facilement au plus léger contact des ongles, d'une brosse ou d'un peigne ; tantôt elles sont minces, étendues, sèches et blanches, toujours adhérentes par une de leurs extrémités et libres de l'autre. D'ailleurs plus ténues au front, aux joues, au menton, elles sont plus larges et plus brillantes sur le cuir chevelu. Il y a des cas où ces squames acquièrent de l'épaisseur et prennent la dimension d'un centime et d'un franc.

La variété de dermatose appelée par Alibert teigne amiantacée, n'est en réalité qu'une espèce de pityriasis fréquent chez les enfants. Dans ce cas, les squames se tenant par leurs bords, semblent ne constituer qu'une enveloppe unique en forme de calotte fendillée dans tous les sens. La tête est presque toujours dépourvue de cheveux.

Enfin, l'épiderme du pityriasis se détache et se reproduit avec une telle promptitude, qu'Alibert a dit dans son style pittoresque « qu'il y a des sujets chez lesquels la poussière épidermique tombe avec tant d'abondance, qu'on les prendrait pour des boulangers ou des perruquiers. »

Le pityriasis alba s'observe communément au visage et au front chez les enfants ; il est connu sous le nom de *dartre farineuse*. Si la maladie tient au travail de la dentition, elle guérit spontanément au bout de quelques jours, tandis que chez un adulte, elle peut affecter diverses parties du corps, mais principalement le cuir chevelu ; et remarquez que, quoique très superficielle et très légère, cette maladie peut durer des mois et des années.

Dans cet état chronique, lorsque le pityriasis se porte sur le cuir chevelu, il peut laisser les cheveux intacts, mais le plus souvent il en occasionne la chute, et c'est surtout chez les femmes que ce regrettable accident a lieu. Signalons encore que d'autres poils, les sourcils, les cils, la barbe, sont exposés à tomber sous l'influence du pityriasis chronique, ce qui peut bien s'expliquer par un défaut de nutrition dans le bulbe pileux.

La desquamation dans le pityriaris est toujours essentiellement sèche, c'est un caractère à noter parce qu'il sert plus que tout autre à établir le diagnostic de la maladie.

Maintenant s'il arrive un suintement séreux et jaunâtre qui agglutine les cheveux, ou une sérosité qui ne fait que les mouiller, c'est un indice que le pityriasis a été ramené à la forme de l'eczéma ou du pemphigus. Ce fait peut être le résultat d'une complication morbide ou bien d'une excitation mécanique provoquée par l'action des ongles.

Le *pityriasis rubra* est moins fréquent que la variété précédente, mais il se rencontre indistinctement sur toutes les régions du corps, principalement sur la poitrine, le cou, la surface interne des membres, et parfois il peut envahir la totalité de la peau.

Cette maladie s'annonce par du malaise, de l'inappétence, un mouvement fébrile plus ou moins prononcé.

C'est presque toujours après des démangeaisons assez

vives qu'apparaissent de petites taches rosées et légèrement saillantes; celles-ci s'étendent, s'approchent les unes des autres, et forment enfin des plaques assez étendues.

On ne s'aperçoit que la démangeaison diminue et qu'elle est remplacée par une sensation de chaleur et de tension douloureuse, que lorsqu'il y a gonflement du tissu cellulaire. Les squames minces et blanches qui se détachent à ce moment de la maladie, ne sont plus furfureuses, mais lamelleuses et folliacées; et comme elles ne tiennent que très peu, elles tombent au moindre frottement.

La reproduction de ces lamelles est très rapide; au-dessous d'elles on voit la peau, quelquefois rouge et polie, et quelquefois assez sensiblement rugueuse et sèche. Dans ce dernier cas, il n'est pas rare de voir le *pityriasis rubra* prendre l'aspect du psoriasis, et être cause de quelque incertitude dans le diagnostic. Mais le plus ordinairement il se termine par une desquamation furfuracée.

Si dans le cours du *pityriasis rubra* on constate la présence d'un suintement, c'est que la maladie se rapproche de l'eczéma ou du pemphigus; car il faut toujours se rappeler que le caractère essentiel du pityriasis est d'être constamment sec.

Pityriasis versicolor. — Il porte différents noms; ainsi Sennert l'appelle *taches hépatiques;* Lorry, *maculæ biliosæ;* P. Frank et M. Rayer lui donnent le nom de *chloasma.*

C'est Willan qui a joint au premier nom de pityriasis l'épithète de *versicolor* pour caractériser les changements de nuances que prend la peau dans le cours de cette maladie.

M. Bazin lui donne le nom de *crasse parasitaire*, et dit qu'il est caractérisé par la présence du cryptogame *microscoporon furfur*.

Le *pityriasis versicolor* se montre par une ou plusieurs taches jaunâtres ou brunâtres, faisant saillie au-dessus de la peau; tantôt petites et arrondies, tantôt très étendues et irrégulières; les taches n'occupent que des surfaces limitées, au tronc, au cou, au visage, quelquefois aux membres, elles peuvent aussi envahir tout le corps. Elles deviennent le siége d'une desquamation très légère et continuelle; et, quoique les petites squames ne paraissent pas à l'œil nu, il suffit de les gratter avec l'ongle ou de les frotter avec un linge dur pour les voir se détacher et tomber en poussière.

La coloration du pityriasis peut s'étendre jusqu'au derme, comme l'a observé Willan; d'autres fois elle reste plus superficielle, et au-dessous de la squame détachée, on voit la peau colorée en rose.

Le *pityriasis versicolor* est sujet à de fréquentes récidives.

Pityriasis nigra. — Lorry et Alibert ont décrit cette variété sous le nom d'*éphélides scorbutiques*. M. Bazin regarde le *pityriasis nigra* comme une affection parasitaire.

Comme les autres variétés précédentes, le *pityriasis nigra* présente une desquamation furfuracée; seulement celle-ci, au lieu d'être blanche, rouge ou jaune, est d'une couleur brune plus ou moins foncée : c'est une diversité de plus dans cette maladie.

A ce sujet, Biett fait observer que tantôt l'épiderme

seul est coloré, laissant voir les surfaces sous-jacentes, teintes en rouge ou en rose, et que tantôt il est transparent, et que c'est la couche sous-épidermique qui est le siége de la coloration noire.

Le *pityriasis nigra* peut apparaître dans le cours d'autres maladies. Biett l'a fort bien décrit pour la première fois, en 1828, lors de l'épidémie d'acrodynie qui régna à Paris; on a également observé cette variété de pityriasis dans la pellagre.

Pityriasis pilaris. — M. Devergie, en 1854, a décrit une variété de pityriasis, appelée par lui *pilaris*, parce que cette maladie apparaît sur les parties les plus garnies de poils. On la rencontre à la face externe des membres, et plus particulièrement sur les faces dorsales des phalanges digitales.

Les symptômes les plus visibles de cette maladie sont une rougeur suivie d'une augmentation de volume de la peau; ce grossissement se traduit par de petites éminences coniques qui servent de base à la sortie du poil, laissant de l'une à l'autre un espace sain; ce qui prouve bien que cette maladie a son siége à l'orifice du conduit pilifère. C'est sur ces parties saillantes et conoïdes qu'apparaissent de petites lamelles demi-adhérentes. Quant à la sensation rugueuse, produite au toucher, elle est évidemment due aux soulèvements inégaux de ces lamelles épidermiques. La démangeaison manque le plus souvent, il y a peu de cuisson. C'est à tort que quelques auteurs ont voulu donner à cette maladie le nom de *lichen pilaris*, se fondant sur son aspect rude et sec,

Marche, durée, terminaison. — Le pityriasis se développe et s'étend sans brusque changement ; il est généralement chronique, excepté dans le *pityriasis rubra* et *alba*, dit dartre farineuse. Il en est de même du *pityriasis versicolor*, qui récidive habituellement au printemps.

La maladie peut être fort longue ; elle se montre souvent rebelle à toute médication, principalement dans la variété du *pityriasis pilaris*.

Le pityriasis ne se termine jamais d'une manière fâcheuse.

Siége anatomique. — Insistons ici sur ce fait que les desquamations furfuracées se rencontrent sur d'anciens eczémateux et psoriasiques, et qu'il n'est pas rare non plus que des pityriasis persistants se trouvent à la fin changés en eczéma et en psoriasis ; et puisqu'on voit ainsi les trois maladies que nous venons décrire : *eczéma*, *psoriasis* et *pityriasis*, se succéder sur un même point, et s'emprunter mutuellement leur forme, on ne peut s'empêcher de conclure que, malgré leurs apparences diverses, elles sont au fond de même nature.

Maintenant voulons-nous savoir ce qu'il y a de commun entre ces trois maladies, le tableau suivant va nous l'apprendre.

Ainsi dans l'eczéma, il y a injection active des capillaires sanguins, chute morbide de l'épiderme, les cellules sont entièrement noyées, dénaturées ; la desquamation se fait par de larges écailles.

Dans le psoriasis, injection encore, mais passive, chute plus lente de l'épiderme ; les squames moins larges, sont plus épaisses, très sèches.

Enfin, dans le pityriasis, sécheresse extrême avec desquamation légère, l'injection n'apparaissant que dans la variété du *pityriasis rubra*.

Donc, d'après cette revue symptomatique, il n'y a bien ici qu'un changement dans les formes et non point un changement trop considérable dans le fond.

M. Chausit, au sujet du pityriasis, dit qu'il est exprimé par l'existence d'une sécrétion anormale de la matière épidermique.

Au fond, cette définition est juste, mais elle manque de clarté et reste incomplète, parce qu'elle ne nous indique ni le siége ni le mode de viciation.

En ce qui nous regarde, nous trouvons le siége de la sécrétion anormale dans les capillaires sanguins, et quant au mode de viciation, nous disons qu'il consiste dans le trouble fonctionnel de l'évolution des cellules du corps muqueux.

Diagnostic. — Les squames du pityriasis se distinguent de celles du psoriasis, en ce que les premières sont minces et petites, tandis que les secondes sont épaisses, imbriquées, très adhérentes et d'un blanc mat.

La couleur du *pityriasis rubra* a une nuance assez différente de celle du psoriasis pour qu'il n'y ait point d'erreur possible entre eux. D'ailleurs, cette couleur ne dépasse pas le niveau de la peau, comme on le voit dans le psoriasis. La chaleur et le prurit sont toujours plus prononcés dans le pityriasis; enfin dans le psoriasis on remarque deux siéges d'élection, qui sont les coudes et les genoux.

Si le pityriasis offre quelques difficultés de diagnostic avec l'eczéma, c'est seulement lorsque cette dernière

maladie est à sa période de desquamation, où apparaît de
la sécheresse. Pour reconnaître à laquelle des deux maladies on a affaire, il faut s'enquérir des antécédents et
savoir si c'est par des vésicules ou par un suintement de
sérosité plastique suivi de croûtes que la maladie a commencé.

Nous ferons remarquer que la desquamation qu'on
observe à la suite d'un lichen a toujours été précédée de
papules.

Pronostic. — Le pityriasis n'offre aucune gravité par
lui-même, il ne compromet jamais l'existence, mais il est
une des maladies de la peau les plus rebelles.

Chez les femmes, le pityriasis devient la cause d'une
pénible préoccupation par la juste crainte qu'elles ont de
perdre leur chevelure. C'est lorsque cette maladie se
présente sous la forme de lamelles sèches et larges qu'elle
a ses effets les plus désastreux. Il est vrai que dans le
pityriasis les cheveux repoussent le plus souvent après la
guérison, mais il y a aussi des cas d'alopécie définitive ou
partielle, ou totale.

Étiologie. — Un état habituel de sécheresse de la peau,
ou héréditaire ou acquis, paraît être la cause la plus certaine du pityriasis. Parmi les sujets qui y sont le plus
prédisposés, nous citerons les enfants, les femmes, et ensuite les hommes d'un tempérament bilioso-nerveux.

Les causes occasionnelles étant fort obscures, nous ne
pouvons que rappeler ici celles qui se rapportent à l'étiologie de toutes les dartres, tels qu'excès de table, émotions
morales vives, grandes fatigues, etc.

Pendant la convalescence de certaines maladies, on voit souvent le pityriasis se produire.

Comme causes locales, on cite entre autres le passage du rasoir sur le menton et l'action répétée d'un peigne ou d'une brosse dure sur le cuir chevelu.

TRAITEMENT. — Les moyens employés le plus généralement dans le traitement du pityriasis sont : les bains émollients, les bains de vapeur, alcalins ou sulfureux;

Les douches alcalines ou de vapeur;

Les lotions alcalines ou astringentes, des tisanes amères, des laxatifs;

Enfin, quelques topiques irritants, l'huile de cade, une pommade oxygénée, des lotions avec l'acide nitrique très étendu.

Dans les cas rebelles, on essaye encore les préparations arsenicales ou cantharidées.

LICHEN

Λειχήν (Hippocrate) ; impetigo, scabies (Latins) ; prurigo lichénoïde
ou furfurant (Alibert).

Lichen, *anglais* et *allemand* ; lichene, *italien* ; liquene, *espagnol*.

Historique. — Le mot lichen vient de λειχήν. D'après
Dioscoride les anciens donnaient ce même nom de λειχήν à
quelques hépatiques, parce qu'entre les vieilles feuilles
de ces plantes s'élèvent des pédicules courts, grêles, qui
ressemblent assez bien à la papule recouverte de l'épiderme soulevé par la sérosité.

Quoiqu'on rencontre souvent le mot lichen dans les
auteurs grecs, il n'est pas facile de reconnaître les états
morbides auxquels ils appliquaient cette dénomination.
Quand Hippocrate parlait d'une maladie à *pustules saines,
extrêmement exaspérées par le prurit,* il est probable
qu'il voulait désigner le lichen. Cette maladie a été appelée
psora, scabies, impetigo par quelques auteurs latins.
Celse qui le premier a décrit avec assez d'exactitude les
papules, en fait deux espèces différentes, l'une simple, l'autre grave, et en cela il paraît avoir désigné les deux formes
actuelles du lichen simplex et du lichen agrius. Lorry,
dans son chapitre *De papulis,* s'est occupé aussi du lichen ;

d'autres auteurs, F. Plater, le décrivent sous le nom de *scabies sicca, scabies agria.* Plus tard, Alibert lui donna le nom de dartre furfuracée volante, dénomination qu'il changea ensuite en celle de *prurigo lichenoïde ou furfurant.*

Enfin, c'est Willan qui a fixé le véritable caractère du lichen en le distinguant nettement des autres maladies cutanées avec lesquelles il a quelque ressemblance.

DÉFINITION. — On appelle lichen une maladie superficielle de la peau, non contagieuse, caractérisée par une éruption de papules prurigineuses, petites, discrètes ou agglomérées, quelquefois confluentes, pouvant être de même couleur que la peau. Le lichen présente souvent une rougeur de peu de durée, et plus tard un épaississement, une dureté avec des plis profonds. Cette éruption se termine ordinairement par une desquamation furfuracée et plus rarement par des excoriations superficielles et très rebelles.

DIVISION. — Nous reconnaissons avec la plupart des dermatologues deux espèces de lichen qui se distinguent surtout par le degré d'intensité de la maladie. Ce sont le lichen simplex et le lichen agrius.

Mais avant de décrire les symptômes qui caractérisent ces deux espèces et les signes particuliers qui appartiennent à chaque variété, nous commencerons d'abord par l'étude des caractères généraux du lichen.

CARACTÈRES GÉNÉRAUX. — Au début de la maladie, les phénomènes de démangeaison et de cuisson sont plus généralement concomitants que précurseurs ; ils peuvent n'exister que sur quelques points isolés ou se faire sentir sur une grande étendue de la surface de la peau, et même sur la surface entière. Quant à l'éruption, elle est formée par de petites élévations ou papules pleines, solides, acuminées, tantôt diffuses, tantôt agglomérées, représentant des plaques irrégulières, rugueuses ; la teinte rouge qui colore ordinairement ces papules, se répand sur la peau environnante qui se tuméfie et qui acquiert une épaisseur notable dont la persistance dépasse même la durée de la maladie. Cette peau épaisse devient rude par la présence des papules, et détermine des crevasses par l'exagération de ses plis.

Après ces phénomènes les plus caractéristiques, il en survient d'autres aussi importants par leur constance. C'est d'abord un léger suintement séreux sous forme de gouttelettes qui se dessèchent en petites croûtes minces, dures, sèches d'une couleur grise. Sur les parties de la peau congestionnées et voisines des papules, on voit s'élever de petites vésicules qui se rompent, forment des croûtes squameuses et se comportent absolument comme celles de l'eczéma. Les concrétions noires qu'on observe aussi sur le sommet des papules, sont dues à l'épanchement du sang provoqué par le besoin impérieux de se gratter qu'éprouvent les malades. Ceux-ci peuvent d'autant moins s'abstenir de cette manœuvre qu'en déchirant avec leurs ongles les papules ils se procurent à chaque fois un moment de répit. C'est surtout le soir et la nuit que les démangeaisons et la cuisson du lichen se font le plus vivement sentir.

Outre ces concrétions séreuses et sanguines, il y aurait

suivant M. Devergie, un suintement à peine perceptible de sérosité qui se transforme en une petite écaille très-dure, très rugueuse, en un mot affectant la forme du lichen qui couvre l'écorce de certains arbres.

Si l'on observe, en effet, le développement des papules, lorsqu'elles ont acquis un certain volume, l'épiderme qui les recouvre, dur et consistant comme des lamelles de parchemin, se détache vers certains points de leur circonférence, tandis que sur un autre point il reste très adhérent. Il en résulte que l'épiderme ainsi soulevé se relève de plus en plus, forme des angles plus ou moins ouverts, et se replie parfois sur lui-même. Néanmoins ces petites squames ou écailles ne se présentent à cet état de demi-adhérence que lorsqu'une nouvelle couche épidermique est déjà formée.

A ce moment, dit M. Dauvergne (1), si l'on essaye de saisir avec une pince la portion libre de la petite écaille, celle-ci se brise plutôt que de se détacher ; au contraire dans le cas d'une formation complète d'un nouvel épiderme, la petite écaille cède à la pince et se détache tout entière. Mais souvent lorsqu'elle reste encore fortement unie, on détermine par la traction une vive douleur, et la sortie de quelques gouttelettes de sang. Remarquons ici que cette disposition de demi-adhérence et demi-détachement de l'écaille épidermique sur une même papule, et en sens différents, est la cause la plus directe de la rudesse de la peau, si caractéristique dans le lichen.

Cette éruption s'accompagne rarement de phénomènes généraux ; s'il survient quelquefois du malaise, de l'inap-

(1) Thèse inaugurale, 1833, p. 29.

pétence, de la céphalalgie, de la fièvre, ces symptômes sont passagers et sans suite fâcheuse, à moins qu'il survienne d'atroces démangeaisons, qui occasionnent des insomnies prolongées, des troubles digestifs et jettent les malades dans un affaiblissement dont il est difficile de les tirer.

Le lichen peut se montrer sur toutes les parties du corps, ou se borner à l'une d'elles, mais il tend le plus ordinairement à les envahir les unes après les autres. Il a pour siége d'élection : le visage, les parties postérieures et latérales du cou, la face antérieure des membres, mais c'est sur le dos des mains et sur les parties latérales des doigts, que l'on remarque ces plis profonds et rugueux qui donnent lieu à des crevasses, à des espèces de rhagades.

Lorsque ces régions ont été longtemps le siége de la maladie, la peau prend une teinte brunâtre, elle s'épaissit et acquiert de la sécheresse et de la rudesse.

Le lichen ne s'observe pas sur le cuir chevelu.

Lichen simplex. — Le lichen simplex, comme en conviennent MM. Devergie et Hardy, n'est pas tant une variété à part qu'un degré peu prononcé de la maladie elle-même dont nous venons de faire le tableau général. Cette éruption à l'état aigu est caractérisée par de petites papules, peu saillantes, de couleur rouge, agglomérées, assez semblables à des grains de millet. Elles sont accompagnées pendant trois ou quatre jours de prurit, puis survient une légère desquamation furfuracée ; et, à moins d'une nouvelle éruption constituant une sorte de récidive, tout est terminé en douze ou quinze jours.

A l'état chronique, qui est le plus fréquent, les papules

sont peu on point enflammées, elles conservent la couleur
de la peau, seulement elles sont plus saillantes et précédées d'une vive démangeaison. Pendant la durée de ces
papules, qui peut se prolonger des mois et même des années, la peau est épaisse et couverte d'exfoliation. Un fait
à remarquer, c'est que les papules n'ont pas de tendances
à s'excorier; elles s'affaissent à mesure que la guérison
approche, ne laissant sur leur sommet qu'une petite
squame. Il y a une légère excoriation lorsque le malade
se gratte, mais les démangeaisons ne sont pas assez vives
pour occasionner de pénibles insomnies, d'autant plus que
ce symptôme ne dure qu'une heure ou deux après que le
malade est couché.

Les papules qui avaient commencé à s'affaisser, disparaissent bientôt sans laisser d'épaississement à la peau
qui reprend son aspect naturel. Quelquefois cependant,
la place qu'occupait le lichen est marquée d'une petite
tache brune qui ne tarde pas non plus à disparaître et
alors la guérison du lichen simple est complétement
achevée.

Variétés. — Le lichen simple peut se présenter sous
les aspects suivants :

1° *Lichen circonscrit*. — Ici les papules en nombre plus
ou moins considérable, mais toujours confluentes, se joignent par leurs bases et occupent ainsi une plaque de
forme arrondie et parfaitement limitée. C'est sur le dos
de la main et sur la longueur de la partie externe des
membres qu'on observe le plus souvent cette disposition
du lichen.

L'extrême sécheresse de la peau, et les petites squames

qui recouvrent les papules ont pu faire confondre les plaques du lichen circonscrit avec celles que présente le psoriasis.

2° *Lichen diffus.* — Les petites papules sont disséminées, séparées les unes des autres, et se montrent sur les divers points du corps.

3° *Lichen gyratus* ou *perpendiculaire.* — Les papules sont disposées en petits groupes et forment un ruban ondulé plus ou moins étroit.

On trouve dans les auteurs deux cas très remarquables de cette forme de lichen. Le premier signalé d'après Biett, par M. Cazenave, partait, dit celui-ci, « de la partie antérieure de la poitrine, gagnait la partie interne du bras dont il longeait en se contournant tout le bord externe, jusqu'à l'extrémité du petit doigt, en suivant exactement le trajet du nerf cubital. »

Le second cas se trouve raconté dans l'ouvrage de M. Devergie, en ces termes : « A l'entrée du malade on aperçoit une disposition méthodique de papules sous la forme d'un ruban très étroit qui, partant du pli des fesses, se contourne à la partie interne de la cuisse, gagne le creux poplité et la face postérieure de la jambe et du talon pour venir s'éteindre sur le bord externe du pied en descendant ainsi sous la forme d'un ruban très étroit, de la largeur d'un centimètre au plus ; ce ruban est à peine interrompu dans toute la longueur de son trajet. »

4° *Lichen lividus.* — Chez les sujets affaiblis par l'âge ou la misère, le lichen prend un aspect auquel on a donné le nom de *lividus,* parce que les papules, au lieu d'être franchement rouges, sont violacées, aplaties, accompagnées de peu de démangeaison.

5° *Lichen urticatus*. —Enfin dans cette variété qui se développe de préférence sur des peaux de nature fine et blanche, les papules sont très larges, très volumineuses et offrent l'aspect des tuméfactions produites par les morsures de cousins ou de punaises.

LICHEN AGRIUS. —Il y a entre le lichen de forme bénigne que nous venons de décrire, et le lichen agrius un contraste frappant que tous les dermatologistes se sont appliqués à faire ressortir. M. Devergie ne regarde le lichen agrius que comme un état d'aggravation du lichen simple, passé à l'état chronique à la suite d'écarts de régime, de traitements imparfaits, ou même nuisibles. Quoi qu'il en soit, on voit ce lichen naître spontanément, et après des années envahir toute l'étendue de la peau et principalement les membres, le cou et la face. Alors les papules sont nombreuses, petites, acuminées, très rouges et très enflammées; elles se développent sur une surface erythémateuse, et sont accompagnées d'un peu de fièvre qui ne cesse qu'après leur complète éruption. La démangeaison est incessante et tellement insupportable qu'on a pu accoler avec raison l'épithète de *ferox* au nom de cette maladie. Les patients sont dans un état permanent d'inquiétude et d'irritabilité, ne pouvant tenir au lit, ils se lèvent, cherchent la fraîcheur. Dans cet état, le grattage avec les ongles, avec les brosses les plus dures, apporte un soulagement, une sorte de bien-être, en faisant succéder un sentiment de simple cuisson, à la sensation plus irritante, plus provoquante de la démangeaison. Néanmoins la nuit entière se passe sans sommeil et c'est seulement le matin que le malade trouve un peu de repos,

Ajoutons pour compléter ce tableau du lichen agrius, qu'à la suite du grattage les papules sont déchirées, qu'il y a épanchement de sang et de sérosité qui se dessèchent et forment des croûtes jaunâtres, un peu rugueuses, mais molles et peu adhérentes.

Il est bien inutile d'établir une nouvelle variété sous le nom de lichen invétéré, car celle-ci ne peut que reproduire en termes identiques tout ce qui a été déjà dit dans la description des caractères généraux du lichen.

Ainsi, après une longue excursion à travers tous les symptômes que présente le lichen en général et après une énumération très détaillée de toutes les formes et de toutes les dispositions qu'affectent les papules, nous ne trouvons en réalité, comme les anciens auteurs, Celse par exemple, que deux états morbides bien distincts, c'est le *lichen simplex* et le *lichen agrius*.

La partie symptomatique du lichen serait ici terminée, si quelques auteurs n'avaient pas décrit une variété de cette maladie sous le nom de *lichen pilaris*, dont le caractère pathognomonique serait, suivant eux, la présence d'un poil s'élevant au milieu de la papule. Aujourd'hui il y a d'autant plus de raisons de rejeter cette variété, que personne n'ignore qu'un poil ne peut sortir que d'un follicule pileux, et non d'une papule.

C'est donc à tort qu'on a rapporté cette variété au lichen.

Ces petites saillies, constituées par le bourrelet épidermique qui entoure les poils, ont été décrites avec plus de raison par MM. Devergie et Hardy dans une variété du pityriasis, désignée par ces auteurs sous le nom de *pityriasis pilaris*.

Nous ne parlerons pas non plus ici du strophulus ou *feux de dents*, affection papuleuse qui atteint plus particulièrement les enfants et qui présente des différences trop tranchées avec le lichen.

MARCHE, DURÉE, TERMINAISON. — Le lichen a une durée généralement fort longue; sa marche offre de fréquentes récrudescences, et après sa terminaison il n'est pas rare de voir se produire plusieurs récidives. Lorsque la guérison se maintient, la peau peut reprendre promptement son aspect naturel, mais le plus souvent elle conserve une rudesse et une épaisseur qui contrastent avec les autres parties du corps. On observe de même sur les points affectés une coloration brune qui indique une accumulation plus grande du pigment.

SIÉGE ANATOMIQUE. — M. Devergie, dans son dessein de consacrer une nouvelle variété de maladie prurigineuse, sous le nom de prurigo sans papules, soutient avec beaucoup de vivacité qu'il n'y a rien de commun entre la papule et la papille nerveuse; mais comme ce praticien ne nous donne aucune preuve à l'appui de cette opinion, il nous est permis de lui demander dans quelle partie de la membrane cutanée il place ces corps pleins, solides, qu'on remarque dans les éruptions lichénoïdes et prurigineuses. D'abord il ne nous dira pas que la lamelle épidermique et le corps muqueux puissent être le substratum des papules; car il sait bien que celles-ci, dures, consistantes, font éruption sans compromettre l'intégrité de la peau ni sa couleur naturelle, et que par conséquent ce n'est pas dans des tissus si superficiels qu'il trouve le

siége anatomique que nous cherchons. C'est sur l'absence
de saillies papuleuses dans le prurigo latent, comme disait
déjà Alibert, que M. Devergie appuie surtout son opinion.
Le fait est vrai, mais la conclusion qu'on en tire est très
hasardée, si l'on considère que l'augmentation de volume
est loin d'être le seul mode sous lequel les lésions se
produisent, principalement dans le système nerveux.
Ainsi, dans le tic douloureux, le nerf facial ne change pas
sensiblement de volume; on ne niera pas pour cela la
possibilité d'une lésion dans sa pulpe ou son névrilème.
A plus forte raison peut-on croire à la possibilité d'une
lésion dans un organe aussi complexe que la papille nerveuse, quand même on n'y remarquera pas une augmentation de volume. D'ailleurs ne sait-on pas que le développement normal des papilles du troisième ordre se fait
par la base aux dépens de la hauteur (1).

Voilà déjà l'épiderme dans ses deux couches superficielles et profondes, reconnu incapable de former la
papule.

Maintenant pourrons-nous la trouver dans les tissus
sous-jacents, c'est-à-dire les réseaux lymphatiques et sanguins? Pas davantage ; et M. Devergie en conviendra s'il
veut se rappeler que ces réseaux, à raison de leur nature
molle, peuvent bien donner lieu à des vésicules, des vésico-pustules et des pustules, mais qu'ils sont tout à fait
impropres à acquérir la consistance et la résistance des
papules.

Après avoir exclu les tissus précédents du nombre de
ceux qui seraient aptes à nous servir de siége anatomique,

____

(1) *Anatomie* de Sappey, t. II, 2e part., p. 460.

il ne nous reste plus dans la peau que les expansions terminales des nerfs et des fibres superficielles du derme,
c'est-à-dire en d'autres termes, qu'il ne nous reste plus
que les deux éléments constitutifs et essentiels de la papille; on est donc bien obligé de croire, contrairement à
l'opinion de M. Devergie, et conformément à celle de
M. Cazenave, que la papule n'est autre chose qu'une
papille pathologique.

Cependant un autre dermatologiste, M. Hardy, exprime,
sous la forme d'un doute, que le corps muqueux pourrait
être le siége anatomique de la lésion dont nous parlons.
Le motif qu'il en donne, c'est qu'à la suite du lichen, la
surface de la peau que la maladie avait atteinte portait,
pendant longtemps, des taches brunes, signe certain d'une
lésion pigmentaire. Sans doute ces taches existent, et
nous reconnaissons, avec M. Hardy, qu'elles sont d'origine
pigmentaire; le point sur lequel nous différons, c'est que
notre adversaire voit, dans cette coloration anormale, un
état morbide primitif, tandis que nous n'y voyons qu'une
lésion consécutive, et quand même cette explication ne
satisferait pas M. Hardy, il conviendra bien, après réflexion, que la substance molle des cellules de la couche
muqueuse, ne peut, en aucun cas, fournir des matériaux d'une proéminence aussi dure et solide que l'est la
papule.

Tout ce qui précède peut être résumé en ce peu de
mots : que la papule ne se rencontrant ni dans les deux
couches de l'épiderme, ni dans les réseaux vasculaires
sanguins et lymphatiques, ne peut avoir d'existence
ailleurs que dans la papille nerveuse, devenue le siége
d'un état pathologique.

Cependant M. Cazenave, dans le but d'expliquer certains phénomènes des maladies cutanées, a cru nécessaire de créer une nouvelle cause morbide sous le nom d'*hyperesthésie*. Ainsi il dit que le prurit, le lichen, le prurigo, sont le résultat d'une hyperesthésie de la peau. Quant à nous, pour rester fidèle à notre méthode de localisation, nous continuerons à dire que ces trois maladies sont la conséquence naturelle d'une lésion de la papille nerveuse. Au fond, c'est la même idée qu'on veut exprimer de part et d'autre. Si cependant nous repoussons le nom d'hyperesthésie, c'est qu'en faisant double emploi, il a le tort de jeter de l'obscurité et de la confusion dans le langage scientifique. On n'ignore pas que l'hyperesthésie de la peau est aussi un symptôme qui accompagne la lésion de la moelle épinière. — Il y a donc là évidemment une exagération de l'influence du système nerveux dans la pathologie cutanée.

Maintenant revenant à notre siége anatomique, nous rappelerons à nos lecteurs que M. Cazenave, dont nous ne saurions assez admirer les travaux, a établi depuis longtemps que *le lichen et le prurigo étaient des inflammations des papilles nerveuses*. Sur ce point encore, nous nous trouvons en désaccord avec M. Hardy qui, dans un livre de date récente, traite la doctrine de M. Cazenave de pure hypothèse. Il nie que la papule puisse être d'origine papillaire; la raison qu'il en donne, c'est, dit-il, *parce qu'on ne trouve jamais de lichen dans les parties du corps où les papilles sont les plus nombreuses, comme à la paume des mains, à la plante des pieds*, et ensuite, *parce qu'on ne rencontre jamais dans les éruptions lichénoïdes, ces dispositions régulières, parallèles, droites ou courbes, qu'affectent les papilles nerveuses.*

Il y a ici deux erreurs, dans lesquelles M. Hardy ne serait pas tombé s'il avait examiné avec plus d'attention le mode de composition et de distribution des papilles nerveuses.

Il est reconnu aujourd'hui que les papilles, au point de vue de leur structure intime et de leurs fonctions, doivent être divisées en deux groupes, suivant qu'elles sont pourvues ou dénuées de corpuscules de Meissner. On sait aussi que dans ces papilles du premier groupe, l'élément nerveux domine l'élément sanguin, qui y est nul ou presque nul. Tandis que celles du second groupe contiennent toujours des vaisseaux sanguins en proportion considérable (voir page 16), on sait encore que le premier groupe, celui des papilles à corpuscules, se trouve relégué aux régions palmaire, plantaire, sous-onguéale, labiale et linguale, tandis que les papilles sans corpuscules envahissent la presque totalité du corps papillaire. Suivant nous, c'est ce groupe de papilles qui est le théâtre principal et presque unique de l'éruption lichénoïde.

Après cette revue sur le système nerveux de la peau, si M. Hardy nous demande pourquoi le lichen n'apparaît pas aux mains et aux pieds, c'est-à-dire dans la région des papilles à corpuscules, nous lui répondrons que ces papilles étant essentiellement *nervoso-fibreuses* et remplissant une fonction sensoriale particulière, sont par cela même impropres à être le siége d'une affection lichénoïde, enfin que l'élément sanguin n'y est pas suffisamment développé.

La seconde erreur de M. Hardy vient de ce qu'il a cru

que toutes les papilles présentaient également un dessin particulier ; et cela n'est vrai que pour le petit groupe des papilles plantaire, palmaire et sous-onguéale ; quant aux autres qui occupent les épaules, le tronc et les membres, leurs extrémités exceptées, c'est une forme disséminée et irrégulière qu'elles affectent, et comme ce mode de distribution est précisément celui du lichen, du prurigo, il faut bien en conclure que la papule lichénoïde et prurigineuse a son siége dans la papille du troisième ordre décrite par M. Sappey.

Dans un chapitre précédent, nous avons dit qu'un même élément anatomique cutané pouvait servir de siége à un groupe d'affections différant seulement entre elles par le plus ou moins de participation à l'état morbide.

C'est ce qui se passe dans le groupe de l'eczéma, du psoriasis et du pityriasis, qui ont un siége anatomique commun.

L'élément lymphatique, il est vrai, ne sert de siége anatomique qu'au seul impétigo, mais ici il y a des degrés assez marqués dans cette maladie pour qu'on puisse y reconnaître des variétés très distinctes.

Quant au lichen et au prurigo, ils ont, suivant nous, leur siége anatomique, non pas dans ce premier groupe de papilles où MM. Hardy et Devergie l'ont vainement cherché, mais bien dans ces papilles disséminées du troisième ordre, comme nous l'avons suffisamment prouvé. Ce qui reste obscur, c'est la différence entre la papille caractéristique du lichen et la papille caractéristique du prurigo. Certainement il serait présomptueux dans l'état actuel de la science de vouloir tracer entre elles une ligne de démarcation parfaitement distincte. Cependant, si l'on remarque d'une part que l'éruption lichénoïde laisse échapper de la sérosité et se couronne d'une petite lamelle, tandis que d'autre part l'éruption prurigineuse ne fournit pas de sérosité, mais bien une concrétion sanguine, résultat du grattage, il y a lieu de croire que dans la première papule, celle du lichen, l'élément sanguin est plus développé que dans la papule prurigineuse.

D'ailleurs, le mode de localisation de ces deux maladies vient à l'appui de cette opinion; puisqu'au dire des dermatologistes c'est surtout dans le sens de la flexion des membres, c'est-à-dire là où la peau est la plus fine et les capillaires sanguins plus nombreux que le lichen apparaît; tandis que le prurigo se porte de préférence dans le sens de l'extension où au contraire la peau est plus épaisse, plus dure et enfin plus éloignée des trajets vasculaires.

DIAGNOSTIC. — Lorsque les papules ont disparu, il serait très difficile de reconnaître le lichen; cependant, si l'on voit les altérations qui l'accompagnent constamment, telles que la sécheresse, l'épaisseur de la peau, et l'exagération de ses plis exister, on aura là les meilleurs signes sur lesquels on puisse établir le diagnostic.

On distinguera les papules du lichen de celles du prurigo, en ce que ces dernières sont plus larges, plus aplaties; qu'elles sont toujours surmontées d'une petite croûte noirâtre, et enfin parce qu'elles occupent les faces externes des membres et dans le sens de l'extension.

Les papules du lichen se distinguent des vésicules de l'eczéma, en ce sens que les premières sont pleines, dures, accompagnées de sécheresse et d'épaississement de la peau, tandis que les vésicules eczémateuses se rompent et laissent échapper un liquide séreux qui se concrète en croûtes jaunes, molles, plus ou moins épaisses. Le *lichen agrius* pourrait être confondu avec l'eczéma, lorsque les papules confluentes et déchirées prennent l'aspect des excorations superficielles, consécutives à la rupture des vésicules ; mais dans ce cas, on est toujours certain de rencontrer autour des surfaces affectées quelques papules ou quelques vésicules, dont la présence décide le diagnostic.

Dans le psoriasis, les desquamations ont lieu sur un épaississement de la peau ; mais cet épaississement est plus considérable que celui du lichen, et les squames sont toujours plus larges que les petites croûtes lamelleuses qui se détachent de ce dernier. C'est avec le lichen circonscrit que le psoriasis a parfois le plus de ressemblance, on devra alors chercher les signes diagnostiques dans le siége d'élection du psoriasis, aux coudes et aux genoux ; si ces parties sont saines, on peut, avec certitude, diagnostiquer un lichen.

On distingue les papules confluentes du *lichen agrius* des pustules en groupe de l'impétigo, en remarquant que les croûtes des premières sont légères et adhérentes, tandis que les autres sont épaisses et se détachent facilement.

Ajoutons enfin que la gale peut accompagner le lichen ; mais dans ce cas, ce qu'il y a de mieux à faire, c'est de découvrir le sillon et de constater la présence d'un acare.

Pronostic. — La gravité du lichen consiste dans son opiniâtreté, ses démangeaisons qui tourmentent et agitent si péniblement les malades, dans ses fréquentes récidives, enfin dans sa durée, parfois très longue.

Le pronostic est plus fâcheux lorsqu'il atteint les vieillards et les sujets d'une constitution altérée.

Étiologie. — *Causes prédisposantes.* — Le lichen se manifeste à tous les âges; mais le *lichen urticatus* attaque de préférence les jeunes gens, les femmes et les enfants; le *lichen strophulus*, les enfants à la mamelle; le *lichen agrius*, les jeunes gens et les adultes; le *lichen lividus*, les vieillards.

Les hommes en sont plus souvent affectés que les femmes; les sujets à tempéraments nerveux, irritables et lymphatiques y sont plus particulièrement prédisposés.

Les changements de saison et les climats chauds exercent une grande influence sur l'apparition, les recrudescences et les récidives du lichen; mais on le voit, le plus souvent, persister pendant tout un hiver ou tout un été; il sévit avec violence dans les régions équatoriales.

En ce qui regarde les professions, on a remarqué des causes diverses d'irritation qui sont par exemple, chez les cuisiniers et les forgerons, le feu ardent; chez les épiciers, les maçons et les cordonniers, le maniement des substances âcres et pulvérulentes.

Causes déterminantes. — Quelques auteurs disent que le lichen se trouve parfois lié à une inflammation des voies digestives chez les enfants. M. Devergie admet qu'il est fréquemment le reflet de divers états généraux, et notamment d'un état gastralgique ou entéralgique. N'ayant jamais eu lieu de constater ces influences, nous ne voyons là qu'une simple coïncidence.

Les causes qui déterminent le plus ordinairement l'explosion du lichen, sont les excès de toutes espèces ; les émotions morales violentes, une suppression brusque de transpiration, l'action irritante des substances chimiques; les préparations sulfureuses employées, soit en bains, soit en lotions, soit en frictions sur les peaux fines et délicates ; enfin, l'insolation et la malpropreté.

TRAITEMENT. — On combat l'état aigu du lichen par des boissons adoucissantes et acidules, des bains de son ou d'amidon, des cataplasmes de fécule, des laxatifs.

Lorsque le mal est chronique, on conseille les boissons alcalines prises conjointement avec des bains alcalins, quotidiens ou alternés avec des bains de vapeur, des purgatifs répétés.

M. Cazenave, dans le but de calmer la prétendue hyperesthésie de la peau, joint aux moyens indiqués plus haut, l'emploi à l'intérieur des narcotico-âcres, tels que la jusquiame, la belladone, le datura stramonium.

A l'extérieur, on emploie les pommades mercurielles; principalement celles préparées avec le calomel et le proto-iodure de mercure.

Mais pour combattre spécialement le prurit, on indique divers moyens, tels que des lotions d'eau blanche, des cautérisations avec l'azotate d'argent et avec des lotions vinaigrées.

Viennent ensuite des pommades au cyanure de potassium, à l'oxyde de zinc et au camphre ; enfin au calomel et au tannin.

Dans les cas invétérés, on a recours aux préparations arsenicales, à la teinture de cantharides ou aux bains sulfureux artificiels, et enfin aux bains de mer.

PRURIGO

Κνησμος, *grec*; pruritus, de quelques auteurs; morbus papulosus, scabies papulosa.

Hautjucken, *allemand*; prurigo, *anglais et espagnol*; pruriggine, *italien*.

HISTORIQUE. — La véritable opinion des Grecs et des Latins, sur la nature du prurigo, a été longtemps méconnue. Ainsi les anciens auteurs avaient l'habitude de désigner, sous le nom commun de *pruritus*, toutes les maladies cutanées, caractérisées par la démangeaison, soit seule, soit accompagnée de différentes éruptions, comme l'eczéma, le lichen, la gale, etc. Mais c'est là une erreur que Mercurialis, médecin du XVIᵉ siècle, a corrigée en disant très judicieusement : « Que le prurit est un phénomène qui accompagne plusieurs affections cutanées, notamment le *scabies* des Latins, le lichen, le ψωρα des Grecs; mais le pruritus, proprement dit, κνησμος des Grecs, ζυσμος d'Hippocrate, constitue une affection distincte, et qui diffère des autres maladies cutanées, accompagnées de prurit, en ce que, dans celle-ci, il existe toujours à la surface des téguments quelque saillie, quelque tumeur ou quelque excoriation, tandis que dans le pruritus on ne voit rien de tout cela. La peau conserve à peu près sa couleur naturelle; tout au plus paraît-elle hérissée de légères aspérités, sans qu'il y ait ni tumeur, ni excoriation, ni même exhalation ; car, comme l'a fait remarquer Avicenne, dans le pruritus rien ne se détache de la peau, si ce n'est peut-être quelques petites parcelles furfuracées enlevées par l'action des ongles. »

M. Gibert, en citant ce passage de Mercurialis, dans son *Traité des maladies de la peau*, fait remarquer, avec raison, que le prurigo était connu avant Willan.

Pour nous, après la citation précédente, la question de priorité en faveur de Mercurialis est évidente.

Néanmoins, tous les dermatologistes de ce siècle ont attribué à Willan la véritable définition du prurigo. Quant à M. Cazenave, tout en continuant avec eux à faire du prurigo une maladie distincte, il ajoute que celle-ci est due à l'hyperesthésie de la peau.

DÉFINITION. — Le prurigo est une maladie non contagieuse ; ce qui la caractérise, c'est la présence de papules assez larges, faisant éruption sans changement de couleur à la peau, et se localisant de préférence au tronc et aux membres dans le sens de l'extension. Ces papules sont ordinairement surmontées d'une croûte noirâtre produite par la coagulation de quelques goutelettes dé sang. Pendant le cours de cette maladie, il y a toujours du prurit quelquefois léger, le plus souvent d'une violence intolérable.

DIVISION. — Dans le cours de la description des symptômes, nous tiendrons compte des divisions adoptées aujourd'hui par les auteurs, suivant l'intensité et le siége de la maladie.

Symptômes. — Le prurigo est généralement précédé de prurit; il survient ensuite des papules plus larges, plus aplaties que celles du lichen : ces papules sont isolées, discrètes, peu proéminentes; et bien que habituellement sensibles à la vue, elles le sont encore plus au toucher; elles sont de même couleur que la peau sur laquelle elles laissent parfois, après leur affaissement, de petites taches jaunes.

Au début, si le prurigo ne doit être que peu de durée, de trois semaines ou un mois par exemple, la démangeaison ne se fait pas vivement sentir; elle n'est qu'une légère incommodité qui n'oblige pas les malades à compromettre, par le grattage, l'intégrité de la peau; et quand même les papules acquièrent un volume considérable, elles n'occasionnent pas une coloration anormale. Ce premier état morbide, par sa bénignité exceptionnelle et son existence éphémère, mérite bien de constituer un degré à part, on l'a justement appelé *prurigo mitis*.

Par opposition au *prurigo mitis*, on a donné le nom de *prurigo formicans*, *prurigo ferox*, à une forme morbide parvenue à un plus haut degré d'intensité et de ténacité. Les papules sont très larges, très aplaties, plus ou moins saillantes, occupant presque exclusivement le tronc et le côté externe des membres, rarement le cou et le visage, et jamais ni les pieds, ni les mains.

Dans cette variété, le besoin de se gratter que nous avions déjà signalé dans le lichen est bien plus vif et plus impérieux; il va jusqu'à la frénésie. On voit les malheureux patients, non contents de s'enfoncer les ongles dans les chairs, se mutiler avec tous les objets les plus acérés qui leur tombent sous la main, tels que les brosses, les peignes et les étrilles. On peut d'autant moins les détourner de ces cruelles manœuvres, qu'ils y trouvent un apaisement momentané dans leur souffrance, et même une sorte de jouissance. Presque tous, pour calmer les démangeaisons nocturnes, se lèvent sur leur lit, s'exposent au grand air, ou se roulent sur le plancher, et plus volontiers encore sur le carreau. Ils se procurent ainsi quelques moments de répit, qu'une nouvelle démangeaison vient interrompre. La nuit entière, et souvent une partie du jour se passent dans ces cruelles alternatives.

Tous les auteurs ont retenu quelques termes expressifs par lesquels les patients peignent leur souffrance. Suivant eux, c'est tantôt un feu qui consume, un martyre comparable à celui de saint Laurent; tantôt une âcreté de sang qui dévore, des milliers d'aiguilles pénétrant dans la chair; des myriades d'insectes et de fourmis qui traversent la peau dans tous les sens; les malades occupés sans cesse à se gratter, déchirent le sommet des papules; ils en font écouler des goutelettes de sang qui se coagulent en petites croûtes noirâtres; celles-ci deviennent à la fin si nombreuses, que le corps peut en être entièrement parsemé. A ce propos, MM. Cazenave et Schœdel font remarquer que l'apparition de ces croûtes n'est, à la vérité, qu'un fait accidentel, mais qu'il est par lui-même pathognomonique.

Le *prurigo formicans* peut durer pendant des semaines et des mois; s'il ne s'y joint aucune complication, il se termine par l'affaissement des papules qui ne laissent après elles qu'une teinte brune à la peau ou de légères squames, altération qui ne tarde pas à disparaître graduellement; au contraire, dans le cas où la peau aurait été plus profondément atteinte, il reste de très petites cicatrices peu visibles, mais persistantes.

On appelle *prurigo senilis* une affection prurigineuse, propre à la vieillesse, mais qui affecte aussi les jeunes gens qui, par suite de mauvaise constitution, de maladies invétérées, d'excès de débauche, sont tombés dans une caducité prématurée. Tous les symptômes les plus graves que nous avons notés dans les variétés précédentes, se reproduisent ici avec un nouveau degré d'exacerbation, mais principalement le prurit; et quand la maladie dans cet état se prolonge indéfiniment par une succession de paroxysmes, la peau s'épaissit peu à peu, elle devient dure et sèche comme du parchemin. Les papules, au lieu de s'affaisser, prennent une forme globuleuse très prononcée; quelquefois elles ont moins de saillies, mais alors elles deviennent confluentes. L'on voit aussi ce qui n'est pas arrivé dans les autres variétés, la peau devenir le siége d'une coloration brunâtre qu'on attribue justement à une lésion pigmentaire.

Enfin, lorsque l'affection est très ancienne, et que le malade est tombé dans une sorte de marasme, les ganglions du cou, de l'aine et de l'aisselle se tuméfient; on voit la peau s'enflammer et se couvrir de vésicules, de pustules d'ecthyma, de furoncles; il survient aussi des abcès sous-cutanés. Dans cet état, le prurigo constitue un cas des plus graves, et qui, par sa persistance, conduit les malades au désespoir.

En dehors de ces variétés bien distinctes, il ne reste plus à signaler que quelques modifications produites par la différence des régions que le prurigo occupe; et en résumé, les auteurs ne trouvent d'autre caractéristique de ces différences que dans le plus ou moins de violence du prurit. Ainsi ils disent que, dans le *prurigo scroti*, le prurit est parfois à peine sensible, qu'il est presque agréable; mais d'autres fois, au contraire, qu'il devient intolérable.

Quant au prurigo *pudendi muliebris*, tant qu'il est borné au pubis, aux parties extérieures des organes génitaux, la démangeaison n'est pas très intense; mais lorsqu'il s'étend à l'intérieur du vagin et qu'il s'y fixe, il y a des accès répétés de prurit, souvent suivis de convulsions hystériques et même de nymphomanie. Enfin, le prurigo de la vulve peut être accompagné de leucorrhée, d'irritation chronique, et dans ces cas provoquer l'onanisme.

Dans le *prurigo podicis*, on trouve la même série croissante des phénomènes prurigineux, c'est-à-dire qu'à la marge de l'anus, la démangeaison est d'abord supportable, elle revient par accès de plus en plus intenses; et quand le mal, ayant dépassé le sphincter, pénètre dans l'intestin, il détermine des souffrances incomparablement plus déchirantes que partout ailleurs.

Sous le nom de *prurigo pedicularis*, Willan avait établi une variété de prurigo caractérisé par une invasion de poux sur la surface cutanée. Il est facile de comprendre que la présence de ces insectes puisse solliciter le soulèvement de quelques papules et occasionner une vive démangeaison; mais il n'y a pas lieu pour cela d'élever au rang de variété un état morbide, que quelques soins de propreté peuvent si facilement faire disparaître.

Prurigo sans papules. — C'est le prurigo latent d'Alibert. Si cette variété, quoique existant, ne présente point de saillie, nous dirons seulement que cela tient à ce que la papille siége du prurigo se développe par la base aux dépens de la hauteur, car d'ailleurs, en l'absence de tout phénomène visible, la maladie ne laisse pas de s'accuser par de très vives démangeaisons.

Il en est de même du premier degré de la congestion de la papille, qui, à raison de son peu de vascularité, échappe à la vue ; mais cette congestion vient-elle à produire des papules, celles-ci se montrent larges et aplaties.

Enfin, lors même que les papules ne sont pas apparentes, on constate le plus souvent un endurcissement et une coloration brunâtre de la peau.

Il y a, au sujet du prurigo, un fait bien remarquable signalé par M. Hardy, c'est que lorsque cette maladie se trouve limitée au bas-ventre, aux parties génitales chez l'homme, et au mamelon chez la femme, on est à peu près certain d'avoir affaire à un cas de gale ; et qu'en conséquence, le prurigo, dans ces conditions de lieu, devient un moyen de diagnostic très précieux.

On trouve encore le prurigo à l'état de concomitance dans diverses maladies cutanées, telles que l'eczéma, le psoriasis, le pityriasis, certaines variétés de l'herpès, et on l'observe également dans d'autres maladies non cutanées, telles que la chlorose, l'ictère, le diabète.

MARCHE, DURÉE, TERMINAISON. — Le prurigo à l'état aigu marche rapidement chez les jeunes enfants et les adultes, et principalement chez les femmes qui ont la peau fine et délicate.

Sa durée est généralement de quelques semaines.

S'il se présente sous la forme chronique, il peut durer

des années, quels que soient les moyens thérapeutiques qu'on emploie pour le combattre. Dans la vieillesse, il se prolonge souvent autant que la vie.

Quelle que soit la durée du prurigo, on observe toujours, dans son cours, des rémissions plus ou moins marquées.

Dans la forme aiguë, il peut se terminer sans laisser de traces, tandis que dans la forme chronique, s'il a persisté longtemps, surtout chez les vieillards, on voit se détacher quelques exfoliations épidermiques autour des papules, la peau prendre une teinte brunâtre, et se couvrir de squames légères.

SIÉGE ANATOMIQUE. — On ne peut appeler le prurit autrement qu'un symptôme; néanmoins quelques auteurs, frappés de la violence habituelle de ce trouble fonctionnel, et du peu de rapport qu'il y a souvent entre le nombre des papules et l'intensité du prurit, soutiennent qu'il constitue à lui seul toute la maladie. C'est l'hyperesthésie de M. Cazenave, par exemple. Véritablement ce n'est là qu'un artifice de langage qu'on peut bien se permettre pour rendre une description plus saisissante; mais en se tenant à la rigueur scientifique, il faut reconnaître que le prurit du prurigo, comme le prurit du lichen, a uniquement son point de départ dans la lésion de la papille cutanée. (Voir le siége anatomique du lichen.)

DIAGNOSTIC. — Il n'y a que le lichen et la gale qui puissent être confondus avec le prurigo.

Mais, ne comparant d'abord que le prurigo et le lichen, on évitera toute confusion entre ces deux maladies, si l'on

remarque que les papules du prurigo sont très dévelop-
pées, très larges, irrégulièrement disséminées sur toutes
les parties du corps, affectant de préférence les parties
externes des membres; et qu'au contraire les papules du
lichen sont plus petites, tantôt dispersées, tantôt agglomérées; et dans ce dernier cas, constituant des plaques
variables de forme et d'étendue.

Remarquez de plus que les papules du prurigo ont une
durée plus longue que les papules du lichen, et enfin
que l'épaississement et la rudesse de la peau qui sont
constants dans le lichen, ne se montrent qu'exceptionnellement dans les prurigos très anciens.

Quant à la distinction à faire du prurigo et de la gale,
nous avons des caractères très significatifs qui sont pour
la gale l'état vésiculeux, et pour le prurigo l'état papuleux.

Comme la gale est accompagnée le plus souvent du
prurigo, il faut, avant de croire que ce dernier existe seul,
tenir compte du siége de l'éruption, et de plus constater
la présence du sillon, et enfin de l'acarus lui-même.

Pronostic. — Le prurigo non compliqué d'autres affections, ne compromet jamais l'existence.

Il est toujours fâcheux chez les vieillards et chez les sujets de mauvaise constitution.

Par sa persistance et par l'extrême intensité du prurit,
il jette à la longue les malades dans un épuisement irrémédiable.

Étiologie. — Le jeune âge et une vieillesse avancée sont
regardés comme des causes prédisposantes du prurigo.

Les hommes en sont plus fréquemment atteints que les

femmes. Il se montre plus particulièrement dans les tempéraments lymphatico-nerveux, et chez les individus malpropres, ou épuisés par la débauche ou la misère.

La variété *formicans* existe indifféremment dans toutes les saisons, tandis que la variété *mitis* se montre de préférence à l'automne et au printemps.

Une irritation des voies digestives peut-elle, sans autre cause concomitante, occasionner un prurigo? Quelques auteurs l'ont dit, sans cependant en avoir donné la preuve. Ce qui n'est pas douteux, c'est qu'un mauvais régime composé d'aliments épicés, de charcuterie, de certains poissons de mer, comme aussi l'abus des liqueurs fortes, les impressions morales trop vives, l'hérédité, les dérangements de la menstruation, peuvent occasionner cette maladie.

TRAITEMENT. — C'est par des moyens à la fois locaux et généraux qu'on combat le prurigo.

Parmi les premiers on conseille les lotions avec l'alun, l'eau blanche, le sublimé, le chloroforme ou l'éther.

L'opium, la belladone, l'oxyde de zinc, sont appliqués sous forme de pommade, ou mêlés à la glycérine. On emploie les bains sulfureux et alcalins, et aussi les douches, ou sulfureuses, ou cinnabrées.

Dans le prurigo partiel, on a recours à la cautérisation à l'azotate d'argent, et à d'autres agents irritants dont l'effet est de diminuer les démangeaisons devenues intolérables.

On trouve employés dans le traitement interne du prurigo, tous les mêmes moyens dont on se sert contre les maladies nerveuses, et ces moyens sont : l'opium, la belladone, l'aconit, le datura-stramonium, les pilules de Méglin ; et lorsque la maladie est persistante on en revient aux préparations arsenicales.

Les malades qu'on envoie aux bains d'Aix, de Luchon et surtout de Louesch, éprouvent dans le cours de leur traitement une vive poussée sur la périphérie du corps, ce qui contribue certainement à amener une sorte d'amélioration. Rappelons, cependant, ici ce qui a été plusieurs fois signalé dans notre livre, que la poussée provoquée par les eaux minérales sulfureuses n'a jamais la même efficacité que cette poussée se localisant sur le lieu même où le mal existe.

IMPÉTIGO

Ψωρα ελκωδες, *grec ;* mileceria des anciens ; dartre croûteuse (vulg.) ; dartre crustacée flavescente, mélitagre (Alibert) ; impetigo, psydracia (Willan).

Ansprung, Nässender Grind, *allemand ;* impetigo, *anglais ;* impettiggine, *italien ;* impetigo, *espagnol.*

HISTORIQUE. — On a donné à la maladie que nous allons décrire le nom d'*impétigo,* parce que son éruption se fait, disent les auteurs latins, *ab impetu,* avec impétuosité. Mais Pline, en se servant de ce mot, a soin d'ajouter qu'il ne voit pas ici que l'impétuosité soit plus grande que dans quelques autres maladies cutanées. « Quamvis non videam » plus in alius assultibus impetus esse, quam in aliis » morbis cutaneis. »

Sous le nom de ψωρα ελκωδες, les auteurs grecs semblent avoir indiqué la maladie qui correspond à notre impétigo actuel, mais c'est une assertion difficile à vérifier au milieu de la confusion qui règne dans les dénominations des maladies cutanées de ces temps primitifs.

Celse, au lieu d'appliquer le nom d'impétigo seulement à cette éruption pustuleuse, l'applique aussi à des maladies squameuses (psoriasis, pityriasis, lèpre).

Il ne faut pas oublier que J. Frank a donné le nom d'*impetigines,* à un grand nombre de maladies chroniques de la peau qui ne rentrent pas aujourd'hui dans le cadre de notre impétigo.

Enfin, Willan a débrouillé ce véritable chaos en définissant l'impétigo avec une précision qui en fixe la véritable nature (1). On ne peut lui reprocher que la création inutile de son *porrigo favosa* qui n'est en réalité qu'une variété de l'impétigo portant son action morbide sur le cuir chevelu.

En France, l'impétigo a été connu depuis longtemps sous les noms de *dartres croûteuses, dartres crustacées*. On sait aussi qu'Alibert qui avait d'abord décrit l'impétigo du tronc et celui du cuir chevelu sous les noms indigènes de *dartres crustacées* et de *teigne granulée*, a changé dans sa monographie des Dermatoses ces deux dénominations, appelant la première *mélitagre*, et la seconde *porrigo granulata*.

Enfin pour énumérer toutes les opinions émises sur la nature de cette maladie, nous rappellerons que M. Hardy décrit l'impétigo comme étant une variété de l'eczéma, et que Biett, M. Cazenave, réservent ce nom pour cette seule éruption qui se présente sous la forme *psydraciée*.

Si la place que l'impétigo doit occuper dans la nosographie cutanée, si sa véritable physionomie sont encore quelque chose de si obscur, il faut surtout en faire remonter la cause à la multiplicité de dénominations qu'on a créées pour caractériser non pas des maladies ayant une identité bien distincte, mais seulement des accidents variables et fugaces de ces maladies.

Cette réflexion avait été faite par Lorry, lorsqu'en par-

____

(1) Maladie à pustules psydraciées (de ψυδρακια, petites pustules).

lant des quatre variétés de l'impétigo établies par Celse,
il nous dit que cet auteur a décrit plutôt des degrés d'une
même maladie que des maladies de nature essentiellement
différente. « Gradus potius ejusdem morbi quam morbum
» natura diversum describit (*De morbis cutaneis*), p. 349.

L'impétigo compte pour un neuvième sur la totalité des
maladies cutanées : ce sont surtout les enfants et les adolescents qui sont menacés de ses atteintes, et l'on a remarqué aussi que, sur quatre individus qu'il frappe, il y en
a trois dont le tempérament est essentiellement lymphatique.

Définition. — L'impétigo est une maladie superficielle
de la peau, non contagieuse, aiguë ou chronique, caractérisée par de petites pustules discrètes ou agglomérées,
confluentes, distendues par une matière puriforme qui en
se desséchant au contact de l'air donne lieu à des croûtes
plus ou moins épaisses, irrégulières, étagées, jaunâtres,
verdâtres et même noirâtres.

Division. — L'impétigo apparaît sur toutes les parties
du corps. Pour en faciliter la description, nous expose-
rons d'abord les symptômes généraux de l'état aigu et
chronique, puis nous parlerons de ses diverses variétés.

Impétigo aigu. — Cette maladie ne commence généralement qu'après un malaise, des lassitudes dans les
membres, de l'inappétence, des dérangements dans
les fonctions digestives, il y a aussi de la fièvre. Mais
le plus souvent l'éruption n'est annoncée que par un
peu de rougeur et de tuméfaction accompagnée parfois

d'une vive démangeaison. D'autres fois, elle apparaît tout à coup, tantôt sur une surface légèrement érythémateuse, tantôt sur des points de la peau paraissant complétement sains. Il y a des pustules remplies d'une matière jaune clair, puriforme, dont l'afflux toujours croissant en détermine bientôt la rupture. Ces pustules au début sont généralement petites, agglomérées, acuminées et peu saillantes au-dessus du niveau de la peau. Au moment où elles se rompent, c'est-à-dire trente-six ou quarante-huit heures après leur première apparition, la peau se couvre d'une matière visqueuse, d'un jaune serin ou soufré; celle-ci se coagule, puis se concrète en petits cristaux friables, plus ou moins brillants, et bientôt il en résulte des croûtes jaunes, inégales, irrégulières, ayant de la ressemblance avec le suc gommeux de certains arbres, ou bien avec du miel desséché.

Les parties sur lesquelles reposent les croûtes sont entourées d'un cercle érythémateux, et même près d'elles on aperçoit çà et là de petites pustules isolées.

Les croûtes sont toujours superficielles, quels que soient leur forme et leur volume. Lorsqu'elles tombent, soit spontanément, soit par des lotions émollientes, les choses apparaissent sous un nouvel aspect : la peau qui recouvrait ces croûtes est rouge, luisante, en partie excoriée, véritable dénudation épidermique qui varie de forme et de profondeur. A ce moment il s'opère sur les points dénudés ou excoriés un suintement de la matière concrescible. Les nouvelles croûtes qui en résultent sont sensiblement plus minces que celles produites par la rupture des pustules, elles tombent d'elles-mêmes au bout de quelques jours, se reproduisent plus minces pour tomber de nouveau, et ainsi de suite pendant vingt ou trente jours.

Vers cette époque ordinaire de la terminaison de la maladie, l'inflammation s'étant peu à peu effacée, les croûtes diminuant toujours de volume, le suintement se tarit, les surfaces excoriées se couvrent d'un épiderme très fin, cependant la peau reste encore rouge, luisante, tendue. La coloration rouge, brune, persiste pendant quelque temps et ne disparaît que lorsque tous les tissus affectés ont repris leur aspect naturel.

Si l'inflammation abandonne les surfaces affectées, pendant que dure cette période décroissante, on observe dans certains cas une exfoliation de lamelles épidermiques exactement semblables à l'exfoliation épidermique terminale de l'eczéma.

D'autres fois l'impétigo prend un caractère d'acuité très intense qui le rapproche des éruptions à marche fébrile. La chaleur, la rougeur, la tuméfaction, la démangeaison qui précèdent l'apparition des pustules sont tellement vives que le malade éprouve un extrême malaise et de la fièvre. La congestion qui est alors très largement développée semble annoncer un érysipèle. Mais tous ces phénomènes se dissipent dès que les pustules ont acquis leur entier développement ou qu'elles se rompent.

C'est l'apparition d'une congestion très prononcée, comme nous venons de le dire, qui a déterminé Willan à décrire cette variété sous le nom d'*impétigo érysipélatode*. Les auteurs du *Compendium* pensent que l'impétigo érysipélatode n'est autre chose qu'un érysipèle miliaire, pustuleux.

Impétigo chronique. — Nous avons vu l'impétigo aigu se terminer après trois ou quatre semaines; quant à l'impétigo chronique, il peut durer des mois et même des années. Dans ce cas de chronicité, les croûtes ne sont pas entourées d'une aréole inflammatoire, et la peau malade sur laquelle elles reposent n'est que faiblement colorée en rouge. Il n'existe que peu ou point de démangeaison et presque pas de chaleur; néanmoins le suintement continue sur la surface dénudée, d'autres croûtes s'y forment, celles-ci sont plus épaisses, plus dures, plus adhérentes; elles sont grises ou noirâtres; et lorsqu'elles ont acquis un certain volume, la matière impétigineuse se fait un passage à travers les fissures de leurs parties les plus sèches, et celle-ci va se stratifier au-dessus en une couche distincte; alors les croûtes sont très volumineuses et d'un aspect rocheux. Signalons ce fait qu'elles ne se produisent pas par des pustules nouvelles, comme l'a dit M. Rayer, mais bien par l'écoulement continu du suintement, tel que nous venons de le décrire.

Au sujet de ces stratifications, Alibert fait remarquer en ces termes que « les lois que suit la nature dans la configuration de ces croûtes, sont absolument celles des concrétions lapidifiques. Il est évident que si la transsudation s'effectue sur une partie du corps dont la situation est verticale, les croûtes qui en proviennent s'allongent comme les stalactites observées dans certaines grottes; dans le cas contraire, elles prennent, en se coagulant, une consistance tout à fait aplatie, et s'étendent dans le sens de leur longueur. » (*Monog. des dermat.*, p. 405.)

Entre les diverses dartres, l'impétigo est celle peut-être dont la marche est la moins aiguë; cependant le véritable caractère de sa chronicité est encore un sujet de discussion entre les auteurs.

Ainsi M. Cazenave, en présence des nombreuses alternatives de formation et de chutes croûteuses, dont cette maladie est le théâtre, soutient qu'il y a bien là un état de *chronicité*, puisque le mal est de *longue durée*; mais qu'il y a en même temps *état aigu*, puisque c'est sous cette forme d'acuité que chaque attaque nouvelle se prononce.

Pour les auteurs du *Compendium* « la maladie peut, à la vérité, se prolonger fort longtemps; mais c'est en raison de récidives très rapprochées les unes des autres et non en raison de son état chronique. »

Tout ceci est passablement obscur; cependant s'il nous est permis de donner aussi notre explication, nous dirons que, dans le cas où, entre plusieurs récidives, il y a eu une ou plusieurs guérisons, alors on n'a affaire qu'à une *récidivité;* et qu'au contraire, si la maladie à aucun moment n'a cessé, que le suintement, par exemple, a été continuel, alors c'est le véritable cas de *chronicité*.

A mesure que la maladie se prolonge, on voit la congestion gagner les parties sous-cutanées; il y a œdème ou induration; mais la maladie marche-t-elle vers la guérison, les croûtes diminuent insensiblement à chaque formation nouvelle, jusqu'à l'apparition d'une exfoliation furfuracée qui est l'indice que la peau reprend son état sain.

A l'exemple des auteurs, nous décrirons les variétés de l'impétigo suivant les formes qu'elles affectent et le siége qu'elles occupent.

VARIÉTÉS SUIVANT LA FORME.

Au point de vue de la forme, nous avons deux variétés: la première appelée *figurata*, parce que les plaques impétigineuses, quelle que soit leur étendue, présentent une forme déterminée circulaire ou ovale; la seconde, *sparsa*, parce que les plaques pustuleuses sont disséminées et n'offrent aucun dessin régulier. Outre ces différences de forme que nous venons de signaler, il y a encore des caractères propres à chacune de ses variétés; c'est ainsi que la *figurata* appartient à la jeunesse, qu'elle est presque toujours aiguë et occupe de préférence la face, tandis que la *sparsa* est généralement chronique et affecte principalement les membres; mais le plus souvent on la voit aux plis des articulations.

Quoique ces deux formes caractéristiques de l'impétigo se reproduisent sur toutes les parties de la peau, il est certain que l'état morbide subit des modifications suivant les régions où il se localise; de là les différentes variétés de la face, du cuir chevelu, du tronc et des membres.

VARIÉTÉS SUIVANT LE SIÉGE.

IMPÉTIGO DE LA FACE. — Les pustules impétigineuses peuvent apparaître isolément sur toutes les parties de la face. La forme *figurata* a son siége de prédilection sur les joues; la *sparsa* se développe sur le menton, entre les poils de la barbe, à la lèvre supérieure.

En général, l'impétigo tend à envahir les fosses nasales, les ailes du nez, les régions mastoïdiennes, les
oreilles; il s'étend même dans le conduit auditif externe
et sur les parties latérales du cou.

Aux paupières, il se complique souvent d'ophthalmie
et détermine une inflammation des follicules des cils; il
peut encore exister sur les arcades sourcilières.

Il y a un *impétigo général de la face* appelé *porrigo
larvalis*, par Willan; *tinea muciflua, achore*, d'Alibert,
croûtes de lait en langage vulgaire, — *impetigo larvalis*
de MM. Cazenave et Schœdel.

Chez les très jeunes enfants, cette maladie débute généralement par les joues et le front; elle est accompagnée
d'un violent prurit; de petites pustules superficielles d'un
blanc jaunâtre ne tardent pas à se répandre sur les lèvres,
le menton et les oreilles; le nez et les paupières ne sont
pas envahis par les pustules, mais il y a coryza et ophthalmie : tous ces phénomènes peuvent rester à l'état bénin;
il n'y a que de minces concrétions lamelleuses et le suintement n'est pas excessif.

Mais il arrive aussi très souvent une extrême abondance
de fluides qui forme, en se coagulant, des croûtes épaisses
et noirâtres, en sorte que la face entière se trouve couverte d'un masque croûteux repoussant et exhalant une
odeur nauséabonde.

Souvent les enfants, tourmentés par une démangeaison
insupportable, ne résistent pas au désir de déchirer les
croûtes avec les ongles, et il s'ensuit un écoulement de
sang qui, mêlé à la matière excrétée, produit des croûtes
très noires. Dans cet état, il y a souvent de la fièvre, les
glandes parotidiennes et sous-maxillaires participent au

gonflement de la face qui est alors très douloureuse ; ces glandes aussi s'enflamment, et il n'est pas rare de les voir suppurer.

Cette variété peut durer longtemps ; mais, chose digne de remarque, c'est que, malgré les déchirures profondes, les excoriations très étendues, les croûtes épaisses qui donnent au visage un aspect hideux, elle guérit toujours sans laisser aucune trace de cicatrices.

Si l'on considère que dans la première enfance surtout les fonctions de la circulation et de l'absorption sont très actives, on admettra facilement qu'un excès de nutrition puisse déterminer cet état morbide. Nous démontrerons bientôt que, de plus, la face est la région impétigineuse par excellence.

On pourra, le plus souvent, modifier cette variété de l'impétigo, par l'observation d'un bon régime alimentaire chez les enfants.

Impétigo du cuir chevelu. — Lorsque l'impétigo se développe sur le cuir chevelu, toute la tête devient le siége de pustules impétigineuses, discrètes ou confluentes. La matière visqueuse qui en découle, colle et agglutine les cheveux ; il en résulte des croûtes plus ou moins épaisses, d'un jaune brunâtre, qui se rapprochent et s'accumulent de manière à former une calotte complète. L'impétigo exhale alors une odeur nauséabonde, les cheveux se couvrent d'une grande quantité de poux, et il n'est pas rare de voir se former de petits abcès qu'il faut le plus souvent ouvrir, lorsque le tissu cellulaire sous-jacent vient à s'enflammer sur certains points.

L'*impetigo granulata*, qui reproduit la plupart des symptômes que nous venons de décrire, présente deux particularités signalées par Alibert : la première consiste en ceci, que la pustule se formant à l'orifice du conduit pileux, s'y trouve ordinairement traversée dans son centre par un cheveu; et la seconde en ce que le fluide visqueux se coagule en croûtes sèches, dures, *sphériques*, d'un brun foncé ou grisâtre, comparables à de petits grains de sable ou de mortier, ou à de gros grains de poivre. On voit le plus souvent une partie de ces grains adhérer à la surface malade, tandis que d'autres s'attachent autour des cheveux qui en sont tout hérissés. Ces grains sont parfois très friables, et alors on peut, en les écrasant, les réduire en poussière, ressemblant parfaitement à celle du plâtre sali ou du vieux mortier. Quand la maladie dure depuis longtemps, il survient des poux et une odeur repoussante qui infecte les lieux où séjournent les malades : quelques soins de propreté suffisent pour faire disparaître cette odeur.

On comprend que de tels désordres peuvent déraciner les cheveux; souvent il y a alopécie qui ne se prolonge pas après la guérison, parce que même dans les cas les plus graves d'impétigo, les bulbes pileux restent intacts.

Les enfants à la mamelle sont exposés à un *impétigo sparsa* du cuir chevelu qui envahit tantôt le devant de la tête, sous forme de bandeau, tantôt la face postérieure du crâne : cette variété est connue vulgairement sous le nom de *croûte de lait*.

Impétigo du tronc. — Le tronc est rarement envahi

par l'impétigo, et il n'est jamais attaqué isolément, mais à la suite du développement de la maladie sur d'autres points. On voit alors sur le dos, la poitrine, l'abdomen, des plaques d'*impetigo figurata;* mais plus ordinairement ce sont les pustules disséminées de l'*impetigo sparsa* qui s'y développent.

IMPÉTIGO DES MEMBRES. — Dans l'impétigo des membres, les plaques impétigineuses de forme *figurata* présentent des dispositions particulières, suivant qu'on les observe aux membres supérieurs et aux membres inférieurs. Dans le premier cas, les surfaces sont larges et prennent une forme ovalaire; tandis que dans le second, c'est-à-dire aux membres inférieurs, ces plaques sont plus petites et assez exactement circulaires.

L'*impetigo sparsa* attaque principalement les jambes, et quand il se présente là sous la forme de croûtes rugueuses, épaisses, noirâtres, adhérentes, on lui donne le nom d'*impetigo scabida.* Les jambes se tuméfient, deviennent œdémateuses, et les ongles des orteils et des doigts peuvent même être altérés.

MARCHE, DURÉE ET TERMINAISON. — Nous avons vu que la marche de l'impétigo pouvait être aiguë ou chronique. L'état d'acuité qui appartient à l'*impetigo figurata* apparaît souvent sur les joues pendant plusieurs années de suite au printemps; tandis que l'*impetigo sparsa,* qui appartient à l'état chronique, se manifeste à l'automne, persiste pendant l'hiver, et ne disparaît qu'au retour des premiers beaux jours.

La durée de l'impétigo est toujours longue, mais principalement dans la forme chronique, où il peut durer des
années et même toute la vie. Dans la forme aiguë on ne
peut guère obtenir la guérison de l'impétigo avant trois,
quatre ou cinq semaines.

SIÉGE ANATOMIQUE. — En faisant la description de l'eczéma, du psoriasis et du pityriasis, nous avons établi que
ces trois maladies avaient un siége anatomique commun
dans les capillaires sanguins, et qu'en même temps chacune d'elles se distinguait des deux autres par leur degré
de participation à la congestion sanguine.

Dans cet état de choses, on voit que les tissus dont
la peau se compose, ne sont pas tellement distincts que
l'un d'eux puisse jamais devenir uniquement et exclusivement le siége d'un état morbide, sans que ses voisins et
congénères n'y participent à quelques degrés.

En réalité, il y a donc ici différence de structnre et
consentement de fonctions, c'est pourquoi dans la recherche d'un siége anatomique il ne faut pas toujours
prétendre à la désignation d'un élément unique et exclusif;
et qu'au contraire, il faut se contenter le plus souvent
d'avoir trouvé l'élément prépondérant.

Or, que dans l'impétigo, l'élément lymphatique joue
bien ce rôle prépondérant qui doit le faire regarder
comme le véritable siége anatomique de la maladie, c'est
ce qui, pour nous, ne fait pas l'objet d'un doute.

Néanmoins, pour l'édification de nos lecteurs, nous
allons en chercher successivement la preuve dans l'âge
où cette maladie se développe, dans le tempérament qui

en est la cause occasionnelle, dans l'appareil de la circulation à sang blanc, dans le mode initial des phénomènes morbides, dans la qualité du fluide épanché, et enfin dans la nature des concrétions croûteuses, et nous espérons bien que cet ensemble de faits si concluants donnera à notre assertion ce haut degré de probabilité qui, dans les sciences physiologiques, équivaut à une démonstration.

D'abord, quant aux âges, tout le monde reconnaît que la fréquence si souvent remarquée de l'impétigo chez les enfants et les adolescents, ne peut s'expliquer que par le développement excessif de l'appareil lymphatique à ces premières périodes de la vie ; or, ceci n'équivaut-il pas à dire que l'élément lymphatique intervient déjà pour une part quelconque dans la production de la maladie impétigineuse.

En dehors de la question de l'âge, on a observé que le tempérament lymphatique peut être par lui-même une cause-occasionnelle, ou si l'on veut, un élément constitutif de l'impétigo. Or, cela est démontré par le seul fait que chez les vieillards, l'impétigo est presque une rareté pathologique. Ajoutons que si par hasard l'impétigo survient dans cet âge avancé, il portera toujours son attaque sur des sujets cachectiques, affaiblis par la misère, les privations ou la débauche : conditions morbides qui auraient recréé, pour ainsi dire en eux-mêmes, le tempérament lymphatique. Il faut donc conclure que dans les constitutions molles et cachectiques, l'élément lymphatique a au moins sa part d'action dans le développement de l'impétigo.

De même, le siége d'élection de cette maladie devient

encore une preuve assez concluante de l'intervention de l'élément lymphatique, si l'on considère que cette partie de la peau, étendue sur le front, le milieu des joues, le pourtour des lèvres et le menton, est appelée région impétigineuse, comme étant le siége le plus fréquent de l'impétigo, se trouve aussi être la région de la peau, où les vaisseaux lymphatiques sont répandus avec la plus grande abondance.

Au point où nous sommes, la simple intervention de l'élément lymphatique nous semble évidente ; seulement, il faut, de plus, prouver que cette influence est prépondérante. A cet effet, qu'il nous soit permis de faire une courte excursion dans le domaine de la physiologie et de l'anatomie, afin de mettre nos lecteurs à même de suivre toute la discussion de notre siége anatomique.

Ainsi les physiologistes nous ont appris que les lymphatiques contribuent, avec les veines, aux mouvements concentriques, et que, de plus, il y a le long de leur trajet des renflements ganglionnaires qu'on pourrait appeler des *poumons à sang blanc*, et non pas *des cœurs*, comme on les a appelés quelquefois à tort (1), puisqu'il s'opère en eux-mêmes une sorte d'hématose préparatoire par laquelle les globules incolores deviennent plus fibrineux et la lymphe moins chargée d'eau.

Ajoutons que, parmi les espaces parcourus par les vaisseaux lymphatiques, il y en a un, le plus court, qui, partant de tous les points de la peau, du crâne et de la face, pour aboutir aux glandes sous-occipitales, paroti-

____

(1) Les glandes n'étant pas des organes d'impulsion, mais bien des organes d'élaboration. (Bérard).

diennes, sous-maxillaires, se trouve ainsi strictement circonscrit dans la région impétigineuse.

Supposons maintenant que cette région devienne le siége de phénomènes morbides, tels que l'apparition et la rupture de pustules psydraciées, la formation et la chute de croûtes jaunes, la dénudation épidermique à la suite d'un épanchement considérable visqueux, puriforme ; certainement à l'aspect de ces symptômes, on ne doutera pas d'avoir affaire à un impétigo. Ce qui reste douteux, c'est la nature véritable du fluide qui caractérise la maladie.

Ce liquide n'est point de la sérosité, puisqu'il se coagule en s'épanchant, et qu'en se desséchant, il forme des masses croûteuses.

Si ce n'est pas de la sérosité, sera-ce du pus ? Pas davantage, puisque l'éruption n'a pas été précédée ici d'un travail morbide de nature inflammatoire, qui est le prélude indispensable de la formation du pus.

Enfin, on acquiert la conviction que ce ne peut être du pus, si l'on considère que l'éruption initiale se fait parfois sur la peau encore saine, et bien souvent aussi d'une manière subite, dans l'intervalle d'une nuit par exemple, et non pas après plusieurs jours d'un état phlegmasique, comme cela s'observe dans l'acné, la variole, dont les pustules sont franchement purulentes.

Si donc nous n'avons à constater dans l'éruption initiale ni sérosité, ni pus, on est porté à croire que le fluide lymphatique est la cause de l'apparition de l'impétigo.

Jusqu'ici nous avons raisonné par exclusion ; mais désormais il nous faudra montrer directement que les caractères physiques de la lymphe ont la plus grande analogie avec la matière épanchée de l'impétigo.

. La lymphe a pour caractère de n'être point un liquide homogène, d'être épaisse, colorée en teinte *jaunâtre, grisâtre, rougeâtre*, et de se coaguler après sa sortie des vaisseaux lymphatiques ; remarquez bien que ces caractères se rapportent parfaitement à ceux de la matière impétigineuse, dont la lymphe peut fort bien constituer la maladie impétigineuse elle-même (1).

Nous pouvons encore confirmer cette preuve par l'examen que nous allons faire de la formation croûteuse dans l'impétigo ; cette formation a cela de remarquable, qu'au lieu de s'opérer sous la forme organique d'un dessèchement de sérosité ou d'une concrétion de pus, elle s'opère par une sorte de précipité d'éléments solides à la manière des corps inorganiques. Alibert qui a décrit ces croûtes, compare leur couleur à celle des sucs gommeux de certains arbres, et il ajoute qu'elles se concrètent à la manière de stalactites que l'on rencontre dans quelques grottes. Eh bien, ne trouvons-nous pas dans la lymphe tous les matériaux nécessaires à la coloration et à la concrétion des croûtes, puisqu'en réalité la lymphe est très peu susceptible d'organisation par elle-même, et que de plus elle est constituée par un plasma imbibé de liquides jaunes et de plusieurs éléments solides (2) ?

(1) D'après MM. Gubler et Quevenne, la lymphe renfermerait *normalement* et en assez grand nombre des globules hématiques auxquels on a coutume de rapporter les teintes *jaunes rougeâtres* de ce liquide, et desquels, comme chacun le sait, le fer est un élément constitutif (Longet, ABSORPTION DU CHYLE, *Traité de physiologie*, p. 412).

(2) Kölliker, *Histologie humaine*, p. 637.

Les aréoles de la croûte impétigineuse, comme les aréoles du caillot de la lymphe, ne renferment-elles pas également une matière liquide susceptible de se coaguler lorsqu'elle se trouve à l'air libre ?

Ayant déjà prouvé, dans l'exposition précédente, que les caractères physiologiques et physiques de la lymphe se rapportent très bien à la nature de la matière de l'impétigo, pour conclure, il ne nous reste plus qu'à trouver, dans l'anatomie pathologique, des caractères qui accusent la présence de la lymphe dans le cas d'impétigo.

M. Gendrin, qui a eu occasion de disséquer la peau affectée de cette maladie, nous apprend, en résumé, qu'il a vu, surtout dans le cours de ses investigations nécropsiques, *peu d'injections sanguines;* le tissu cutané d'une *rougeur jaunâtre*, sur les bords de la section et sous les croûtes de petits boutons rouges, formés de petits grains de matière comme *caséiforme, liquide* et *filante*, d'une couleur *jaune verdâtre*; ici nous retrouvons bien encore toutes les apparences de la lymphe. Voici, du reste, le texte de M. Gendrin : « Au point correspondant à l'éruption, dit cet auteur, la peau était plus adhérente au tissu cellulaire que dans les parties saines; cependant il n'existait à la surface externe du derme, qu'une très petite quantité de capillaires injectés; le tissu cutané était plus dense que dans l'état physiologique; il était d'une rougeur jaunâtre, mais cette couleur morbide ne s'étendait que très peu au chorion. On remarquait, sur les bords de la section, que les petits boutons rougeâtres, très serrés, peu proéminents, qui existaient sous les croûtes, étaient formés par de petits grains d'un volume d'une tête d'épingle, de matière comme *caséiforme, liquide* et *filante*,

d'une couleur jaune-verdâtre ; le tissu cutané environnant
était rouge, et l'on faisait suinter par la compression cette
matière sécrétée dans les petites pustules, qui produisait,
en se desséchant, les croûtes dartreuses. » (*Hist. des inflammations*, t. I, p. 459.)

Comme preuves plus directes, il resterait encore à faire
intervenir l'analyse chimique et le microscope ; mais ces
travaux n'existent pas dans la science, ils feront l'objet de
nos recherches ultérieures.

Au point où se termine cette discussion, nous croyons
avoir suffisamment démontré l'absence de la sérosité ou
du pus au début de la maladie ; et, au contraire, la présence d'un liquide qui a tous les caractères de la lymphe,
ce qui nous détermine à conclure que c'est bien dans
l'appareil lymphatique qu'il faut placer le siége anatomique de l'impétigo.

DIAGNOSTIC. — Il sera toujours facile de distinguer les
pustules psydraciées propres à l'impétigo, des larges
pustules de l'ecthyma, des pustules isolées à bases indurées de l'acné, et de celles plus proéminentes, plus volumineuses, et moins jaunes du sycosis. Quant aux croûtes
sycosiques, elles sont plus sèches et plus brunes que celles
de l'impétigo.

L'impétigo du cuir chevelu se distinguera du favus dis-
séminé, en ce que les pustules du premier sont superficielles, tandis que les pustules du favus sont profondément
situées dans la peau et se transforment rapidement en
croûtes jaunes, sèches, creusées en godet ; de même, les
croûtes brunes d'un gris sale de l'impétigo du cuir chevelu

qu'on voit semblables à des débris de mortier brisé, le distingueront facilement des incrustations larges, épaisses et continues, qu'on observe dans le *favus scutulata.* Enfin ce qui ne laisse aucun lieu à l'erreur, c'est que l'impétigo n'est point contagieux, qu'au contraire le favus l'est constamment, et que de plus celui-ci n'est jamais suivi d'alopécie permanente. Rappelons ici que la chute des cheveux n'a lieu que dans l'*impetigo larvalis,* et que l'alopécie n'est que momentanée, les bulbes des cheveux n'étant jamais altérés dans cette dernière maladie.

PRONOSTIC. — L'impétigo ne présente de gravité qu'en raison de sa ténacité, de son étendue, et lorsqu'il affecte les vieillards, ou des individus à constitution détériorée.

ÉTIOLOGIE. — *Causes prédisposantes.* — On remarque que l'impétigo affecte de préférence les personnes douées d'un tempérament lymphatique ou sanguin, et dont la peau est fine ; les petits enfants à l'époque de la dentition. C'est à cet âge que se manifeste principalement l'impétigo du cuir chevelu et de la face.

D'autres causes bien prédisposantes de l'impétigo sont : le séjour dans un lieu bas et humide, une nourriture insuffisante, malsaine ; ajoutons encore que le printemps et l'automne sont les deux saisons qui ont le plus d'influence sur l'apparition de l'impétigo.

Causes occasionnelles. — Alibert a remarqué que l'impétigo se montrait chez les gourmands qui ne savent pas régler leurs repas. On a vu de même cette maladie se développer à la suite de vives émotions morales, d'un violent exercice ; mais les causes occasionnelles les plus évidentes sont des agents extérieurs, ayant leur action directe sur la peau, tels que : l'exposition prolongée à l'action du soleil, des fourneaux incandescents.

Les substances irritantes, les frictions trop souvent répétées, enfin le manque de propreté chez certains ouvriers, suffisent pour développer et entretenir l'impétigo.

Les causes de cette éruption impétigineuse sont parfois très difficiles et même impossibles à découvrir.

Traitement. — Au début de l'impétigo, alors que les symptômes inflammatoires existent, on a l'habitude d'appliquer sur l'éruption des cataplasmes émollients, de fécules, des lotions de guimauve ou de pavots, des pommades adoucissantes.

Mais si la maladie occupe de larges surfaces, on tempère l'inflammation par de grands bains et par des purgatifs doux, pendant plusieurs jours de suite.

Si l'éruption persiste malgré ces moyens, on emploie des bains alcalins, des lotions astringentes, acidules, des pommades légères au précipité rouge, ou au calomel.

Dans l'état chronique, l'impétigo est traité par des moyens plus énergiques, tels que : des purgatifs drastiques, des bains sulfureux, au sublimé, ou salés.

Comme cette affection atteint les constitutions essentiellement lymphatiques, on emploie avec avantage les composés iodés, tels que : iodure de potassium, iodure de fer, l'huile de foie de morue. Les tisanes amères, la décoction de feuilles de noyer, les toniques, sont aussi conseillés.

Enfin, en dernière ressource on a recours aux arsenicaux.

SYCOSIS

Ulcus, συχωσις (Celse) : varus mentagra (Alibert) ; mentagre (Cazenave
et Scædel, Gibert) ; sycosis (divers auteurs).

Sykosis, Feigwarzen, *allemand;* sycosis, *anglais* ; sicosi, *italien ;*
sicosis, *espagnol.*

HISTORIQUE. — Il serait bien difficile de dire à laquelle
des maladies cutanées connues aujourd'hui se rapportent
les deux espèces d'ulcères qui ont été décrits par Celse (1),
sous le nom de *sycosis.* La même obscurité règne sur cette
mentagre romaine que Pline a peinte en termes si express-
sifs : voici comment cet auteur a décrit le siége et les
symptômes de cette maladie. Fixée ordinairement au menton, dit-il, elle envahissait quelquefois la *poitrine* et les
mains qu'elle couvrait de *hideuses écailles* (*fœdo furfure*),
ce qui n'arrive certainement pas au sycosis que nous
connaissons aujourd'hui : elle s'étendait aussi à la face,
au cou, en sorte que le visage prenait une expression hi-

(1) Est etiam ulcus, quod a fici similitudine συχωσις a Græcis nominatur.
« Caro excrescit, et id quidem generale est. Sub eo vero duo species sunt.
Alterum ulcus durum et rotundum est. Alterum humidum et inæquale.....
fit vero utrumque in iis partibus quæ pilis conteguntur, sed id quidem quod
callosum et rotundum est maxime in barba, id vero quod humidum præcipue
in capillo. » (Celse, *De re medica,* lib. VI, cap. 3.)

deuse sous l'amas de pustules, de croûtes et de profondes cicatrices dont il était couvert. Pour guérir cette maladie, ou plutôt en limiter les ravages et les fréquentes récidives, on était le plus souvent obligé de brûler les chairs jusqu'aux os. De plus, cette maladie importée de l'Asie était regardée comme essentiellement contagieuse, se communiquant, disait-on, par les moindres attouchements. Elle respectait le peuple, et même les classes moyennes, mais sévissait cruellement contre les grands et les nobles ; elle se propageait rapidement chez eux par le baiser dont ils se saluaient habituellement.

Nous voilà bien loin de la maladie qui fait le sujet de ce chapitre, et l'on va voir, en effet, dans toute la suite de sa description, que par ses symptômes et sa nature, elle n'a presque rien de commun avec la mentagre romaine.

Mais, quoique le sycosis de Celse ne soit pas le même que le nôtre, quoique son étymologie grecque (σῦκον, figue) ne rappelle qu'une des faces de la maladie, c'est-à-dire l'éruption de tubercules rouges, nous ne laisserons pas d'adopter cette dénomination consacrée par l'usage, et qui, comme le dit M. Chausit, a l'avantage de ne rien préjuger ni sous le rapport du siége, ni sous le rapport de la nature de l'affection.

La dénomination de *mentagre* doit disparaître, puisque cette maladie peut se montrer ailleurs qu'au menton, c'est-à-dire sur les joues et la lèvre supérieure.

En raisonnant d'après la méthode des lésions élémentaires, les classificateurs du sycosis se sont demandé laquelle de ces lésions ou pustules, ou tubercules, devait être prise pour signe caractéristique ; et d'abord Willan et Bateman avaient choisi l'élément tuberculeux ; cependant Biett, considérant que les tubercules sont toujours consécutifs, a rangé cette maladie parmi les affections pustuleuses.

Alibert a fait rentrer le sycosis dans son genre *varus*, sous le nom de *varus mentagra*, et il l'a décrit aussi sous celui de *dartre pustuleuse mentagre*.

M. Gibert le range dans son ordre IV des pustules.

Il résulte de la classification de M. Devergie, que le sycosis est placé dans deux divisions différentes ; ainsi on le trouve une première fois dans sa troisième division, maladies pustuleuses, sous le nom de sycosis pustuleux, et on le retrouve encore dans sa cinquième division, maladies tuberculeuses, sons le nom de sycosis tuberculeux.

Pour M. Cazenave, le sycosis est une inflammation du conduit pilifère.

M. Bazin en a fait naturellement une maladie parasitaire, qu'il décrit sous le nom de teigne mentagre.

Enfin M. Hardy le place dans la classe des maladies parasitaires, qu'il appelle tricophytie, parce que cette classe est caractérisée par la présence d'un seul et même champignon, le tricophyton, et de là le nom de tricophytie sycosique qu'il donne au sycosis.

Quant à la discussion sur la nature pustuleuse ou tuberculeuse du sycosis, elle ne peut avoir, pour nous, le même intérêt que pour les dermatologistes du commencement de ce siècle, parce qu'alors il s'agissait avant tout de donner une bonne classification des maladies cutanées d'après les lésions élémentaires, et qu'aujourd'hui il s'agit surtout de déterminer leur nature et leur siége anatomique. Cependant, aujourd'hui même, cette recherche, de nature et de siége, ne laissant pas d'être

entourée de difficultés, à raison des caractères très différents sous lesquels le sycosis peut se présenter, nous
avertissons nos lecteurs de notre intention de faire, au
besoin, quelque excursion dans le domaine de la physiologie et de l'anatomie pathologique.

Ainsi, c'est bien faute d'une connaissance exacte des
différents appareils cutanés que l'on a voulu faire du
sycosis une variété de l'acné. Voici sur quoi s'appuie cette
erreur de classification : on a cru voir de grandes simili-
tudes, presque une analogie complète entre l'appareil
sébacé et l'appareil pileux, et on a conclu, bien à tort, que
ces deux maladies naissant d'organes si proches voisins,
ne pouvaient tout au plus constituer que deux variétés
d'un même état morbide ; et qu'ainsi le sycosis, à raison
du lieu et des conditions de sa naissance, ne pouvait
être qu'une variété de l'acné.

Qu'il y ait quelque analogie entre ces deux organes et
ces deux maladies, cela peut se soutenir, mais seulement
au point de vue général de l'unité de formation. Que nos
lecteurs veuillent bien se rapporter aux siéges anatomiques de ces maladies, ils reconnaîtront, sans doute, que
la glande sébacée et le follicule pileux, quoique voisins et
même conjoints, ont chacun, non-seulement une fonction
spéciale, mais aussi une structure parfaitement distincte.
Ainsi, ne considérant d'abord que la fonction, nous trouvons qu'elle est purement lubréfiante et excrémentitielle
dans l'appareil sébacé, et qu'elle est essentiellement régénératrice dans l'appareil pileux, ce qui constitue certainement deux actes physiologiques bien différents ; et de
même, ne considérant que la structure, nous trouvons
qu'elle est de nature glandulaire dans l'appareil sébacé,

et de nature tégumentaire dans l'appareil pileux, ce qui
constitue deux états anatomiques très distincts.

En présence de ces deux ordres de choses si complétement disparates au point de vue de la fonction comme à
celui de l'organe, nous n'avons évidemment rien de
mieux à faire que de maintenir entre le sycosis et l'acné,
une distinction, non pas de simple variété, mais bien de
genre et de classe, ainsi que l'ont fait la plupart des dermatologistes.

D'ailleurs, au sujet des caractéres différentiels des deux
maladies, nous rappellerons que M. Cazenave dit nettement qu'on ne rencontre jamais, dans le sycosis, ni
l'hypersécrétion sébacée, ni les *cicatrices couturantes* qui
sont si communes dans l'acné.

DÉFINITION. — Acceptant ici, avec quelques changements, la définition de M. Chausit, le seul auteur qui ait
fait une monographie complète sur le sycosis, nous dirons
que cette maladie de l'appareil pileux est caractérisée
selon ses divers états par des rougeurs, des pustules, des
nodosités tuberculeuses, des croûtes ou de la desquamation, des abcès particuliers, de l'alopécie, quelquefois des
cicatrices.

De là suit une division toute naturelle de l'état morbide,
en sycosis pustuleux, sycosis tuberculeux et sycosis phlegmoneux.

SYCOSIS PUSTULEUX. — Le sycosis est généralement précédé d'une sorte de prédisposition qui se traduit par l'apparition, soit au menton, soit au pourtour des lèvres, de

petites pustules blanchâtres, discrètes, éphémères, se succédant pendant plusieurs mois ou même pendant plusieurs années à des intervalles indéterminés, et disparaissant sans traitement.

Voici ensuite quelque chose de plus que cette prédisposition que nous venons de signaler, c'est un sycosis qui, ayant atteint seulement les parties superficielles du follicule pileux, s'y fixe cependant à demeure et constitue une véritable maladie, mais à l'état simple. Or, dans ce cas, voici ce qui va se passer : ordinairement un léger prurit se fera d'abord sentir ; il sera bientôt suivi de rougeur, de chaleur plus ou moins vives, et d'un sentiment de tension douloureuse ; puis apparaîtront sur diverses places de petits points rouges, lieux futurs d'une éruption ; et, en effet, les pustules apparaissent bientôt sous la forme psydraciée et acuminée ; il leur arrive souvent de prendre un volume plus considérable ; leur base entourée d'une aréole rouge est parfois sensiblement indurée, et leur sommet devient purulent. Généralement discrètes, elles se trouvent parfois réunies par groupes très limités ; elles s'accompagnent de démangeaison, de cuisson, variables d'intensité, et surtout, le soir, de fourmillement.

D'ailleurs, ces pustules ont pour siége les parties les plus velues de la face, c'est-à-dire le menton, la lèvre supérieure ; elles se montrent là gonflées d'un pus jaunâtre, et enfin, ce qui est pour tous les auteurs comme le signe pathognomonique de la maladie sycosique, on voit les pustules toujours traversées à leur centre par un poil. Leur durée individuelle est d'une semaine environ ; après ce terme, elles se rompent, mais ne fluent pas comme celles de l'impétigo. Elles se dessèchent et sont remplacées par des croûtes brunâtres parfois épaisses; le plus souvent pendantes au milieu des poils, et finissent elles-mêmes par se détacher après douze à quinze jours.

Supposant alors qu'il ne se formerait plus d'éruption nouvelle, il y aurait cas de guérison et tout serait fini, même sans l'intervention du médecin. Hâtons-nous d'ajouter cependant qu'un retour d'éruption dans un temps plus ou moins long est le cas le plus fréquent, et qu'un traitement approprié est le plus souvent nécessaire.

Le sycosis, à son premier degré, se trouve donc caractérisé par la présence d'une double lésion élémentaire, la rougeur et la pustule; toutefois, nous ferons remarquer que, dans certains cas, le sycosis simple peut présenter des plaques érythémateuses, persistantes, plus ou moins circulaires, siége d'éruption pustuleuse apparaissant successivement et à des époques plus ou moins rapprochées. Les parties affectées sont épaisses, tendues, enflammées; il y a donc là quelque chose de plus durable qu'une inflammation à période régulière, c'est un état de congestion permanent qui a plus d'un trait de ressemblance avec celui de l'acné rosacée. Enfin, dans d'autres moments, quand surtout il n'y a pas d'éruption, on remarque quelques symptômes nouveaux, c'est-à-dire de la sécheresse et même de la rugosité dans la peau, laquelle peut se couvrir d'exfoliation épidermique légère et peu abondante. M. Bazin regarde cet état de sycosis devenu pityriasique comme succédant aux disques érythémateux. En sorte que, pour ce chef de l'école parasitaire, *disques érythémateux, pityriasis alba, pustules,* sont trois phénomènes qui, par leur succession dans le sycosis, constituent la période de germination du trichophyton.

Sycosis tuberculeux. — Nous venons de voir le sycosis se présentant à l'état initial et fugace, puis devenant permanent, bien qu'il n'existe encore qu'à l'état simple. Maintenant passons à l'examen du sycosis tuberculeux : nous n'avons pas besoin de répéter ce que nous avons déjà dit plusieurs fois, que ces divers états pathologiques ne constituent que des degrés différents d'une même maladie, et que les divisions artificielles qu'on établit n'ont pour but que de rendre la description des symptômes plus facile et plus claire.

Ainsi il y a un moment où l'on est en doute sur ce qui va se passer ; est-ce que l'inflammation vivement manifestée va rester superficielle et se borner à l'orifice du conduit du follicule pileux, alors ce sera généralement à un sycosis pustuleux qu'on aura affaire ; au contraire, l'inflammation siégera-t-elle à la base du follicule pileux, soit parce que c'est là qu'elle s'est d'abord fixée, soit parce qu'elle a marché de la superficie à la profondeur, alors c'est le tubercule qui apparaît.

Quoique la forme tuberculeuse soit généralement le produit d'un état morbide ancien, il n'est pas rare, chez les sujets à constitution détériorée, de voir les tubercules se déclarer presque au début de l'éruption, et dans ce cas l'inflammation a attaqué d'emblée le fond du follicule. « Il est toujours possible, dit M. Chausit, d'apprécier les pustules initiales ; mais celles-ci passent très rapidement, et, quand elles se reproduisent, on les voit coïncider avec le développement des tubercules. » Dans tous ces cas in-

vétérés, des indurations tuberculeuses, de véritables
nodosités ne manquent pas de se montrer, et plus particulièrement à la région sous-maxillaire. Ces nodosités
sont rénitentes, et l'anatomie pathologique nous apprend
qu'elles sont logées dans l'épaisseur du derme. Leur forme
est parfois irrégulière, mais le plus souvent ovalaire; elles
sont d'une couleur rouge et acquièrent facilement le volume d'une cerise. Souvent plusieurs petits noyaux se réunissant, donnent lieu à des masses tuberculeuses plus ou
moins considérables, irrégulières, bosselées; et quand il
y a alopécie (cas le plus ordinaire dans le sycosis tuberculeux), ces tumeurs se montrent sous un aspect fram-
boisé. Dans cet état, les nodosités présentent à leur surface et dans leurs intervalles, soit de petites pustules, soit
de petites squames sèches furfuracées, ce qui a fait dire
à M. Rayer que « le mélange confus des tubercules, des
pustules, des squames pityriasiques, imprime au sycosis
un aspect repoussant. »

Sycosis phlegmoneux. — Enfin, si la maladie continue
à faire des progrès, tous les symptômes s'exaspèrent, et
l'inflammation pénétrant profondément dans la peau, on
voit assez souvent s'y produire des tumeurs phlegmoneuses.

Au sujet des nodosités tuberculeuses du sycosis, il s'est
élevé une discussion assez confuse sur la véritable nature
de cet état pathologique. D'un côté, Samuel Plumbe soutient que tout tubercule est essentiellement phlegmoneux;
de l'autre, Willan, Biett et M. Cazenave nient l'existence
essentiellement phlegmoneuse du tubercule. Pour éclairer
cette question et en faciliter la solution, écartons préala-

blement ces abcès phlegmoneux qui se trouvent exclusivement logés dans le tissu cellulaire sous-dermique ; car
ceux-ci, indépendants du follicule pileux par leur origine,
peuvent tout au plus être regardés comme une complication accidentelle.

Restent donc deux tumeurs d'aspect assez différent,
très bien décrites par M. Chausit : l'une, dit-il, paraît plus
dure, plus circonscrite à la circonférence ; elle donne, au
toucher, la sensation d'une coque rénitente ; elle ne
s'affaisse qu'imparfaitement après la sortie du pus.—Il en
est une autre, dit le même auteur, qui est plus molle,
moins bien circonscrite, n'offrant pas de dureté calleuse
à sa circonférence. Celle-ci, au moment où elle se vide,
laisse voir la peau sensiblement amincie ; elle est plus
complétement affaissée après la sortie du pus, qui d'ailleurs occupait un foyer plus considérable.

Après cette peinture, d'une exactitude incontestable,
personne ne niera la présence ici de deux états pathologiques distincts ; c'est donc seulement sur le mode de formation et de terminaison des tumeurs phlegmoneuses que
les avis peuvent se partager ; mais, avant de prendre parti
pour ou contre, voyons ce que l'anatomie pathologique
nous enseigne à ce sujet. M. Dauvergne, observateur très
sagace et l'un des rares dermatologistes qui se sont adon-
nés à l'étude de l'anatomie pathologique des maladies de
la peau, nous dit avoir constaté, à la suite de nombreuses
nécropsies de mentagreux, que « les engorgements tuberculeux que l'on rencontre si fréquemment siégent
non-seulement dans l'épaisseur du derme, mais em-
piètent sur le tissu cellulaire sous-cutané ; j'ai même
remarqué qu'à côté de ces engorgements, on en trouve

de secondaires qui ne dépassent pas l'épaisseur du derme (1). »

Il y a donc ici deux cas, l'un où la tumeur enchâssée, circonscrite dans le derme, reste libre de se développer dans l'épaisseur de la gaîne externe du follicule pileux; l'autre, où la tumeur siége aussi dans le derme, mais dépassant ses limites en dehors, reste libre de se développer vers le tissu cellulaire sous-dermique.

Ce double état pathologique bien établi, M. Chausit ne niera pas que la première tumeur appartient au cas de localisation intra-dermique ou intra-folliculaire, et que la seconde appartient au cas de localisation extra-dermique ou extra-folliculaire, et que par conséquent il est tout naturel de reconnaître qu'au moment de la suppuration, l'une se vide par l'ouverture du conduit pilifère, et que l'autre s'extravase dans le tissu cellulaire.

Après ces explications, nous ne voyons pas que la question d'une nature plus ou moins phlegmoneuse des nodosités soit de grande importance. Tenez-vous à ce qu'on dise que ces tumeurs sont toutes deux essentiellement phlegmoneuses, par le seul fait qu'elles sont sujettes à la suppuration, nous n'y voyons pas d'inconvénients; au contraire, voulez-vous que la tumeur extra-dermique, à raison de son empiétement dans le tissu cellulaire, soit plus particulièrement phlegmoneuse, nous y consentons, en ajoutant même que cela nous semble plus rationnel.

Le siége d'élection du sycosis est généralement le menton, et l'on retrouve encore cette maladie fixée à la lèvre supérieure, à l'un des côtés de la face et de la région

(1) Thèse inaugurale, 1833, *Sur les inflammations dartreuses*, p. 11.

sous-maxillaire. Lorsqu'on voit apparaître chez l'homme ou chez la femme des pustules sycosiques autour de la racine des cheveux, ce qui arrive rarement, ce cas constitue le sycosis *capillitii* de Bateman, lequel se développe à la nuque, sur le front et aux tempes.

ALOPÉCIE. — Il y a une sorte d'alopécie inévitable, et pour ainsi dire naturelle, c'est l'alopécie sénile ; celle-ci ne peut pas être regardée comme un effet morbide, puisqu'elle est le résultat d'une lente et irrésistible extinction de vitalité sur certains points donnés de l'économie ; ou en d'autres termes, d'une sorte de mort partielle, fatal avant-coureur de la mort définitive.

Sans qu'il soit nécessaire ici de suivre de l'œil tout ce qui se passe dans l'appareil pileux, on peut bien juger, d'après la connaissance que nous avons aujourd'hui de cet organe, comment l'alopécie sénile doit se produire. Ainsi, par le seul fait du progrès de l'âge, il y aura d'abord dans l'appareil pileux une diminution de l'apport sanguin du derme, et en même temps une diminution proportionnelle dans la souplesse et le brillant du poil ; et dès ce moment, on verra ce poil dépérir graduellement de la même manière que dépérit un arbre dont les vieilles racines ne fournissent plus qu'une séve insuffisante.

C'est vers la fin de l'âge viril que cette décadence se prononce ; dès lors, à l'aide du microscope, on peut, dit M. Kölliker, déjà apercevoir çà et là des cellules épidermiques atrophiées au sein du corps muqueux. Quant à la sécrétion pigmentaire, elle avait cessé d'exister bien longtemps avant l'alopécie complète, comme on en a la preuve dans la longue durée de cette chevelure, d'abord grisâtre, puis d'un blanc argenté qui, à l'âge de caducité, se substituant à la chevelure ou à la barbe plus ou moins blonde ou noire de la jeunesse, accuse par cela même l'absence définitive de la matière colorante.

Enfin, aux dernières années de la vieillesse, l'apport sanguin ayant totalement cessé, l'acte générateur, dont le bulbe pileux est le centre, est rendu impossible ; il arrive toujours un moment où le dernier poil tombe pour ne jamais plus se reproduire.

Néanmoins, l'appareil pileux continue son mouvement de racornissement : les follicules se dessèchent, leurs parois intérieures s'accollent, les canaux excréteurs se réduisent à l'état de simple filament, et désormais sur la surface de ce crâne aussi nu qu'un genou, suivant l'expression commune, on ne trouve même plus la trace de cette multitude de pertuis qui servaient de lieu d'implantation aux poils.

Si l'alopécie sénile, suite inévitable du progrès de l'âge, est le résultat de la cessation de l'apport sanguin du derme, il n'en est pas de même de l'alopécie sycosique due évidemment à un état subinflammatoire du follicule pileux, qui a pour résultat d'altérer la formation naturelle des cellules épidermiques destinées à la régénération incessante du poil. Ce trouble fonctionnel consécutif à l'inflammation peut présenter deux cas différents d'alopécie, l'un définitif et l'autre transitoire. — Examinons-les successivement. Dans le sycosis, lorsqu'il se produit une inflammation superficiellement située et n'occupant que l'extrémité du conduit pilifère, il se peut bien, et c'est même le cas le plus fréquent, que l'intégrité du poil ne se soit pas radicalement compromise ; mais souvent aussi l'inflammation acquérant une acuité plus grande, plus étendue, plus persistante, détermine parfois sur les parois internes du conduit pilifère une exulcération dont la cicatrice oblitère complétement l'orifice. C'est ce qui a lieu aussi quand les tubercules phlegmoneux se sont plusieurs fois reproduits et vidés dans le follicule; alors il y a alopécie complète par occlusion.

De même il y a alopécie complète et définitive, lorsque l'inflammation, dont le follicule est le siége, se trouve à la fois si intense et si profondément située, qu'elle occasionne la destruction du bulbe pileux ou son atrophie. Ce dernier cas d'alopécie est de beaucoup le plus fréquent; on sait qu'il se lie essentiellement au troisième état du sycosis, c'est-à-dire à l'état tuberculeux; et si parfois elle se produit dans l'état pustuleux, c'est qu'alors les croûtes qui se trouvent traversées par les poils peuvent déterminer mécaniquement leur chute.

Quant à l'alopécie seulement transitoire ou passagère, elle est évidemment le résultat d'un état moins grave de la maladie sycosique. Suivant M. Chausit, cette alopécie ne se présente pas seulement aux dernières périodes de la maladie, elle peut apparaître au début de l'éruption, et alors on voit les portions circonscrites de la peau devenir plus épaisses et se couvrir de nodosités. Le poil cède facilement à la moindre traction; il tombe, et l'alopécie reste généralement limitée aux points tuberculeux.

Quand l'alopécie doit rester transitoire, on voit, à mesure que la guérison se prononce, les poils repousser et reparaître avec tout leur éclat et leur épaisseur.

Les auteurs s'accordent généralement à reconnaître

que c'est quinze jours à trois semaines après la résolution
complète des tubercules, que le mouvement régénérateur
du poil devient sensible.

Après avoir expliqué l'alopécie sénile, et avoir indiqué les différentes causes de l'alopécie sycosique, soit
transitoire, soit complète; il nous reste maintenant à dire
quelques mots sur l'état des poils dans les diverses périodes de cette maladie.

C'est ainsi que dans le sycosis pustuleux où l'inflammation
est superficielle, les poils ne paraissent altérés que dans
leurs qualités physiques : ils sont grêles, ternes, secs,
durs, décolorés ; tandis que dans le sycosis tuberculeux,
où les bulbes pileux participent à l'inflammation profonde
du follicule, les poils offrent des altérations de structure,
les fibres sont disjointes longitudinalement, écartées par
les granulations ou les spores, et ne forment plus qu'un
faisceau irrégulièrement désuni. Alors les poils tombent
ou se détachent sans occasionner aucune douleur à la
moindre traction faite avec une pince ou même avec les
doigts; quand ils repoussent, ils sont plus faibles et plus
clairs.

COMPLICATIONS. — Il n'est pas rare de rencontrer au
milieu de la lèvre supérieure, immédiatement au-dessous
de la cloison du nez, deux éruptions dartreuses l'une de
nature impétigineuse, et l'autre de nature sycosique. La
question pathologique se pose alors en ces termes : Est-ce
là une complication de deux maladies mêlant à titre égal
leur symptôme et leur marche; ou bien n'y a-t-il que le
cas tout à fait accidentel de quelques lésions élémentaires

apparaissant sur le lieu malade? C'est là le point sur lequel il faut se prononcer. Or, dans ce cas, quelques dermatologistes, entr'autres M. Devergie, soutiennent qu'il y a complication, fusion intime des deux états morbides, et c'est pourquoi il a créé, tout exprès, la dénomination *d'impétigo sycosiforme.*

En ce qui nous regarde nous bannissons ce mot parce qu'il représente une erreur, en ce sens que ces deux états morbides, quelle que soit la proportion dans laquelle ils paraissent s'unir, restent toujours indépendants dans leur symptomatologie, qu'ils ont chacun un siége anatomique distinct, et enfin qu'ils peuvent guérir séparément.

D'ailleurs, nous avons vu nous-même, dans le service de M. Hardy (1858), un eczéma placé sur la lèvre supérieure chez un individu qui avait en même temps un sycosis pustuleux envahissant les mêmes parties. De même, d'autres auteurs ont signalé la présence d'acné et de lichen, joints au sycosis. Dira-t-on pour cela *un eczéma, un acné, un lichen sycosiforme?* Cela serait irrationnel.

Au reste, si l'impétigo se trouve accompagner très souvent le sycosis dans ses formes pustuleuses, et surtout tuberculeuses, il y a pour cela deux raisons, c'est que d'abord les deux éruptions se trouvent placées sur cette région que nous avons appelée région impétigineuse par excellence, et qu'ensuite elles se montrent chez les individus lymphatiques ou à constitution altérée.

DURÉE, MARCHE. — Le sycosis a une durée très longue lors même qu'il se présente sans gravité apparente, il n'y a pas encore longtemps qu'on le regardait comme incurable. Mais disons que si cette maladie était si rebelle, et sujette à tant de récidives, cela n'était dû qu'à l'insuffisance des traitements alors employés.

NATURE DU SYCOSIS. — Dans la discussion précédente sur le parasitisme (1) envisagée au point de vue général, nous avons déjà obtenu de M. Bazin cet aveu significatif : que l'intervention d'un agent cryptogamique dans la production des maladies cutanées, restait nulle, à moins qu'il n'y eût chez le sujet attaqué une aptitude particulière et un terrain approprié ; et, comme ces termes de terrain, d'aptitude, employés d'une manière vague et indéterminée par M. Bazin, ne veulent pas dire autre chose qu'une altération du corps muqueux, par lui-même très-humide, et une constitution considérablement affaiblie, nous en avons déduit rationnellement que, si le végétalisme ne peut faire sentir sa pernicieuse influence que sous cette double condition citée plus haut, bien loin que l'on puisse voir dans la présence du cryptogame la cause première, la nature de la maladie, on doit au contraire n'y voir qu'un résultat et une complication passagère. C'est par ce raisonnement assez concluant que nous avions terminé notre discussion générale sur le parasitisme, nos lecteurs peuvent s'en souvenir ; à présent, il faut entrer dans les détails de la question, et exposer les principaux arguments qu'on a fait valoir contre les exagérations de la doctrine parasitaire.

Puisque c'est le favus qui, à ce sujet, a servi de champ

____
(1) Voir page 75.

de bataille entre les micrographes, MM. Gruby, Lebert,
Robin et Bazin, et les organiciens, MM. Cazenave, Chausit
et autres, nous pouvons sans inconvénient suivre les parties adverses sur ce terrain qu'elles ont choisi, puisque
tout ce qui y aura été décidé pour le favus, se trouvera
aussi décidé pour le sycosis, qui est la matière de ce chapitre.

La discussion date de loin, c'est en 1841 que M. Gruby
lut un mémoire à l'Académie des sciences, dans lequel il
soutenait, que la production favcuse n'était qu'un champignon microscopique, l'*achorion Schœnleinii*.

Sachons d'abord ce que les grandes autorités dermatologiques ont pensé et écrit à ce sujet. Si l'on en croyait
M. Devergie, l'existence du champignon dans le favus serait presque constante, mais M. Cazenave, dont l'autorité
n'est pas moindre, dit que cette apparition végétale se
présente rarement, et qu'elle ne se produit que sur des
parties de substance organique tombée en décomposition.
Vous voyez bien qu'il n'y a ici entre M. Devergie et M. Cazenave qu'une légère nuance d'opinion, tandis qu'entre ces
deux auteurs et M. Gruby, la différence d'opinion est extrême, puisque ce dernier veut que l'achorion soit la cause
de tout le mal, tandis que les deux premiers ne regardent
ce cryptogame que comme un effet accessoire et non constant d'un état pathologique préexistant.

Un physiologiste allemand, M. Vogel, admet le végétal,
mais il ajoute que dans le favus, « *l'exsudation qui a lieu
par les vaisseaux de la peau constitue le phénomène primitif, la condition première.* »

Maintenant, si nous soumettons à un nouvel examen les
preuves micrographiques émises en faveur de la présence

du champignon, on verra que les assertions si formelles des partisans du parasitisme végétal se trouvent déjà sur plusieurs points en opposition manifeste avec les faits plus récemment constatés. Ainsi MM. Bazin et Robin affirment que les corps ovoïdes de $0^m,0003$ à $0^m,0008$, qu'ils ont rencontrés dans la matière favique, constituent le spore du champignon de Schœnlein. Malheureusement pour ces auteurs, ces corps ovoïdes qui ne sont pas même constants, sont bien loin d'être aussi nombreux qu'on le prétend, et de plus ils diffèrent sur presque tous les points, des corpuscules appartenant à la tribu oïdienne dans laquelle l'achorion a été classé.

Pour rendre cette dissemblance plus sensible, mettez en comparaison une préparation d'oïdium et une préparation de matière favique. Au premier coup d'œil vous ne manquerez pas de voir dans le champignon pris à part sur la vigne, des tubes à cavités distinctes, des corpuscules ovoïdes contenus dans ces cavités, des cellules s'ajoutant bout à bout en forme de chaîne, des ramifications franchement dessinées, des spores attachés au mycélium, en un mot tous les caractères qui font de l'oïdium une espèce occupant un degré assez élevé dans l'ordre des cryptogames.

Si ensuite vous passez à l'examen de la préparation favique, il se trouve que la cavité du tube échappe à l'investigation, même à un grossissement de 800 diamètres, et que les sporules, ou ne sont point visibles, ou bien n'ont aucune forme déterminée. Or, de ces deux aspects si différents, il faut bien conclure que nous avons affaire ici à une moisissure confuse et indéterminée, et non pas à ce prétendu achorion favique regardé par l'école parasitaire comme l'échantillon le plus complet du végétalisme cutané.

Suivant M. Tarnier (1), à qui nous avons emprunté les observations précédentes, l'examen comparé des sporidies cryptogamiques et de la production favique donne aussi, en résultat, des aspects tellement opposés qu'il est impossible de croire qu'on n'ait là sous les yeux qu'une seule et même espèce végétale.

Cependant M. le docteur Tarnier, avec une bonne foi rare et digne d'éloges, convient, contrairement aux prémisses apparentes de son argumentation qu'il a rencontré quelquefois dans la matière faveuse *vieillie*, non pas ce champignon oïdien décrit par M. Gruby, mais un cryptogame indéterminé et assez semblable aux végétations qui naissent et croissent dans les matières en putréfaction.

De ce qui précède, il résulte donc, de l'aveu de tout le monde que le végétalisme cutané, quoiqu'il n'ait pas toute l'importance que lui attribue l'école parasitaire n'est pas une chimère, qu'il existe réellement et cette discussion de présence et d'absence absolue étant désormée écartée, il ne nous reste qu'à étudier la nature, l'origine même de la cryptogamie cutanée.

Pour cela, transportons-nous au cœur de la question même, et c'est un passage de M. Bazin qui va nous y introduire. Cet auteur donc, parlant de la poussée épidermique qu'il a examinée au microscope avec le plus grand soin, s'exprime ainsi : « Chose remarquable ! il semble que cette production de l'épiderme se transforme insensiblement dans les éléments du parasite végétal, les

_____

(1) *Quelques réflexions critiques sur le favus,* thèse inaugurale, 1859, n° 34.

cellules épidermiques deviennent de plus en plus allongées, et ne sont que des tubes de mycélium auxquels se joignent plus tard des sporules, longtemps avant que l'œil puisse distinguer la couleur jaune de la matière faveuse ; cependant les éléments cryptogamiques se rassemblent..., etc. (1). »

Réfléchissons un moment aux conséquences qu'on doit tirer de l'observation publiée par M. Bazin. Le merveilleux du fait lui-même consiste en ceci : qu'il y a eu d'abord une apparition de divers éléments végétaux : sporules, tubes, mycélium, isolément formés aux dépens du tissu cutané, et qu'ensuite il y a eu réunion de ces membres épars pour donner naissance à un nouvel être de nature végétale, c'est-à-dire que tout se serait passé ici comme dans l'état embryonnaire, où les divers organes se forment à part avant de constituer le corps d'un être doué de vie.

Si cette observation est vraie, comme on doit le croire, M. Bazin nous a réellement rendus témoins d'une des opérations les plus mystérieuses de la nature ; non pas cependant qu'on voie ici le passage de l'état du néant à l'état d'existence, ce qui constituerait un vrai miracle, mais parce qu'on y voit le passage de l'état de substance organisable à l'état d'être organisé, ce qui constitue la génération spontanée proprement dite, laquelle rentre dans l'ordre général des formations naturelles (2).

Nos lecteurs veulent-ils maintenant une explication

____

(1) *Leçons théoriques et cliniques sur les affections cutanées parasitaires*, professées par M. Bazin, 1858, pages 103-104.

(2) En vain tout individu qui naît actuellement paraîtra-t-il dériver de la génération seconde, en vain aurons-nous vu la génération primaire s'accom-

assez plausible du fait en question? nous leur dirons que, de même que la transformation de la cellule animale en végétale a pu être due à un abaissement de vitalité, suite naturelle d'un état morbide, de même aussi l'éclosion cryptogamique signalée par M. Bazin a pu être occasionnée par la modification des éléments, que la cellule génératrice tenait de son état primitif d'animalisation.

D'ailleurs, de récentes découvertes sur la composition de la cellule épidermique vont nous donner de nouvelles raisons de croire à la possibilité de ces changements de règne et de ces éclosions spontanées qui ont eu lieu dans le fait de M. Bazin.

Écoutons d'abord, à ce sujet, une communication récemment faite, à l'Académie des sciences, par M. Ch. Rouget (1). Ce savant expérimentateur a constaté, d'une

plir nulle part; un fait n'infirme pas un axiome, et la géométrie n'a pas d'oracle plus sûr que ceci : le premier vivant n'a pas d'ancêtres.

La génération spontanée s'impose donc à l'esprit, indépendamment de l'expérience, antérieurement à l'observation par évidence logique. Le doute ne poind que sur cette question, question secondaire malgré sa gravité : la nature pratique-t-elle encore un procédé qu'elle a si longtemps employé par toute la terre? Et il est raisonnable de pencher pour l'affirmative, car hier encore la nature exerçait l'hétérogénie, et même avec un éclat incomparable. C'est lorsque, mettant le couronnement à son œuvre, elle donnait à ce grand corps, le règne organique, une tête ; au globe, ce domaine et cette usine, un régisseur et un contre-maître ; un roi à ce royaume, un prêtre à ce temple. Lors même que l'homme remonterait bien au-delà des 6,000 ans qu'on lui donne, son avénement, assomption de la vie, sacre de la matière organique, serait une des dates les plus récentes du cosmos ; il est d'hier pour le globe. Et, postérieurement à cette date qui ouvre une ère, l'hétérogénie, n'eût-elle produit que *les parasites de l'homme*, c'en est assez pour montrer qu'elle était encore en vigueur après l'arrivée de celui-ci. Mais qui prouve qu'aujourd'hui elle soit abrogée? (Victor Meunier, *Si l'on peut n'avoir ni père ni mère. Siècle*, 29-30 octobre 1859.)

(1) *Compte rendu de l'Académie des sciences*, 18 avril et 30 mai 1859.

manière irrécusable, la présence de substance amyla-
cée, non point enfermée dans un organe spécial, mais
dispersée irrégulièrement et en quantité notable, soit
dans les cellules épithéliales des muqueuses, soit dans
les cellules épidermiques de la peau. A ce sujet, M. Rouget
nous fait remarquer que cette particularité est une preuve
de plus de l'analogie qui existe entre les animaux et les
végétaux, et qu'ainsi ces molécules animales primitives
que l'on croyait, il n'y a pas longtemps, uniquement composées de substances grasses ou protéiques, se trouvent
aussi composées en partie de substances amylacées.

Maintenant que la cellule épidermique se présente
clairement à l'observateur avec un mélange de substances
azotées et amylacées, on comprendra bien comment la
quantité proportionnelle de ces substances intégrantes
venant à changer, il peut se produire dans la cellule,
tantôt une évolution de l'animalité à la végétation, ce qui
est le cas de M. Bazin, tantôt une évolution de la végétation à l'animalité, ce qui est le cas des fermentations,
d'autres formations analogues, et probablement du pou,
de l'acare.

Après cela, il nous semble que l'esprit le moins disposé
à se repaître de chimères, reconnaîtra avec nous, sans
crainte de se compromettre, que de fréquentes modifications peuvent s'opérer dans les cellules épidermiques,
placées sur les limites assez peu déterminées qui séparent
les deux règnes supérieurs de la nature (1).

____

(1) C'est dans le domaine des faits qu'il faut aller chercher les preuves
directes de la génération primitive....,

Il se présente au début une question d'une gravité très peu appréciée
dans la solution du problème : c'est l'état d'indifférence dans lequel se

Quant à la question de la génération spontanée, proprement dite, quoique pour notre part nous n'ayons pas la prétention de la résoudre, aujourd'hui qu'elle est si vivement controversée au sein des académies et du monde scientifique, néanmoins nous nous sommes appliqué à produire tous les arguments qui militent en sa faveur,

trouve la matière organique à son point de départ, indifférence qui ne semble pas seulement être, mais est réellement en fluctuation entre le végétal et l'animal. En effet, comment concilier dans les ordres inférieurs des deux règnes, animaux et végétaux, cette hésitation qui fait qu'aujourd'hui même encore les botanistes réclament certains groupes qu'ils regardent comme des végétaux, et que les zoologistes ont placés dans la série animale? Le beau travail de M. Ungher sur l'instant de l'animalisation des *zygnema* est une preuve de l'obscurité qui règne dans cette question, et elle prouve combien est faible la théorie des ovaristes ; car la matière organisée, si elle provient d'un ovule, ne peut être indifférente, elle doit être un animal ou un végétal, et c'est avec plaisir que j'ai retrouvé, dans la plupart des auteurs qui ont fait des observations microscopiques, la confirmation d'une observation que j'ai faite il y a plus de dix années ; c'est que les conferves se forment d'infusoires libres, qui viennent s'ajouter en chapelet les uns à la suite des autres, et dans cet état forment une chaîne verte et immobile, dont les anneaux, se désagrégeant, reprennent leur vie animale et spontanée. Déjà Ingenhouss avait avancé ce fait, qui depuis a été confirmé par Treviranus, Giraud de Chantrans, Trentepohl, Bory de Saint-Vincent, Gaillon, Dillwyn, Edwards, Nitzsch, et l'on trouve dans certains genres, tels que les Bacillaires, des êtres qui sont doués d'une spontanéité qui leur fait prendre place parmi les animaux, tandis que d'autres ne peuvent être considérés que comme des végétaux. Est-il possible alors de concilier les idées de formes, animales ou végétales, avec cette mobilité dans les premiers anneaux de la chaîne organique? Il est bien difficile, avec la meilleure volonté, de se soustraire au doute, et de ne pas voir au milieu du monde des *éléments organisables* et des *agents organisateurs* réagissant sur les combinaisons et les rendant corrélatives aux conditions dans lesquelles se trouvent les substances transformées en ÊTRES NOUVEAUX. C'est aux zoologistes que s'adresse cette objection, car les ontologistes, je ne puis trop le répéter, étrangers à l'étude de la nature, et retranchés derrière des *à priori* dont le germe est dans leur cerveau, ne sont pas aptes à juger des questions qui appartiennent à la science expérimentale. (Gérard, art. GÉNÉRATION SPONTANÉE, page 61 du *Dictionnaire universelle d'histoire naturelle*, par Ch. d'Orbigny.)

parce qu'il nous a semblé qu'en admettant ce mode de génération, plusieurs phénomènes, jusqu'à présent si obscurs des maladies cutanées, deviendraient d'une explication plus facile.

Ainsi admettez-vous une cryptogamie éclose spontanément au sein d'un tissu en décomposition, vous ne pouvez plus regarder ce *caput mortuum*, cette modification organique que comme un effet accessoire, consécutif, et la voilà par cela même destituée du rôle de cause essentielle qu'on lui avait indûment attribuée.

D'ailleurs, même en raisonnant dans la supposition de la non-existence de la génération spontanée, ce qui est encore l'objet d'un doute, nous n'avons rien à changer à nos conclusions, puisqu'en signalant plus haut les incertitudes, les contradictions évidentes des micrographes, nous avons suffisamment prouvé le peu d'importance de la cryptogamie comme cause morbide directe.

Ainsi, il est bien vrai que le favus, de même que le sycosis, ne sont pas essentiellement de nature parasitaire ; mais de quelle nature sont-ils donc ? A cette question, nous n'avons pas de meilleure réponse que de rappeler notre définition de la maladie, où il est dit qu'elle est essentiellement un trouble fonctionnel.

Voilà, pour le cas général, et en ce qui regarde le trouble fonctionnel spécial à la maladie actuelle, nous avons suffisamment établi qu'il consistait en un abaissement de vitalité suivie d'une congestion de la peau.

Il est remarquable que ce soit le chef de l'école parasitaire, M. Bazin lui-même, qui, en décrivant et constatant un fait de génération spontanée, nous a donné bien involontairement sans doute le droit de conclure, non pas à la nullité, mais à l'insignifiance de la cryptogamie dans la production des maladies cutanées.

SIÉGE ANATOMIQUE. — Le siége anatomique du sycosis ne peut être expliqué avec certitude qu'autant que nous aurons donné de justes notions sur les organes ou plutôt sur l'appareil où il s'agit de le fixer.

Pris dans sa totalité, cet appareil, au lieu d'être constitué par les mêmes couches cutanées que nous avons vues s'étaler en superficie horizontale, se présente ici dans le sens de la profondeur, sans que le rapport de contiguïté des trois éléments *dermiques*, *muqueux* et *épidermiques*, soit nullement changé.

Les anatomistes font deux choses distinctes, comme deux organes divers du follicule et du poil lui-même l'un produisant l'autre. C'est une erreur, en ce sens qu'il n'y a ici aucune solution de continuité dans les parties composantes.

Servons-nous maintenant d'une bouteille comme un objet de comparaison bien propre à faire connaître la véritable structure de l'appareil pileux.

Mathématiquement parlant, la bouteille ordinaire est constituée par un cylindre irrégulier enveloppant un cône arrondi à la pointe.

Le cylindre irrégulier, c'est cette surface extérieure de la bouteille allant du goulot jusqu'au plan qui lui sert d'appui.

Le cône arrondi, c'est ce qu'on appelle le cul de la bouteille.

Supposez maintenant que le cône, au lieu de n'occuper intérieurement que le tiers inférieur de la bouteille, se relève par un mouvement de retour jusqu'au niveau du goulot et en dépasse même l'ouverture de quelques millimètres, vous aurez une figure exacte de la partie épidermique. Il en est de même du corps muqueux qui a aussi son mouvement de retour ascensionnel, et l'on pourrait en dire autant de la couche dermique, si celle-ci ne restreignait son mouvement de retour en hauteur, à une petite éminence qu'on appelle *papille*.

Cette dernière partie dermique qui enveloppe l'appareil est appelée le follicule (1).

Des deux parties dont se forme le poil, il y en a une flottant librement au-dessus du tégument, c'est la tige ; il en a une autre cachée dans le follicule, c'est la racine.

Quoique le poil soit généralement cylindrique, il forme au niveau de la papille dermique un renflement considérable, qu'on appelle le bulbe. Ce renflement a lieu au point même où le mouvement descendant du corps muqueux se change en un mouvement ascensionnel.

En adoptant cette opinion, d'après laquelle le renflement bulbeux, au lieu d'être le point de départ de la formation du poil, ne serait qu'un point intermédiaire situé vers le milieu d'un trajet continu, il n'y a rien de plus facile que d'expliquer le remplacement d'un poil avulsé par un poil de formation nouvelle.

(1) Celui-ci est riche en vaisseaux sanguins, et c'est le long de ses parois et dans les parois elles-mêmes que, sous l'influence de l'état congestif, on voit se former des pustules indurées, des nodosités tuberculeuses, lesquelles sont caractéristiques du sycosis ; et de même, sous l'influence de l'état inflammatoire, on voit se former des phlegmons dans le tissu cellulaire extra et intra-dermique.

Ainsi, quoique ce soit le renflement, le bulbe lui-même qui, dans l'avulsion se trouve détaché de la papille dermique et ramené à la surface, il n'y a pas *éradication* absolue, mais seulement solution de continuité, et la partie descendante du corps muqueux reste là comme une source non tarie et toujours prête à former un poil de toute pièce.

Avouons cependant que la vive douleur qui accompagne le tiraillement et l'avulsion du poil, semble indiquer que le bulbe, se reposant sur la papille dermique, a contracté quelques attaches avec cet organe ; mais de quelque nature que soient ces adhérences, elles ne prouvent rien contre le mouvement que nous avons signalé.

Le bulbe étant le centre d'un mouvement de cellules déjà existantes, il s'en forme toujours de nouvelles ; ainsi celles de l'axe du poil se transforment en cellules médullaires, celles de la circonférence en cellules épidermiques et celles intermédiaires en cellules corticales, et de cette transformation, il résulte que le poil s'allonge insensiblement mais sans relâche, jusqu'à ce qu'il atteigne la mesure qui lui est propre.

Quant aux substances composantes du poil ce sont : la *substance épidermique*, la *substance corticale* et la *substance médullaire*.

La substance épidermique est transparente, extrêmement fine et adhérente.

La substance corticale est formée d'un assemblage de fibres-cellules, mais les anatomistes n'ayant pas pu jusqu'à présent la caractériser, disent qu'elle tient le milieu entre les lamelles de l'angle et les fibres indépendantes qu'on rencontre dans le faisceau du derme.

Examinée à ses points extrêmes, la substance corticale se présente sous les deux aspects bien tranchés de formation en fibres et de formation en cellules; cependant il y a entre ces deux états des dégradations si bien marquées qu'on ne saurait dire où l'une finit, où l'autre commence. Ce qui est certain, c'est qu'en examinant le poil de haut en bas, on voit la formation fibreuse s'effacer peu à peu en sorte qu'au niveau du bulbe elle semble être remplacée par la formation des cellules molles, arrondies, se continuant avec celles du corps muqueux.

Les fibres-cellules s'unissant plutôt par leurs extrémités que par leur face latérale, prennent tout naturellement une forme de fuseau allongé, ce qui explique bien la facilité qu'ont les poils à se diviser dans le sens de leur longueur.

Outre ces premières fibres, il y en a encore de demi-circulaires, de spirales qui ont certainement pour objet de resserrer les fibres longitudinales en un faisceau solide.

En voyant dans le poil déjà doué d'un épiderme, d'une couche muqueuse et d'une couche dermique, apparaître supplémentairement une substance corticale de nature fibreuse, on se demande si cette substance n'est pas un démenti formel à cette unité de formation organique que nous avons reconnue dans toutes les autres parties du tégument cutané.

Il y a bien ici une légère infraction à l'ordre habituel, mais cela s'explique si l'on considère avec Hippocrate que tout concourt, tout conspire, et que par conséquent si dans la formation en question il y a quelque chose de plus, la substance corticale, et quelque chose de moins, la tige dermique, c'est que sans cela les poils privés de sou-

plesse et de fermeté n'auraient jamais rempli leur véritable
destination qui est de protéger et d'embellir le visage. En
effet, imaginez un cheveu armé d'un cylindre plein et solide, il ressemble à un poil de porc-épic ; imaginez un
cheveu réduit à sa seule couche muqueuse privé de fibres
il s'affaissera de lui-même comme une masse inerte.

Les cellules de la substance médullaire sont disposées
en forme de grains de chapelet, qui, partant du renflement du poil, s'étendent jusqu'à son sommet. Ces cellules
ne sont point formées de graisse ni de pigment comme
on le croyait autrefois. Ce sont de *petites bulles d'air* qui
donnent à cette substance une coloration noire qui la
distingue nettement de la substance corticale.

C'est dans cette dernière substance que se trouve le
pigment, lequel en se mêlant diversement dans les cellules
corticales, donne lieu à des nuances les plus diversifiées
qui se graduent depuis le jaune-clair jusqu'au noir en
passant par le rouge et le brun.

De même que nous avons vu les fibres corticales donner
de la fermeté au poil, de même les bulles d'air contenues
dans les cellules médullaires, et dans quelques-unes des
corticales, donnent de la légèreté et de la souplesse aux
cheveux.

C'est toujours dans le corps muqueux qu'apparaissent
les parasites et ces corpuscules appelés granulations qui ne
sont que des détritus épidermiques. Remarquez d'ailleurs
qu'on les trouve à la fois dans le follicule et dans le poil.

Quelque soin que nous ayons pris pour rendre à la fois
courte et claire notre étude actuelle sur l'appareil pileux,
le reproche de prolixité peut nous être adressé. Néanmoins, en réfléchissant que c'est au sujet du sycosis et du

favus que se sont élevées les difficiles questions de parasitisme et de génération spontanée, il nous a semblé que l'introduction ici de notions anatomiques et physiologiques était nécessaire, non-seulement pour la solution de la controverse actuelle, mais encore pour jeter de nouvelles lumières sur l'ensemble de la pathologie cutanée.

Disons en terminant que le siége anatomique est dans l'appareil pileux et sur ce point tout le monde étant d'accord, il n'y a pas lieu à des explications ultérieures.

DIAGNOSTIC. — Une première observation au sujet du diagnostic du sycosis, c'est que cette maladie reste généralement limitée au menton, aux joues et aux lèvres, et ce siége est déjà un caractère distinctif. Maintenant il s'agit de savoir quelles autres maladies pourraient être confondues avec le sycosis; ce sont : l'ecthyma, l'impétigo, l'acné, certaines syphylides et le furoncle.

Au sujet de l'ecthyma, il y a à considérer la pustule et la croûte; quant à la pustule, elle est plus large, plus enflammée et moins indurée que dans le sycosis; quant à la croûte de la première maladie, elle est plus étendue, plus épaisse, plus adhérente, et ne repose pas sur des surfaces indurées, comme cela a lieu dans le sycosis.

Dans l'impétigo, les petites pustules agglomérées par groupes donnent lieu à des surfaces aplaties, superficielles, tandis que les pustules du sycosis, discrètes, isolées, saillantes, s'étendent plus profondément dans la peau.

Passant maintenant aux croûtes de l'impétigo, nous les distinguerons de celles du sycosis, en ce que les premières sont plus molles, plus jaunes, plus étendues, se formant par étage, et laissant voir des surfaces suintantes après leur chute ; tandis que les secondes sont plus petites, plus dures, d'une couleur jaune-verdâtre, laissant les parties sèches lorsqu'elles se détachent ; ces croûtes forment au milieu de la barbe des granulations brunâtres, traversées par des poils, auxquels elles restent suspendues.

Entre l'acné et le sycosis, il semblerait tout d'abord que les choses sont à peu près semblables, parce que les éruptions se présentent de part et d'autre à l'état de pustules petites, acuminées et disséminées sur des surfaces érythémateuses. Mais remarquons que dans l'acné les pustules sont plus discrètes, et que le lieu malade a une apparence graisseuse, huileuse, qu'on ne rencontre pas dans le sycosis ; de plus, les pustules de cette dernière maladie sont plus douloureuses, plus enflammées, et se transforment plus promptement en croûtes.

Lorsqu'il s'agit de syphilide, il sera facile de ne pas tomber dans une erreur de diagnostic, si on se rappelle que les pustules de cette maladie sont aplaties, indolentes, et surtout qu'elles reposent sur un fond cuivré ; ce qui n'arrive pas dans le sycosis, chez lequel les pustules sont acuminées et s'élèvent sur un fond plus enflammé. Quant à la croûte syphilitique, elle est plus sèche, plus dure, plus épaisse, plus profondément incrustée, et l'on voit, sur la peau qui l'entoure, cette teinte cuivrée caractéristique ; et à raison de cela, il n'y a pas de confusion possible avec le sycosis.

Restant toujours dans le même sujet, si nous comparons les tubercules syphilitiques avec ceux du sycosis, nous dirons que les premiers ont une forme arrondie à leur sommet, qu'ils ont un aspect luisant et une teinte rouge-cuivré ; tandis que les tubercules du sycosis, d'une coloration rouge framboisée, se terminent en cône et enfoncent plus profondément leur base dans la peau.

Enfin, l'état phlegmoneux du sycosis peut être confondu avec le furoncle; mais pour trancher cette question de diagnostic, il suffit de remarquer qu'il y a, dans le furoncle, expulsion d'un bourbillon suivi de cicatrices, ce qui n'arrive pas dans les phlegmons du sycosis.

PRONOSTIC. — Le sycosis n'est jamais d'une grande gravité; car il peut coïncider avec un état de santé en apparence bonne. Toutefois, remarquons que la forme tuberculeuse, la plus grave par ses caractères extérieurs, se guérit plus facilement et plus promptement que la forme pustuleuse qu'on croirait plus bénigne : celle-ci est généralement très rebelle et sujette à de fréquentes récidives.

CAUSES. — Maladie exclusivement située à la barbe, le sycosis est dû à des causes très diverses.

Il y en a une, la plus essentielle, la plus déterminante de toutes, c'est l'état congestif ou inflammatoire, dont l'appareil pileux peut devenir le siége. Nous avons déjà dit plus haut que les conséquences de l'inflammation peuvent se montrer sous trois formes, souvent successives, parfois simultanées, c'est-à-dire sous les formes pustuleuses, tuberculeuses, phlegmoneuses; et que cette dernière se subdivise elle-même en phlegmon, s'ouvrant intérieurement dans le conduit pileux, et en phlegmon, s'ouvrant dans le tissu cellulaire ambiant.

Nous avons vu aussi que Biett avait reconnu, le premier, que le sycosis était primitivement une maladie

pustuleuse, et que ce fut l'élève de cet auteur, M. Cazenave, qui compléta ce point de doctrine, en faisant du
sycosis une inflammation du conduit pilifère.

Cette inflammation peut être déterminée par des causes
locales directes : l'exposition prolongée, à un air très froid,
ou à une chaleur ardente et soutenue, double condition
qui se présente souvent chez les cochers, les conducteurs
d'un côté, et chez les cuisiniers et les forgerons de l'autre.
Le contact habituel des matières pulvérulentes, de substances âcres, l'application de topiques irritants, sont
également des causes locales du sycosis.

On a voulu aussi attribuer à l'usage du rasoir, une
grande influence sur la production de la maladie ; mais
cette influence nous paraît entachée d'exagération. Voyez
et jugez ; il y a certainement, dans Paris, plus de trois cent
mille hommes qui sont rasés ou se rasent au moins deux
ou trois fois par semaines ; et combien y en a-t-il de
mentagreux ? Quelques centaines peut-être. Quand donc
tant d'innombrables coups de rasoirs restent parfaitement
inoffensifs, il faut bien en conclure, qu'il n'y a pas là une
cause de sycosis si active et si déterminante qu'on le dit ;
ce qu'on peut affirmer avec plus de raison, c'est que, chez
les individus prédisposés, ou bien ceux chez qui le sycosis
est développé, l'action du rasoir en favorise ou en exaspère
les symptômes, et peut les prolonger indéfiniment.

Y a-t-il des sycosis d'origine scrofuleuse et syphilitique ?
Tous les dermatologistes en conviennent ; et, chose éton-
nante, M. Bazin lui-même le reconnaît, ce qui nous semble
bien contraire aux opinions qu'il professe sur la nature
parasitaire du sycosis.

Maintenant faut-il ranger le sycosis au nombre des

maladies susceptibles de se produire par le seul fait de la contagion? Alibert (1), M. Rayer, ne croient pas le sycosis contagieux. M. Cazenave, à raison de ce qu'il n'a pas rencontré un seul cas de ce genre dans sa longue pratique, se croit autorisé à dire, jusqu'à preuve contraire, que la maladie sycosique n'est pas de nature contagieuse.

M. Bazin soutient, il est vrai, la thèse opposée; suivant lui, le rasoir d'un mentagreux, en passant dans d'autres mains, doit, le plus souvent, devenir un agent de transmission du cryptogame, producteur du sycosis.

Enfin, il y a des causes évidemment prédisposantes du sycosis. C'est ainsi qu'on voit cette maladie se montrer souvent dans la jeunesse et dans l'âge adulte, aux époques du printemps et de l'automne; chez les hommes à la barbe forte et doués d'un tempérament bilieux sanguin. Mais n'oublions pas que le sycosis peut coexister avec une santé, d'ailleurs en apparence, parfaite.

TRAITEMENT. — L'histoire nous apprend que la mentagre, chez les Romains, au temps de Pline, était devenue un objet d'effroi, à raison du ravage que cette maladie occasionnait au visage; et comme on avait le vif désir de s'en débarrasser, on ne reculait devant aucun traitement, même les plus énergiques et les plus douloureux.

Quoique notre sycosis actuel ne soit pas l'ancienne mentagre, et qu'il ne se présente pas avec le même degré d'intensité, il semble qu'on ait conservé traditionnelle-

(1) Des observations bien faites sur un grand nombre de malades prouvent que les auteurs n'ont parlé de la contagion du varus que pour ajouter du merveilleux à leurs descriptions. (Alibert, *Monographie des dermatoses,* t. II, p. 93, 94.)

ment l'opinion que cette maladie devait être traitée fort énergiquement.

Alibert s'est-il laissé influencer par cette tradition ? On pourrait le croire, en voyant cet auteur rejeter l'emploi des épispastiques qui étaient encore employés de son temps, et conseiller de préférence le crayon à l'azotate d'argent appliqué aux pustules dans leur plus grande vigueur. « Qu'arrive-t-il alors, nous dit Alibert ? Une vive douleur ne tarde pas à se faire sentir ; cette douleur augmente à mesure que le nitrate d'argent se décompose et se combine avec la partie malade ; mais, bientôt après, elle se calme ; quelques jours se passent, la couche noire se détache sans laisser après elle ni ulcération ni cicatrisation : le malade se sent toujours mieux. »

Les effets très visibles qui se produisent sous l'action de l'azotate d'argent, sont décrits ici avec l'habileté d'un grand maître ; c'est un tableau fait en peu de mots, mais qui est complet en lui-même. Nous l'avons parcouru avec d'autant plus de plaisir, que ces mêmes effets ont été obtenus par nous dans le traitement du sycosis, à l'aide de l'iodure de chlorure mercureux. Ainsi, de part et d'autre, vive douleur suivie de calme, puis chute du produit morbide.

Cependant, malgré la similitude des effets thérapeutiques de ces deux agents, il y a une différence dont il faut bien tenir compte, c'est-à-dire que l'acte d'expulsion des produits morbides, et les modifications de tissus ne s'obtiennent jamais ni aussi rapidement, ni aussi complétement avec l'azotate d'argent qu'avec l'iodure de chlorure mercureux.

Le motif de notre préférence, une fois exprimé, nous

convenons bien que, quel que soit celui des deux médicaments dont on se serve, il faudra toujours beaucoup
d'attention et d'expérience pour en tirer tous les bé-
néfices.

D'ailleurs Alibert adoptait d'autres moyens de traitement suivant les caractères de la maladie sycosique. Ainsi
les pustules étaient-elles enflammées, il préconisait la
méthode antiphlogistique qu'il formulait de la manière suivante : « Si le menton est hérissé de pustules rougeâtres,
enflammées, il faut, à mon avis, prescrire l'application
locale de huit ou dix sangsues sur le siége même de l'irritation, pour diminuer, autant que possible, l'intensité de
cette phlegmasie morbide. Il convient, en même temps,
d'ordonner des cataplasmes que l'on compose avec la
farine de riz ou de la semoule bouillie dans du lait, et que
l'on conserve durant quelques heures pendant le jour ou
pendant la nuit. On a souvent besoin de ce moyen pour
faire tomber les croûtes qui souillent la partie malade, et
pour ramollir ces incrustations partielles qui engorgent
le tissu de la peau (1). »

Plus exclusif qu'Alibert, M. Cazenave, croyant que le
sycosis est toujours de nature inflammatoire, semble ne
vouloir le traiter que par les moyens antiphlogistiques, et
ce n'est que très exceptionnellement qu'il fait usage de
topiques résolutifs.

L'école parasitaire de M. Bazin, imbue des dangers que
peut produire la présence d'un parasite végétal dans le
follicule pileux, veut qu'on emploie des lotions, des pommades parasiticides et l'épilation.

______

(1) *Monographie des dermatoses*, t. II, p. 106.

Dans l'engouement de cette pratique, M. Deffis nous dit, chose peu croyable : « Chaque jour nous guérissons rien que par le fait seul de la destruction du champignon et la teigne, et l'herpès tonsurant, et le porrigo decalvans, et l'herpès circiné et le sycosis, *je l'affirme de toutes mes forces.* » (Sic.)

Quant à l'usage de l'épilation dans le traitement du sycosis, M. Deffis affirme encore que « l'épilation, telle qu'elle est conseillée par M. Bazin, est indispensable pour la curation du sycosis; » et qu'enfin, « tous les autres moyens, sans exception, employés au dehors de l'épilation, sont d'une inutilité complète et ne servent souvent qu'à aggraver la position du malade (1). »

Nos lecteurs se rappellent, sans doute, l'influence subordonnée que nous avons attribuée au parasitisme, en tant que cause de maladies cutanées, et comment, en conséquence, nous ne devons voir dans l'épilation qu'une méthode d'une efficacité très contestable.

D'après ce qui précède, on voit qu'il existe aujourd'hui, au sujet du traitement du sycosis, deux médications dominantes, l'une antiphlogistique, l'autre épilatoire. Mais on conviendra que MM. Cazenave et Bazin, en rejetant systématiquement tous les autres moyens thérapeutiques, sont tombés dans une exagération évidente.

Un soin, que l'on reconnaîtra que nous avons toujours pris dans le cours de notre travail, c'est celui de faire accorder nos vues et nos expériences actuelles avec celles de nos maîtres, les Lorry, les Biett, et surtout Alibert.

______

(1) *Réfutations des erreurs que contient le livre de M. Devergie*, p. 28 et 31, 1857.

Ainsi dans notre étude sur la méthode curative du sycosis, nous étant aperçu que les effets thérapeutiques par lesquels on arrivait graduellement à la guérison, consistaient, comme nous l'avons dit plus haut, en une sorte de réveil et de modification de tissu sous l'influence de l'iodure de chlorure mercureux, nous avons été très heureux de voir qu'Alibert, dans la curation du sycosis, obtenait aussi la marche vers la guérison par l'azotate d'argent, dont les effets ont la plus grande similitude avec ceux que produit le médicament que nous employons le plus habituellement.

ACNÉ

ÉTYMOLOGIE. — Le mot acné est grec d'origine et vient de α privatif et de κνειν, démanger, ce qui veut dire absence de démangeaison. En effet, dans l'éruption de l'acné, il n'y a pas de démangeaison ; et en cela, cette maladie se distingue de toutes les dartres que nous avons décrites précédemment.

Cependant Cassius a donné une autre étymologie ακμη, ακμαι ; en latin, *vigor, vigores,* parce que cette affection se montre plus communément dans l'âge adulte, et chez des sujets qui paraissent doués d'une forte constitution.

Aetius a pris du grec le mot acné, Sauvage s'en est servi aussi, et il a été définitivement adopté par Willan qui en a fait un genre de sa classification. Cependant Celse auparavant, au lieu de prendre une dénomination grecque, a voulu en donner une tirée de sa langue maternelle et l'a appelé *varus, vari,* du mot *varius* bigarré.

Aujourd'hui cette dernière dénomination se retrouve dans la classification d'Alibert. Cet auteur répète à propos du mot *varus*, la plaisanterie suivante en usage chez les Romains : *miramur cur Servilius tuus pater, homo constantissimus, te nobis tàm varium reliquerit.*

On voulait faire entendre par cela qu'il n'y avait rien de plus diversifié que les aspects de cette maladie. Néanmoins, Alibert n'a pu faire prévaloir une dénomination tout à fait inexacte quand on la prend dans le sens de crapule et de débauche qu'implique le mot latin, et Biett fait remarquer avec raison qu'une maladie qui se présente si souvent chez d'innocentes jeunes filles, ne peut avoir sa source dans des habitudes de gloutonnerie et de débauche.

Le mot acné a été employé d'abord d'une manière trop restreinte pour désigner les maladies pustuleuses ou tuberculeuses de la face qui ne s'accompagnent pas de démangeaison. Plus tard, le même mot acné a eu un sens plus général et a été appliqué à toutes les variétés de cette maladie. Il est devenu alors le synonyme de ιονθος chez les Grecs et de *vari* chez les Latins. Cependant dans ces derniers temps, d'autres auteurs ont décrit à part sous le nom de *gutta-rosacœa* goutte-rose, une affection qu'ils ne considéraient pas comme devant rentrer dans l'acné en général.

Quand Lorry nous dit que la *gutta-rosacœa* était inconnue des Grecs et des Latins, c'est très probablement une erreur; car il n'est pas croyable qu'une maladie dont les fortes saillies et les vives couleurs frappent les yeux d'une manière si saisissante ait pu échapper à des observateurs aussi habiles que l'étaient les anciens. Il est donc vraisemblable qu'ils ont indiqué cette variété dans la description de l'ιονθος ou des *vari.*

A quelle époque remonte le mot *gutta-rosacœa*? On l'ignore, mais sans en connaître la date, on s'explique très bien que cette dénomination ait été appliquée à une maladie se présentant sous la forme de taches erythémateuses que surmontent des pustules de même couleur assez semblables à des gouttes d'une liqueur rouge parsemée sur le nez et sur les joues.

Cette variété de l'acné a été appelée en langue vulgaire *couperose*, aussi l'on entend souvent dire d'une personne atteinte de pustules enluminées, qu'elle est *couperosée*. De patients étymologistes ont pris la peine de chercher l'origine de ce mot, nous assurant qu'il vient de *cuprum rosetti*, cuivre de Rosette, et la raison qu'ils en donnent c'est que cette nuance cuivrée est fréquente dans certains cas d'acné. Enfin, suivant M. Gibert, couperose dériverait du mot grec *cypris*, rose de Vénus, parce que c'est surtout sur le visage des femmes que cet espèce d'acné se développe.

Après cette discussion exclusivement étymologique, passons à l'examen rapide des divisions que les auteurs ont successivement établi dans la description de la maladie du visage qui nous occupe.

D'abord Fernel, au XVIe siècle, s'applique à distinguer le varus, de la goutte-rose, et suivant cet auteur, la première forme morbide, le varus, est caractérisée par des pustules petites, indolentes, indurées, tandis que la seconde, la goutte rose, est caractérisée par une rougeur à la face avec ou sans pustules; mais dans le cas où celles-ci existent, elles sont résistantes et franchement rouges. Ici donc c'est surtout d'après le caractère des lésions élémentaires que la division s'établit.

Il y a une autre division basée sur les degrés d'intensité de la goutte-rose, c'est celle de Nic. Florentin, de Sennert, et d'Ambroise Paré. Ces auteurs reconnaissent trois degrés: 1° rougeur simple sans pustules; 2° rougeur avec pustules; 3° rougeur foncée, accompagnée ou suivie de petites tumeurs ulcérées.

Suivant Astruc, chaque degré de cette maladie constituerait une espèce différente: ainsi il en admet une première qu'il appelle *simple*, une seconde *variqueuse* parce qu'elle lui a toujours paru accompagnée de petites veines superficielles, et enfin une troisième de nature *squameuse*.

Les causes présumées de la maladie ont servi de base à la division de Darwin, qui reconnaît trois espèces de *gutta-rosacœa*, c'est-à-dire l'*hepatica*, le *stomatica*, l'*hereditaria*.

Enfin, arrivés au temps de Willan et de Bateman, si remarquable dans l'histoire de la dermatologie, nous trouvons l'acné divisée en quatre espèces, que ces auteurs désignent sous les noms de *punctata*, *simplex*, *rosacœa*, *indurata*. Plus tard Biett, admettant les quatre espèces précédentes, y ajoute l'acné *sebacœa*, et complète jusqu'à ce jour, du moins, le cadre nosologique de la maladie.

Avant d'arriver à cette conclusion, deux opinions avaient été émises sur la véritable nature de l'acné; l'école anglaise voulait la faire entrer dans l'ordre des tubercules; l'école française, dans l'ordre des pustules. Cette divergence, qui date du commencement de ce siècle, avait sa raison d'être tant qu'il s'est agi d'établir la meilleure méthode de classification d'après les lésions élémentaires, et par conséquent de rendre le diagnostic des maladies cutanées plus certain.

Mais, comme le dit M. Chausit, cette discussion n'a plus le même intérêt aujourd'hui que l'étude des maladies de la peau, sans s'arrêter aux éléments graphiques, va plus profondément à la recherche de leur nature et de leur siége anatomique.

Pour terminer cet historique, nous dirons qu'Alibert a placé l'acné, sous le nom de *varus*, dans le groupe des dermatoses dartreuses, que M. Hardy la place dans sa deuxième classe, sous le nom de maladie accidentelle; et enfin que l'acné, suivant M. Bazin, pourrait provenir de trois maladies constitutionnelles, la scrofule, l'arthritis et la syphilis.

DÉFINITION. — L'acné est une maladie des glandes sébacées, caractérisée par une lésion de sécrétion, soit en plus, soit en moins, par des phénomènes de congestion, d'inflammation. Surviennent après des pustules variables de volume, isolées, à base plus ou moins indurée, susceptibles de blanchir au sommet et de suppurer lentement et incomplétcment; elles se développent par éruption successive, laissant après leur dessiccation des taches, des indurations violacées, et après leur suppuration, de petites cicatrices indélébiles, d'un blanc mat, apparaissant plus particulièrement sur le visage et sur le tronc.

DIVISION. — Les diverses formes de l'acné peuvent être divisées de la manière suivante :

1° Lésion de la glande sébacée avec hypersécrétion;

celle-ci se présente sous deux états différents : l'un où la matière est retenue dans les canaux excréteurs, et alors on a les acnés *punctata, miliaris, molluscum* ou *acné sébacée hypertrophique* ; l'autre, où la matière est versée au dehors, et alors on a les acnés sébacées, *fluente, concrète* et *cornée*.

2° Lésion de la glande avec prédominance de l'élément inflammatoire ; celle-là se présente sous quatre états suivants : *acné simple*, lorsque l'inflammation est légère ; *acné indurée*, lorsque l'inflammation s'étend autour de la base de la glande ; *acné rosacée*, lorsque l'inflammation de la glande est compliquée d'un état congestif des vaisseaux capillaires sanguins de la face ; et enfin, *acné hypertrophique*, lorsque, outre le double état congestif et inflammatoire, il y a hypertrophie des tissus sous-jacents.

ACNE PUNCTATA. — Si, contrairement à l'usage établi, nous commençons notre description de l'acné par la variété *punctata*, c'est qu'en adoptant cet ordre, nous pourrons procéder logiquement du simple au composé, et rendre ainsi l'exposition des autres variétés beaucoup plus intelligible.

L'*acne punctata*, qui est à peine une maladie, quand elle se présente dans son état le plus élémentaire, consiste essentiellement en une hypersécrétion des glandes sébacées.

On sait que la fonction de cette glande est de sécréter un fluide destiné à entretenir la souplesse et le poli de la peau. Quand cette fonction s'opère sans obstacle et par une transsudation insensible, on peut dire que l'état sain existe ; mais si, au contraire, la sécrétion devient trop abondante; si, en se portant en dehors, elle distend les canaux excréteurs, si elle ferme leur embouchure par un amas de matière endurcie, enfin, si cette matière s'altère au contact de l'air de manière à former un petit point noir, on a cet état morbide justement désigné par les dermatologistes, sous le nom d'*acne punctata.*

Cette maladie, dit M. Devergie, a donc pour caractère de se dessiner par un, plusieurs ou une multitude de points noirs, se présentant à fleur de peau vers les extrémités des canaux excréteurs des glandes sébacées.

En langage vulgaire, on appelle ces points des *tannes*, parce que, dit-on, ils ressemblent assez aux piqûres qu'on voit sur les cuirs tannés.

M. Kölliker attribue l'*acne punctata* ou tannes, à un état trop visqueux, trop concret de la sécrétion sébacée, et il fait remarquer qu'il y a souvent quelques poils mêlés à cette matière.

Une fois formée, cette concrétion résiste au lavage du savon et du frottement; mais en saisissant entre deux doigts un petit intervalle de peau, et en le pressant vivement, le point noir disparaît, et à sa place on voit la matière sébacée sortir en un cordon blanchâtre, s'allongeant en forme de ver. Ces petits cylindres ont été désignés sous les noms, aujourd'hui oubliés, de *syrons, comedons*, et *crinons*, et que le vulgaire appelle généralement les vers de la peau. C'est probablement l'apparence vermiforme de ces cylindres qui a fait croire à la présence d'un ver, soit dans la glande sébacée, soit dans son conduit excréteur. M. le docteur Simon, de Berlin, soutient avoir vu ce parasite animal; il en donne même une description détaillée qu'il accompagne d'un dessin explicatif.

L'Anglais Wilson, les Allemands Henle et Vogt, confirment cette opinion ; ils ont classé cet animalcule dans la famille des acariens, et lui donnent le nom d'*acarus folliculorum*. Comme depuis la publication de ces faits, aucun micrographe, ni dermatologiste français n'ont vu de nouveau cet insecte, il y a tout lieu de croire qu'il n'existe pas.

Toutefois, nous ferons remarquer que dans la dernière publication de ses leçons cliniques (mars 1860), M. Bazin dit avoir vu l'acare décrit par M. Simon ; mais, suivant lui, il n'aurait vu ce parasite que dans les glandes sébacées à l'état normal.

A défaut de parasite animal, M. Hardy a constaté, dans les glandes sébacées malades, *acne punctata*, la présence d'un parasite végétal, dont il nous a montré, en 1858, les spores et le mycélium, sans cependant en déterminer le genre et l'espèce.

C'est sur les personnes à peau épaisse, grasse, que l'*acne punctata* se présente de préférence, et c'est au nez, sur les joues, sur le front, le long du cou, sur la poitrine, qu'on le rencontre le plus souvent.

L'*acne punctata* peut affecter la forme aiguë ou la forme chronique ; c'est dans ce dernier cas que la peau se trouve criblée par des centaines de points noirs extrêmement rapprochés. Il y a rarement un état inflammatoire dans l'*acne punctata* ; tout se borne à un léger fourmillement, et encore ce phénomène est-il rare. Il est certain que l'*acne punctata* peut exister seule, sans aucun mélange simultané d'autres variétés, mais il se rencontre aussi assez souvent à côté de l'*acne simplex* et *indurata*.

ACNE MILIARIS. — L'*acne miliaris* est aussi le produit d'une hypersécrétion de la matière sébacée, mais qui diffère de celle de l'*acne punctata*, en ce que dans cette dernière maladie les canaux excréteurs de la glande et les follicules pileux peuvent être dilatés par la matière sébacée concrète ; tandis que dans l'*acne miliaris*, l'appareil glandulaire seul contribuerait, suivant M. Kölliker, à l'accumulation de la matière sébacée ; il en résulte alors de petites tumeurs denses, soulevant la peau, dépourvues d'ouverture. S'il y a surabondance de matière, elle passe en partie dans le follicule pileux d'où elle peut être expulsée à la manière des *tannes*. On ne s'étonnera pas de cette assertion de M. Kölliker, si l'on considère que dans l'*acne miliaris* l'occlusion du conduit excréteur est complète ; qu'il n'y a pas même apparence d'orifice à son extrémité supérieure, et qu'il est tout naturel, dans cet état de choses, que l'excès de fluide sébacé se reverse dans le follicule pileux.

On a remarqué que l'*acne miliaris* atteignait généralement les femmes de vingt à trente ans. Elle se présente sous la forme de petites pustules généralement blanches, légèrement acuminées, ressemblant à des grains de millet qu'on voit aux paupières, aux pommettes, aux environs des ailes du nez, autour des lèvres, à l'oreille, au scrotum.

La marche de l'*acne miliaris* est lente, sa guérison est rarement complète, elle reste toujours longtemps à l'état d'engorgement papuleux. Ces petites tumeurs blanches, indolentes, ne présentent d'autre inconvénient que de laisser des taches d'autant plus apparentes sur la peau que celle-ci est plus fine.

ACNE MOLLUSCUM OU ACNÉ SÉBACÉE HYPERTROPHIQUE. —

Dans l'*acne punctata*, nous avons vu l'extrémité du canal excréteur distendue par un petit cylindre de matière sébacée, se présentant à fleur de peau sous la forme d'un petit point noir. Dans l'*acne miliaris*, la matière s'accumule aussi dans le conduit, mais de manière à former une petite tumeur sans orifice, et restant recouverte par l'épiderme. Quant à l'*acné sébacée hypertrophique* ou *molluscum*, son mode de formation, en principe, est le même que celui des deux variétés précédentes; c'est toujours à une matière accumulée dans des conduits distendus qu'on a affaire; seulement, ici le mode de sécrétion est tel, que la glande sébacée et le follicule pileux en sont entièrement remplis; et de là, suivant M. Kölliker, viennent ces kystes, qu'on voit, d'un côté, profondément dans le derme, et de l'autre, faisant saillie sur la peau.

Un autre auteur anglais, M. Beale (1), traitant la même question, veut qu'à l'exclusion des glandes sébacées, le follicule pileux soit le seul organe formateur et le réceptacle unique de la matière qui constitue la tumeur du *molluscum*.

Rien de plus embrouillé que la synonymie du *molluscum*. On dit que Pline s'en est servi pour désigner les proéminences muciformes qui se développent sur l'écorce de l'érable, dont on faisait autrefois des ouvrages de menuiserie fort estimés; et qu'au temps de Willan et de Bateman, une certaine similitude remarquée entre ces proéminences et cette variété de l'acné, aurait fait passer

____

(1) *Microscopic examination of the tubercles of molluscum*, London, 1855.

cette dénomination de *molluscum*, du domaine de l'histoire naturelle, dans la pathologie cutanée.

L'ignorance qui a régné si longtemps sur la véritable nature de cette affection, explique les motifs que les auteurs ont eus de donner des noms différents, qui leur rappelaient les objets avec lesquels ces petites tumeurs ont le plus de similitude par leur siége, leur forme et leur volume. Voici, du reste, la liste des noms qu'on lui a successivement donnés. Elle est appelée :

Molluscum, par Bateman ;
Tubercules tuberculoïdes, par divers auteurs ;
Tumeurs folliculaires, par Willis et M. Rayer ;
Acné molluscum, par M. Cazenave ;
Acné varioliforme, par M. Bazin ;
Acné molluscoïde, par M. Caillaud ;
Acné tuberculeux ombiliqué, par Piogey ;
Ecdermoptosis, par M. Huguier ;
Acné avec hypertrophie, par M. Devergie.

Aujourd'hui qu'on connaît le siége anatomique de cette affection, il est évident que, quelle que soit la dénomination que l'on adopte, c'est toujours une hypersécrétion de matière sébacée qu'on veut décrire ; et comme ici cette sécrétion est en excès, il nous semble que tout le monde devrait s'accorder à désigner cette variété sous le nom d'*acné sébacée hypertrophique*. Cette dénomination aurait l'avantage d'indiquer avec exactitude la nature de l'affection, laissant à la description les détails qui se rattachent au nombre, à la forme, au volume des tumeurs.

Depuis Bateman, on divise le *molluscum* en deux espèces

appelées, l'une *pendulum*, à raison de sa forme pédiculée, et l'autre *contagiosum*, à raison de la facilité à se transmettre par voie de contagion.

Mollusculum pendulum ou *acné sébacée hypertrophique pédiculé*. — Cette variété débute par un point à peine perceptible : c'est le commencement de la dilatation du conduit excréteur. Ce point grossit, mais lentement; il se forme ainsi de petites tumeurs arrondies, indolentes, sans changement de couleur à la peau. Ces tumeurs s'accroissent et se présentent tantôt sous le volume d'une aveline, tantôt sous celui d'une grosse noix ou même d'une orange, et naturellement il y en a aussi de grosseurs intermédiaires. C'est exceptionnellement que ces tumeurs deviennent beaucoup plus considérables; elles sont piriformes, avec un pédicule qui les fait ressembler à de petites poches, appendues à la surface du corps. La peau qui les recouvre ne change pas habituellement de couleur; quelquefois cependant, elles présentent une coloration jaune-brunâtre à leur partie la plus renflée. Faisons remarquer que les tumeurs représentées dans l'atlas de Bateman, sont de couleur violacée, et que chez le malade dont parle Tilésius, la plupart des tumeurs étaient rouges, et les autres offraient une coloration brunâtre.

Le *molluscum contagiosum* ou *l'acné sébacée hypertrophique ombiliquée*. — M. Bazin a publié, en 1854, un très remarquable et très exact mémoire sur cette forme d'acné qu'il appelle acné varioliforme, et il en trace ainsi les principaux caractères : « Ce sont de petites éminences papulo-tuberculeuses, variables en grosseur, depuis un grain de mil jusqu'au volume d'un gros pois ou d'une petite cerise, dures, non douloureuses au toucher, à moins qu'elles ne soient compliquées d'inflammation, ombiliquées, discrètes ou cohérentes, rares ou en grand nombre, d'une durée en général assez longue, d'une couleur se rapprochant du blanc de cire, comme demi-transparente sur les bords de l'ombilic. »

Mais lorsque la tumeur a acquis un certain volume, et qu'elle est fortement distendue, la dépression ombiliquée s'efface et le point noir est alors enlevé par le frottement.

Quant à la matière contenue dans ces tumeurs, elle est tantôt consistante, grisâtre ou verdâtre, tantôt demi-fluide, blanchâtre et laiteuse.

L'acné sébacée hyperthrophique ombiliquée est fréquente à la face, aux joues, au cou et à la partie supérieure de la poitrine.

Cette maladie n'est point accompagnée de troubles précurseurs ou généraux; au contraire, elle coïncide le plus souvent avec un état parfait de santé.

L'acné sébacée hypertrophique ombiliquée est-elle contagieuse comme la plupart des dermatologistes l'ont admis d'après Bateman? C'est une question que nous ne voudrions pas trancher négativement quand il y a des autorités si grandes pour l'affirmative. Néanmoins, le petit nombre de faits cités par les auteurs, et les cas assez peu nombreux dans lesquels ils les ont observés, nous donnent le droit de rester en doute sur la réalité de la contagion, d'autant plus qu'on ne nous fait pas connaître par quelle voie cette contagion a pu s'opérer. Si, comme nous l'avons dit en commençant, le follicule pileux se trouve être en partie le siége anatomique de cette affection, ne pourrait-on pas admettre, comme dans le sycosis, la présence du tricophyton, qui expliquerait alors la possibilité et le mode de la contagion?

Nous laissons aux médecins, placés dans les services spéciaux, le soin d'éclairer cette question au moyen du microscope (1).

ACNÉ SÉBACÉE FLUENTE. — L'acné sébacée hypertrophique ombiliquée, non plus que les *acne punctata* et *miliaris*, ne versent pas naturellement leur produit morbide au dehors ; car dans ces trois cas, le contenu de la glande ne se dégage qu'autant qu'une force extérieure exerce une pression sur la tumeur.

Il n'en est pas de même de l'acné sébacée fluente. Ici le produit morbide s'écoule par son propre mouvement sur la peau, laquelle prend d'abord un aspect gras et huileux en conservant, pendant quelque temps, sa couleur normale. Plus tard, la peau paraît plus épaisse et prend une couleur un peu foncée. Si on l'examine alors à la loupe, on la voit parsemée de petites ouvertures qui ne sont autre chose que les orifices un peu dilatés des conduits excréteurs.

Il n'y a que peu de rougeur, et point de cuisson ni de démangeaison dans cette maladie. Remarquez aussi que le visage est son siége d'élection ; cependant on la rencontre aussi au tronc, sur les épaules et au cuir chevelu ;

(1) Depuis que cet ouvrage est commencé, ce que nous avions dit hypothétiquement de la présence du cryptogame dans l'acné hypertrophique ombiliquée ou varioliforme se trouve réalisé par la découverte que M. Hardy a faite de spores dans les pustules de cette maladie.

de même elle accompagne souvent les autres variétés d'acnés : *punctata*, *simplex* et *indurata*.

Une peau épaisse, un système pileux développé, un tempérament lymphatique, un oubli habituel des soins de l'hygiène, sont les causes les plus efficaces du développement de cette maladie ; au reste, tant qu'elle dure, tous les soins de toilette n'empêchent pas que la peau ne paraisse toujours sale. La marche de l'acné sébacée fluente est généralement chronique ; on la voit parfois revenir à des époques périodiques.

ACNÉ SÉBACÉE CONCRÈTE. — En passant de l'acné sébacée fluente à l'acné sébacée concrète, on ne se trouvera pas en présence d'une maladie essentiellement différente ; tout le changement consiste en ceci que le produit de la sécrétion sébacée qui était d'abord gras et fluent devient squameux.

Les squames, variables d'épaisseur et d'étendue, se durcissent à leur extrémité libre, restent molles à l'endroit où elles adhèrent fortement à la peau ; leur coloration est d'un gris sale, comme terreux.

Lorsque l'hypersécrétion sébacée se concrète en croûtes ou couches plus ou moins étendues, celles-ci se présentent aussi sous une couleur grisâtre ; quelquefois elles acquièrent une couleur franchement noire. Cette matière, ainsi concrétée, adhère si fortement à la peau, qu'elle semble faire corps avec le tégument ; souvent le mal qui avait commencé par le front et les joues, s'étend sur toute la face qu'elle couvre comme d'un masque hideux.

Dans cet état, le simple contact des vêtements, ou même le frottement exercé par une brosse, ne peut détacher ces plaques; mais il suffit d'un léger grattage avec l'ongle pour les faire tomber, sans que le malade en éprouve aucune douleur. Le résidu de ce grattage, quand on le pétrit avec les doigts, devient malléable comme de la cire. Une fois débarrassée de cette matière, la peau se trouverait dans un état parfaitement naturel, si on n'y voyait çà et là quelques conduits excréteurs dont l'orifice est un peu dilaté. Remarquons cependant qu'au moment où on détache ces plaques, certains malades éprouvent de telles douleurs, qu'ils demandent avec instance qu'on les laisse repousser.

Le siége habituel de cette affection se trouve au visage, au cuir chevelu; elle peut se présenter aussi sur la poitrine, sur les membres et même dans la main; cependant, on entend souvent dire, d'après les anatomistes, qu'il n'y a pas de traces de glandes sébacées à la paume des mains ni à la plante des pieds. Il est probable, en effet, que ni l'œil ni la loupe n'en aient découvert jusqu'ici; mais ce qui a échappé aux recherches anatomiques, nous est dévoilé par ce fait pathologique incontestable, que la paume de la main peut être le siége d'une acné sébacée; nous-même, nous avons vu, en 1856, dans le service de M. Hardy, à l'hôpital Saint-Louis, un homme atteint, à la paume de la main droite et aux doigts, de larges plaques d'acné sébacée concrète de couloir noire.

Les squames de l'acné concrète, lorsqu'elles sont épaisses, sèches, et très adhérentes, ont le même aspect que les squames de l'ichthyose; mais il y a un moyen certain de ne pas tomber à ce sujet dans une erreur de diagnostic, comme l'a fait Bateman; c'est simplement de détacher les squames, et si, au-dessous d'elles, on trouve le tissu cutané seulement un peu rouge, un peu humide, mais sans autre altération importante, on aura la certitude qu'on a affaire à une maladie sébacée.

ACNÉ SÉBACÉE PARTIELLE. — C'est toujours la même maladie que la précédente, mais qui se caractérise par une croûte unique adhérente d'un gris sale, noirâtre, recouvrant l'orifice du canal excréteur parfois très dilaté. Les malades appellent ce produit morbide un *petit bouton*; ils ont une tendance invincible à l'arracher, mais il reparaît de nouveau. Il y a donc dans l'acné sébacée partielle une disposition à la chronicité. Chez les vieillards, cette acné, qui se développe ordinairement au visage, principalement sur une des ailes du nez, a été confondue souvent avec le *noli me tangere*. Cependant, depuis qu'Alibert, le premier, et M. Cazenave ensuite, nous ont donné une excellente description de l'acné sébacée partielle, il n'est plus permis à un praticien de tomber dans une erreur de diagnostic qui peut avoir les plus fâcheuses conséquences.

On traite utilement le *noli me tangere* par les caustiques; mais ce même traitement appliqué à l'acné partielle a l'inconvénient de laisser des cicatrices indélébiles, et l'inconvénient encore plus grand d'altérer les tissus sur lesquels on répète ces cautérisations.

Au reste, le *noli me tangere* étant toujours accompagné de démangeaison, de chaleur, de douleur lancinante, ne peut pas être confondu avec l'acné sébacée partielle, dans lequel on ne rencontre jamais ces symptômes. Enfin, si l'on fait tomber les croûtes, on reconnaîtra l'acné sébacée par les caractères déjà indiqués dans les variétés précédentes.

ACNÉ SÉBACÉE CORNÉE. — C'est à M. Cazenave que nous devons la connaissance de cette variété. Dans cette acné, qui n'est qu'un degré plus grand de sécheresse de l'acné sébacée concrète, on voit les orifices des conduits excréteurs fournir une matière sébacée, très dure, et former un petit appendice assez ressemblant aux poils d'un porc-épic. Ces petites saillies, d'une couleur jaunâtre, tantôt isolées, tantôt réunies en groupe, apparaissent sur le visage, le front, les ailes du nez; nous les avons vues plusieurs fois sur les épaules et sur le front : cette acné guérit généralement avec cicatrices.

En étudiant les variétés précédentes, nous avons remarqué que toutes résultaient uniquement d'une hyper-sécrétion, se concrétant à l'intérieur ou s'écoulant au dehors.

Maintenant nous abordons les trois variétés où nous trouvons un nouvel état morbide, l'inflammation.

Ce groupe contient l'acné simple, l'acné indurée, l'acné rosacée.

ACNÉ SIMPLE. — L'acné simple apparaît surtout au visage, et au moment de la puberté; c'est à raison de sa fréquence plus grande dans la jeunesse qu'on lui a donné le nom d'*acne juvenilis*. Elle est rarement accompagnée de symptômes généraux. Il y a un fourmillement peu sensible au début, et on voit apparaître de petites pustules rouges, transparentes, du volume d'une tête d'épingle, disséminées sur le front, les joues, le nez; elles sont tantôt rondes, tantôt acuminées. Dans les vingt-quatre heures, ces pustules suppurent et se dessèchent bientôt en forme de petites croûtes jaunâtres qui laissent après elles une tache rouge foncée, laquelle ne tarde pas à disparaître, en sorte que tout semble finir dans l'espace d'une semaine. Mais il est assez ordinaire de voir cette succession de phénomènes se reproduire à plusieurs reprises. Voilà l'acné simple dans son état le plus élémentaire.

Il y a un autre degré moins bénin qui se caractérise par une pustule plus grosse, plus rouge, se terminant par un petit point blanc qui, en suppurant, donne issue à un liquide séro-purulent mêlé de sang, et même à une espèce de bourbillon. Mais comme, dans ce cas, la base de la tumeur n'est pas entrée en suppuration, il reste une induration, signe certain que la maladie n'est pas entièrement guérie. L'ouverture de la pustule se couvre d'une croûte mince légère qui laisse quelquefois après elle une petite cicatrice inégale.

Ce second degré constitue évidemment un état morbide intermédiaire entre l'acné simple et l'acné indurée que nous allons décrire.

Acné indurée. — M. Cazenave nous a donné le caractère distinctif et le plus essentiel de l'acné indurée, lorsqu'il a dit que cette maladie consistait dans une inflammation s'étendant un peu autour de la glande sébacée, et y formant une pustule à base toujours indurée. Il nous semble que cette définition ne laisserait rien à désirer, si l'on y ajoutait que c'est dans le tissu cellulaire aréolaire de la couche superficielle du derme que l'inflammation se propage.

Quoi qu'il en soit, l'acné indurée débute par une pustule du volume d'un gros pois ou même d'une noisette; ce n'est qu'au bout de quelques jours que cette pustule prend une forme conoïde, tendue, ayant une base indurée, entourée d'une auréole rouge, et le sommet purulent. Cette pustule s'ouvre à la fin et laisse échapper du pus et du sang, et élimine parfois un bourbillon assez volumineux, à la manière des furoncles. Mais généralement les pustules de l'*acne indurata* naissent sur les orifices des conduits excréteurs, en sorte que lorsqu'elles sont fortement comprimées entre les doigts, on voit d'abord sortir du pus, puis une matière sébacée semblable à celle que contiennent les *acne punctata* et *miliaris*.

Ces pustules sont tantôt profondes, tantôt superficielles, tantôt réunies en groupe, formant des plaques assez étendues et donnant un aspect marbré à la peau; tantôt elles existent à l'état isolé, en sorte que toute la série des phénomènes dont elles sont le siége, s'accomplit sans qu'elles soient influencées par le développement simultané des autres pustules. Il résulte de là qu'on peut rencontrer à la fois sur un même individu tous les aspects différents que la maladie peut prendre.

Ici nous aurons des pustules encore intactes, là des pustules en pleine suppuration; plus loin ce sera une pustule déjà transformée en tubercule, ou bien une induration d'un blanc laiteux, ou enfin de petites cicatrices.

Il arrive souvent, après la dessiccation et la chute de la croûte des pustules, que de petites taches d'un rouge violacé signalent, par leur présence, les points de la peau qui avaient été affectés. Ces taches, après leur disparition, laissent apercevoir de petites cicatrices, blanches, irrégulières, oblongues, plissées, et c'est en quoi elles se distinguent des cicatrices des sangsues, lesquelles sont triangulaires.

Il peut aussi se faire une transformation de la pustule en un tubercule d'une teinte rouge violacée; quelquefois le volume de ces tubercules égale celui d'une noisette, et il s'y forme une fluctuation qui, tantôt se résorbe et tantôt fournit un mélange de pus et de sang, ce dernier liquide étant toujours en quantité plus grande.

L'acné indurée siége aux épaules, au dos, au visage; cette variété est plus grave, plus persistante que la précédente, et, comme celle-ci, elle peut coïncider avec une santé parfaite.

Acné rosacée (*couperose*). — Au commencement de sa description de la couperose, M. Devergie nous donné les raisons qui lui ont fait détacher cette maladie du genre acné pour en faire une espèce distincte. S'il s'est décidé à ce démembrement, c'est, dit-il, parce qu'en examinant les phénomènes de la couperose, il y aurait constaté, d'une part, l'absence habituelle de l'élément sébacé, et, d'une autre part, la présence constante de « *vaisseaux capillaires injectés, tendus, hypertrophiés, gorgés de sang,* » d'où il faudrait conclure, suivant lui, que la congestion des vaisseaux sanguins est la cause unique de la couperose. M. Devergie avoue, il est vrai, avoir vu des glandes sébacées, affectées dans certains cas de couperose; mais il se hâte d'ajouter que ces faits sont accidentels et sans influence sur le cours de la maladie.

Cependant, un autre dermatologiste, S. Plumbe, soutient que dans toutes les acnés, par conséquent dans l'acné rosacée, l'inflammation de la glande est exclusivement produite et entretenue par l'accumulation de la matière sébacée. Cette dernière assertion est évidemment exagérée : ne serait-ce pas elle qui, par une réaction naturelle, aurait rejeté M. Devergie dans une autre extrémité également contraire à la vérité ?

Quant à nous, après mûr examen, nous avons cru reconnaître une double cause à cette maladie.

N'est-il pas remarquable d'abord que, parmi les acnés, la rosacée est la seule qui ait son siége sur la peau du visage ; et comme cette région cutanée est précisément celle où les glandes sébacées et les vaisseaux sanguins se trouvent à la fois réunis en plus grand nombre, on conviendra qu'il y a déjà là présomption en faveur de notre opinion.

N'oublions pas, d'ailleurs, que dans l'ensemble de l'économie vivante, les glandes sébacées et les autres ne sont qu'un adjutorium des vaisseaux sanguins sur le trajet desquels elles se trouvent placées ; que ces glandes et ces vaisseaux concourent à l'accomplissement de la fonction sécrétoire ; et qu'agissant ainsi en commun, il n'est pas étonnant de les voir affectés simultanément.

Pour établir ce fait, nous rappellerons en peu de mots que la matière sébacée est le résultat d'un apport sanguin, lequel, soumis à l'élaboration glandulaire, se trouve transformé en un fluide onctueux et coulant. Tant que cet acte physiologique se fait sans altération ni dans la qualité, ni dans la quantité du liquide, on est certain que l'état normal existe ; au contraire, il y a évidemment maladie, soit lorsque l'écoulement de ce fluide est plus considérable, soit lorsqu'il est de beaucoup diminué ou même arrêté.

Admettez maintenant le premier cas, celui d'un excès de fluide, comme cela s'observe facilement dans l'acné sébacée fluente, on ne signalera ni rougeur, ni chaleur, ni aucune congestion ; au contraire, admettez le second cas, celui de diminution ou d'arrêt de l'écoulement sébacé, ce qui existe avec moins d'évidence dans l'acné rosacée, certainement les mêmes vaisseaux destinés par la nature à verser leur contenu dans les glandes sébacées, n'y ayant plus leur écoulement naturel, se trouveront, suivant les expressions de M. Devergie, des vaisseaux capillaires *injectés, distendus, hypertrophiés, gorgés de sang*.

Ce dernier état des vaisseaux capillaires, qui pour M. Devergie constitue uniquement la couperose, n'est regardé par nous que comme une conséquence d'une affection de la glande sébacée elle-même ; et d'accord avec M. Cazenave, nous maintenons l'acné rosacée ou couperose, comme une variété de l'acné : le mot acné indiquant le siége anatomique de la maladie, et le mot rosacée l'état congestif qui l'accompagne.

D'ailleurs M. Rayer, tout en séparant nosologiquement la couperose de l'acné, convient que ces deux affections ont un seul et même siége, c'est-à-dire dans les follicules de la peau de la face, ou autrement, pour nous, la glande sébacée (1). M. Devergie a donc commis une grave erreur

(1) La dénomination de couperose étant généralement usitée en France

dans le *Bulletin thérapeutique*, du 30 juin 1859, p. 553,
lorsque après avoir rappelé « *que la couperose et l'acné
sont deux maladies de siége et de forme tout différents,*»
il ajoute : « *M. Rayer avait entrevu cette distinction que
nous n'avons pas tardé à établir dans notre Traité sur
les maladies de la peau.* »

L'acné rosacée peut se présenter sous quatre états bien
distincts ; l'état érythémateux, pustuleux, tuberculeux et
hypertrophique.

Acné érythémateuse, couperose érythémateuse.— Cette
première variété de la couperose commence d'une manière occulte par une suspension de sécrétion sébacée et
par de la sécheresse à la peau, puis par l'apparition très
sensible de vaisseaux distendus formant des vascularisa-
tions éparses et diffuses. C'est de ces divers points de
vascularisation que partent les rougeurs, lesquelles commencent par de petites taches de la dimension d'une
pièce de vingt centimes ; elles sont d'une coloration
plus foncée que ne l'est la peau saine du visage. Ces
taches sont d'abord éphémères, mais elles reviennent,
disparaissent de nouveau et s'établissent enfin en permanence en faisant des progrès en étendue ; elles se développent le plus ordinairement sur les côtés du nez, des

pour rappeler une inflammation chronique et pustuleuse des follicules de la
peau de la face, j'ai cru devoir employer le mot acné dans une acception
plus restreinte que les pathologistes anglais..... Toutefois, en décrivant isolément ces deux affections, je m'empresse de reconnaître que l'acné se
présente sous *la même forme et affecte les mêmes éléments de la peau* que
la couperose. (*Traité théor. et prat. des maladies de la peau*, 2ᵉ édit., t. I,
p. 630 et 631.)

pommettes, ou près de l'angle des yeux; elles s'étendent ensuite au front et au menton. Il n'y a que peu de chaleur d'abord, mais ce symptôme augmente d'intensité après le repas, et lorsqu'on séjourne dans les lieux trop échauffés; le visage prend une coloration particulière, dont la teinte varie du rouge cerise au pourpre violacé. Il y a aussi une apparence chagrinée et plus ou moins variqueuse. Quant à la coloration, elle disparaît comme dans l'érythème sous la pression des doigts, ce qui indique bien que le sang reste contenu dans les vaisseaux.

Si dans ces premières périodes de la maladie, les phénomènes de rougeur sont les plus apparents, il ne faut pas se hâter de conclure que la disposition à une éruption de pustules n'existe pas tout d'abord; car les pustules peuvent rester à l'état d'incubation sous la cuticule, ne donnant lieu qu'à une légère élévation à peine visible; tantôt étant si bien cachées qu'elles échappent à l'investigation faite à l'aide de la loupe; eh bien même, dans ce dernier cas, on parvient toujours à les faire naître artificiellement après quelques minutes d'une application de la pommade à l'iodure de chlorure mercureux.

Pour terminer cette question de l'état érythémateux, nous rappellerons que les *rougeurs initiales* de l'acné causent aux femmes une vive préoccupation, et même un véritable chagrin, parce qu'elles n'ignorent pas que ces taches, en s'étalant, grossissent leurs traits et altèrent leur beauté.

Remarquez que chez la femme, c'est la couperose érythémateuse qui est la plus fréquente, tandis que chez l'homme c'est l'état pustuleux.

Acné rosacée pustuleuse.—Passant maintenant à l'état

pustuleux : on reconnaît que si les pustules suivent ordinairement l'apparition de l'état érythémateux, elles peuvent aussi le devancer et se montrer dès le début; à leur apparition, les pustules sont petites, rouges et disséminées; elles sont accompagnées d'un léger fourmillement; il y a toujours de la rougeur, de la chaleur, et même de la cuisson, ce qui n'existe pas dans les acnés simples et indurées. La suppuration de ces pustules est généralement lente; c'est seulement après quinze jours qu'elles se couvrent d'une petite croûte.

Cependant, en se développant, ces pustules deviennent conoïdes, leur base est large et indurée, et leur surface est rouge-violacée; elles sont très indolentes, et ne suppurent qu'après plusieurs semaines. Chez les adultes à tempérament sanguin, elles sont plus animées; le moindre écart de régime, le séjour dans un appartement fortement chauffé les exaspèrent, et alors elles parcourent leur période plus rapidement.

Ces pustules se montrent tantôt groupées sur le nez, le front ou les joues, ou peuvent envahir le visage tout entier; et dans ce dernier cas, le réseau vasculaire présente des arborisations assez prononcées.

Acné rosacée tuberculeuse. — L'état tuberculeux de l'acné rosacée se prononce lorsqu'après plusieurs éruptions successives sur les mêmes points congestionnés, tels que le nez, les joues, le front ou le menton, ces parties se tuméfient, se durcissent, deviennent de véritables nodosités de forme tuberculeuse et d'un aspect violacé. Ces grosseurs se trouvent encore augmentées par l'apparition sur leurs surfaces de petites varices; lorsque tout le visage se trouve ainsi envahi, la physionomie prend un aspect repoussant. La maladie peut encore s'étendre au delà de la face et apparaître sur les côtés du cou, et même il n'est pas rare de voir les conjonctives et les gencives s'enflammer et se tuméfier.

Acné rosacée hypertrophique.—L'état tuberculeux peut passer à l'état hypertrophique : les exemples n'en sont pas rares. C'est surtout lorsque les pustules indurées suppurent incomplétement, lentement, que ce passage a lieu; ensuite, s'il survient des croûtes, elles se détachent avec peine; il y a une formation qu'Alibert a appelée pustules *surcomposées,* parce que, dit-il, elles sont placées les unes sur les autres.

Ce qui contribue le plus à caractériser cet état hypertrophique, c'est qu'à l'extension constante de cette forme d'acné rosacée se joint, en outre, un épaississement considérable de la peau, une exagération du volume des glandes sébacées, et l'intumescence du tissu cellulaire sous-jacent; le tout est surmonté de veines bleuâtres et considérablement dilatées, qui donnent à ces tumeurs un aspect d'un rouge violacé.

Quant à cette forme hypertrophique de l'acné rosacée, elle occupe plus particulièrement le nez; elle se voit quelquefois sur les joues et rarement sur le front. Ces différentes parties du visage prennent une dimension double ou triple du volume naturel; dans d'autres cas, les ailes du nez sont seules atteintes, ce qui n'empêche pas de constituer une très grande difformité.

On sait, surtout d'après Alibert, que ces tumeurs hypertrophiques peuvent présenter des aspects les plus bizarres, et constituer des énormités telles qu'on a eu recours à des opérations chirurgicales pour s'en débar-

rasser, comme cela a eu lieu dans les cas signalés par
Nic. Florentin et M. Cazenave.

Ces tumeurs peuvent être sessiles ou pédiculées, et être
accompagnées d'une acné sébacée fluente qui leur donne
un aspect huileux.

MARCHE. — La marche de l'acné mérite d'être remarquée, parce qu'elle se compose d'une série de phénomènes
aigus auxquels succède une marche généralement chronique. Il y a aussi de l'irrégularité dans le mode d'évolution des pustules et des nodosités. Ainsi, les premières
ne durent que quelques jours et les autres des semaines.
Les éruptions se succèdent de manière à donner une durée
fort longue à la maladie. S'il y a des cas de guérison
spontanée, ce ne sont que de fausses apparences, que de
promptes récidives viennent bientôt interrompre, et c'est
là le caractère dominant de la maladie.

SIÉGE ANATOMIQUE. — En rappelant que nous avons
placé le siége anatomique du sycosis dans l'appareil pileux,
nous sommes conduit tout naturellement à signaler l'an-
nexion qui existe entre cet appareil et la glande sébacée.

Cette connexion s'exprime par une loi de balancement
fort remarquable, c'est-à-dire que partout où le développement des poils est considérable, par exemple aux cheveux et à la barbe, la glande sébacée est subalternisée
aux follicules pileux ; que partout où ne se montrent que
des poils follets, la glande sébacée prend un volume pro-
portionnellement plus grand, et enfin dans les cas moyens
comme dans les poils de l'aisselle, de la poitrine, etc.,

les deux organes ont à peu près une importance égale.

Quel que soit le rapport de proportion entre ces deux organes, on sait que l'abouchement se fait ordinairement au tiers inférieur du follicule.

La glande sébacée dans son état le plus simple figure une petite poche piriforme avec un étranglement vers l'endroit où son conduit excréteur s'abouche dans le follicule ; mais cette glande sébacée ne se tient pas toujours à cet état de simplicité, il arrive le plus souvent que trois ou quatre utricules s'unissent de manière à constituer un appareil à ramification tubuleuse et à affecter une disposition en grappes. C'est sous cette forme perfectionnée qu'on la rencontre le plus communément ; quant au nombre des utricules, elles peuvent s'élever de douze à quinze et même plus.

C'est surtout au nez que l'on trouve les glandes sébacées à leur maximum de développement.

Il existe quelques glandes sébacées entièrement libres de connexion avec les follicules pileux, les plus volumineuses occupent les petites lèvres chez les femmes, d'autres plus petites et en plus grand nombre se trouvent au gland et au prépuce. Mais elles ne constituent qu'une exception, peu significative, si l'on considère que les membranes des parties génitales tiennent le milieu entre la formation cutanée et la formation muqueuse. D'ailleurs elles ne diffèrent des autres glandes sébacées que parce qu'elles viennent s'ouvrir directement à la peau.

Au sujet de ce double appareil glandulaire et pileux, il est remarquable que chacun accomplit une fonction spéciale et que de plus ils en ont une à accomplir en commun. Ainsi, c'est à la fonction glandulaire de fournir la matière sébacée, c'est à la fonction de l'appareil pileux de nourrir la racine du poil ; enfin ils concourent tous deux à l'acte de la lubréfaction.

Si nous passons maintenant aux couches composantes de la glande sébacée, nous les trouvons encore au nombre de trois que nous allons caractériser chacune en particuculier.

Ainsi, en premier lieu nous avons affaire à une couche externe que M. Huguier signale comme étant de nature celluleuse, mais pour nous, c'est ici comme toujours, cette couche externe enveloppante qui représente à quelques égards et d'une manière générale la couche dermique des formations cutanées.

Des deux autres couches également signalées par M. Huguier, l'une, la moyenne, serait de nature granuleuse, ce qui indiquerait une ressemblance avec le corps muqueux ; enfin la seconde ne serait qu'une dépendance de l'épiderme. Remarquons cependant que s'il y a ici rapport de position, en ce sens que cette couche est la plus intérieure, d'autre part en ce qui regarde sa nature, au lieu d'être cornée comme l'est l'épiderme, elle est de nature épithéliale.

Les cellules qui constituent cette troisième couche sont petites et ne présentent point de granulations moléculaires, on les trouve dans les profondeurs des utricules, et là, elles se rencontrent avec d'autres cellules, ou complétement graisseuses ou mêlées à de la graisse. « Ce sont ces cellules, dit M. Kölliker, et rien autre chose, qui forment la matière sébacée, masse qui, à l'état frais apparaît demi-fluide, jaune ou blanc-jaunâtre (1). »

(1) Si l'on poursuit jusque dans les conduits excréteurs ces cellules in-

Les dermatologistes ont pu se tromper dans leurs recherches sur les siéges anatomiques, et comme celui de l'acné entre autres a été l'objet d'interprétations différentes, nous allons essayer de l'établir définitivement.

Il est certain d'abord que la peau prise dans sa périphérie superficielle peut bien, en cas d'inflammation légère, loger entre le corps muqueux et l'épiderme des lésions aussi minces et éphémères que le sont les vésicules de l'eczéma ; mais cette même partie de la peau ne pourrait point être envahie par de volumineuses et résistantes lésions, telles que les pustules indurées, les tubercules qu'on voit dans l'acné.

Donc, à l'exclusion de la peau superficielle, c'est dans l'un des deux organes profonds, glande sébacée ou follicule pileux, que le siége en question peut exister : or, comme nous avons déjà fixé le siége anatomique du sycosis dans le follicule pileux, on est bien induit à conclure qu'il n'y a pas d'autre siége anatomique possible pour l'acné que la glande sébacée.

D'ailleurs, ce véritable siége peut être encore établi par voie directe, si l'on considère que, de même que l'on voit la glande sébacée, à l'état sain, être le centre d'une sécrétion huileuse qui maintient l'intégrité de la peau, de même on voit cette glande dans la variété de l'acné sébacée fluente fournir une sécrétion de même nature, mais surabondante et nuisible ; ce qui montre avec évidence que le

ternes, il devient extrêmement facile de se convaincre qu'elles se continuent sans aucune interruption dans ces conduits tapissés par un épithélium, qu'elles pénètrent ensuite dans le follicule pileux, où elles occupent l'espace compris entre le poil et l'épiderme, pour être expulsées au dehors. (Kölliker, *Histologie humaine,* p. 188.)

siége anatomique de l'acné est bien dans la glande sébacée et qu'il ne peut être nulle autre part.

Remarquons enfin qu'à des degrés très variés, cette hypersécrétion sébacée accompagne constamment toutes les autres variétés de l'acné.

DIAGNOSTIC. — Nous allons examiner successivement les différentes maladies siégeant à la face et qui peuvent être confondues avec l'acné. En premier lieu, par exemple l'ecthyma : celui-ci se distingue de l'acné en ce que ses pustules, au lieu d'être petites et acuminées, sont larges et aplaties, que leur base est moins engorgée, et que les croûtes qui les recouvrent sont plus adhérentes que celles de l'acné.

En second lieu, l'impétigo : ce qui fait distinguer cette maladie de l'acné, c'est que dans celle-ci les pustules ne sont point fluentes et qu'on n'y rencontre jamais les croûtes stratifiées de l'impétigo.

Ensuite pour l'eczéma nous dirons que les croûtes de cette maladie sont toujours lamelleuses, ce qui les distingue des croûtes plus épaisses, plus compactes de l'acné.

Enfin, on ne confondra certainement pas les pustules de l'acné avec les papules si différentes du lichen simple ; quant au *lichen agrius* on sait que les croûtes qui le recouvrent accidentellement sont plus minces et plus étendues que celles de l'acné.

Le diagnostic devient beaucoup plus difficile lorsque apparaissent sur le visage des tubercules syphilitiques, car ceux-ci, à raison de leur apparence solide et dure, pourraient être confondus avec l'acné indurée, mais on ne s'y trompera pas, si l'on observe que ces tubercules ont un aspect luisant, une couleur cuivrée, et qu'ils ont une tendance marquée à s'ulcérer, enfin qu'il y a presque toujours des plaques muqueuses concomitantes.

Quant à ce qui regarde le lupus, ce n'est qu'au début de la maladie qu'une confusion serait possible, parce qu'alors il y a des apparences communes telles que pustules et tubercules superficiels; mais, lorsque le lupus progresse, qu'il devient rongeant, alors toute difficulté de diagnostic disparaît.

Pronostic. — On ne meurt jamais d'une acné et très souvent même chez les jeunes gens cette maladie disparaît sans traitement.

Néanmoins le pronostic de l'acné peut être fâcheux à cause de la tendance constante à la récidive et à un envahissement croissant qu'on remarque dans cette maladie.

Causes. — Il y a deux conditions essentielles qui prédisposent à contracter l'acné : c'est l'épaisseur de la peau et l'exagération des glandes sébacées.

Toute circonstance qui détermine une suractivité dans la circulation sanguine et par suite un état congestif au visage, devient une cause directe de l'apparition de l'acné, et principalement de l'acné rosacée ou couperose.

Ces causes sont: les excès de table, les liqueurs fortes, les émotions morales vives ou concentrées, les professions sédentaires exigeant une application soutenue, la peinture, la couture, etc.

Ajoutons qu'on regarde généralement l'hérédité, le

tempérament lymphatique, certains états morbides des voies digestives ou de l'utérus, comme des causes de l'acné.

Quant à ce qui regarde particulièrement les irritations gastro-hépatiques, la constipation opiniâtre, l'aménorrhée, la dysménorrhée, nous dirons que véritablement il n'y a aucun lien absolu de cause à effet entre ces états morbides et la production des acnés simples, indurés et rosacées, et que s'il y a ici une action, elle ne se fait sentir qu'indirectement en provoquant une congestion vers la tête et au visage.

Aussi croyons-nous que dans tous ces cas il est d'une bonne pratique de chercher à ramener l'équilibre fonctionnel des voies digestives et de la menstruation, non pas en vue d'une guérison directe de l'acné, mais bien afin de mettre les malades dans les conditions les plus propres à favoriser l'action du traitement local.

On a encore parlé de l'influence des climats froids et humides sur le développement de l'acné ; c'est ainsi qu'on voit les Anglais, les Allemands, et les autres peuples du Nord, en être plus fréquemment atteints que les peuples méridionaux.

Les enfants sont rarement exposés à l'acné ; quand cette maladie se montre chez eux, c'est sous forme d'hypersécrétion ; chez les jeunes gens, c'est sous la forme inflammatoire ; chez les hommes, c'est sous la forme indurée et rosacée, et enfin chez les vieillards, l'acné hypertrophique et même l'acné sébacée concrète sont les plus habituelles.

Dans l'impossibilité de décider si l'acné se montre plus fréquemment chez les hommes que chez les femmes, nous dirons cependant que bien que, toutes les variétés de l'acné se développent également dans les deux sexes, on constate plus souvent l'acné rosacée chez la femme et l'acné hypertrophique chez l'homme.

TRAITEMENT. — Au sujet du traitement de l'acné, si nous retournons vers les anciens, nous voyons que Celse pensait que la possibilité de la guérison de cette maladie était une chimère : « *Pene ineptiæ sunt curare varos...* » (Celse, lib. VI, ch. 6.) Depuis Celse, la thérapeutique de l'acné ne semble pas avoir fait beaucoup de progrès, puisque la plupart des auteurs actuels, tels que MM. Rayer, Gibert, Cazenave, Devergie, se bornent à conseiller des moyens hygiéniques à leurs malades.

La question en était là, lorsque M. Hardy, à propos du traitement de l'acné, nous dit qu'il a été le premier à comprendre que cette maladie, que jusqu'alors on avait combattue par un régime doux et modéré, par l'emploi des antiphlogistiques, et divers soins hygiéniques, devait être, au contraire, directement attaquée par les composés mercuriaux les plus actifs, le proto-iodure et le bi-iodure de mercure.

Voilà une assertion très formelle, mais que nous sommes bien en droit de contredire ; car cette énergique médication dont on revendique la priorité, avait été employée avec succès, par nous, bien avant que M. Hardy se fût occupé du traitement de l'acné par les composés mercuriaux. En veut-on la preuve ? on la trouvera dans le numéro du 30 janvier 1847, de l'*Union médicale*, où, rappelant diverses observations de guérisons obtenues à l'aide de l'iodure de chlorure mercureux, nous nous exprimions ainsi : « En peu de temps j'obtins des guérisons inespérées et de rapides améliorations dans des cas de couperose, de psoriasis, de lichen, etc., et véritablement il y avait lieu d'être surpris de la promptitude avec laquelle la peau reprenait son aspect normal, et du retour non moins merveilleux de la santé générale... »

Et d'ailleurs, avant nous, Alibert ne s'était-il pas servi de l'application de l'azote d'argent sur chaque pustule?

Certainement, cette citation est victorieuse sur le point en litige ; mais, comme dans l'ordre scientifique les questions de priorité n'ont qu'un intérêt tout à fait secondaire, laissant ici nos lecteurs juges du débat, nous passerons à la discussion plus sérieuse de la valeur relative des proto, et bi-iodure de mercure d'un côté et de l'iodure de chlorure mercureux de l'autre.

M. Hardy donne la préférence aux deux premiers de ces sels, parce qu'il s'en est bien trouvé, dit-il, dans sa pratique. A ce propos, nous pouvons dire également que dans une pratique de dix-huit années déjà, nous avons remarqué que l'iodure de chlorure mercureux réunissait toutes les conditions d'une thérapeutique tout à la fois inoffensive et efficace, pourvu cependant que ce médicament fût habilement manié ; après cela, que chacun de nous reste convaincu que le remède de son choix est préférable, il n'y aura là rien d'étonnant, et l'avenir seul décidera la question.

Rappelons cependant que l'iodure de chlorure mercureux étant le sel qui, seul, renferme dans une formule unique les trois agents les plus actifs de la thérapeutique cutanée : iode, chlore et mercure, il y a là un motif rationnel de le préférer.

Dans une autre assertion, M. Hardy dit encore qu'il préfère les deux premiers sels, à raison du *peu de constance de la composition* du troisième. Or, comme nous trouvons dans son livre, publié en 1859, le même reproche au sujet de la *variabilité* de l'iodure de chlorure mercureux, qu'il nous avait fait en 1857, nous ne pouvons mieux le réfuter qu'en lui mettant sous les yeux notre réponse ainsi conçue : « La preuve que cette variabilité n'est pas à craindre, c'est que les phénomènes que j'ai décrits, on peut dire minutieusement, se reproduisent invariablement les mêmes dans tous les services où j'ai été appelé à appliquer ma médication, quoique j'aie fait usage, chez quelques malades, de pommade préparée depuis plus d'un an (1). »

Enfin, quand M. Hardy soutient que l'iodure de chlorure mercureux, à raison de son énergie, doit être réservé pour les cas les plus rebelles, nous lui répondrons avec la pleine confiance d'être dans le vrai, que ce sel n'occasionne des accidents que lorsqu'on en exagère et qu'on en multiplie imprudemment les doses; mais accoutumez-vous par une longue expérience à le bien manier, il vous sera utile dans les cas d'acné les plus rebelles, comme dans les divers degrés de toutes ses variétés, même les plus légères.

Voilà ce qui nous suffit; cependant nous ne laisserons pas d'énumérer les autres moyens généralement employés.

Préalablement à toute médication, il faut prescrire aux malades le régime et les soins hygiéniques les plus propres

---

(1) *Moniteur des hôpitaux*, mai 1857.

à éviter les congestions vers la tête. Ainsi l'on interdira toute nourriture trop substantielle, les boissons excitantes, telles que les alcooliques, le café; on évitera les émotions morales vives et concentrées.

Si la maladie est légère et récente, on prescrit tantôt les émollients, les bains simples, les tisanes rafraîchissantes, tantôt les lotions légèrement aromatiques ou alcoolisée, le lavage à l'eau tiède et même à l'eau chaude.

Lorsque la maladie se prononce davantage, et qu'elle prend l'aspect des variétés indurée ou rosacée, les moyens varient suivant les degrés d'inflammations : on commence d'abord par les antiphlogistiques, puis on emploie les résolutifs; c'est ainsi qu'on prescrit des lotions avec une solution faiblement sublimée, des bains de vapeur, des lotions alunées, des pommades sulfuro-alcalines, des douches sulfureuses, des préparations saturnines, etc.

Si l'on a affaire à une acné avec hypersécrétion peu prononcée, on recommande les astringents, lotions avec l'alun, ou pommades au peroxyde de fer; et, dans les formes chroniques, on conseille l'arsenic et les sulfureux.

Dans les cas de moyenne intensité, on se sert de la pommade au proto-iodure de mercure, accompagnée de purgatifs, de bains de vapeurs, de douches de vapeur, soit simples, soit sulfureuses.

Dans les cas les plus graves, on a recours à des purgatifs drastiques et à des pommades plus ou moins actives dans lesquelles entrent l'oxychlorure ammoniacal de mercure, le protosulfate de mercure, le bi-iodure de mercure, le camphre.

Enfin les eaux minérales sulfureuses de Barèges, de

Cauterets, d'Aix en Savoie, de Louesch, sont administrées en bains et en douches.

Et quant à ces derniers moyens, *purgatifs* et *eaux minérales*, ils ne sont point tellement efficaces, que M. Rayer n'ait voulu signaler leur insuffisance dans le passage suivant : «Combattue quelquefois avec un succès momentané par les purgatifs ou les eaux minérales, la couperose renaît presque toujours après la cessation des remèdes, avec une facilité et une promptitude désespérantes (1). »

(1) *Traité théor. et prat. des maladies de la peau*, t. I, p. 647.

OBSERVATIONS

Observation I. — *Eczéma chronique général.*

M. G..., commerçant à Paris, d'un tempérament éminemment lymphatique, a eu dans son enfance des dartres furfuracées, squameuses. Marié très jeune, il fut atteint, en 1831, à l'âge de vingt-deux ans, d'une angine dite couenneuse, traitée par la cautérisation avec le nitrate d'argent.

En 1834, apparut au visage un eczéma qui s'étendit promptement sur le cuir chevelu, puis envahit successivement le cou, la poitrine, l'abdomen, le dos et les quatre membres : tout son corps ne fut plus qu'une croûte. M. G.... fut soumis pendant quatorze ans à tous les traitements ordinairement conseillés par les médecins spécialistes de l'hôpital Saint-Louis, et plus particulièrement à ceux de MM. Biett et Cazenave. Ces deux savants praticiens lui ordonnèrent des bains sulfureux, des purgatifs et des *dépuratifs*.

En 1848, la maladie n'avait cédé en aucune façon ; déjà les cheveux, les cils étaient tombés en grande partie.

C'est à cette époque que je fus appelé en consultation par mon honorable confrère, M. le docteur Delanglard. Nous tombâmes d'accord sur l'opportunité de l'emploi de l'iodure de chlorure mercureux contre une maladie aussi rebelle, comme M. G... habitait un entre-sol mal éclairé, donnant sur une rue étroite, humide, je proposai de placer le malade dans un milieu plus hygiénique, pour favoriser l'action du traitement; on le décida à se rendre à la maison de santé de la rue Marbeuf, où il entra le 13 février 1848.

Voici dans quel état je trouvai M. G... :

Homme de taille moyenne, devenu débile et fort amaigri par ses longues souffrances; sa constitution paraît profondément altérée; peu d'appétit; digestions pénibles; constipation; pouls régulier, mais pauvre. Le visage est complétement couvert d'écailles assez épaisses, peu humides, brunes, fendillées; la peau est rouge, très tuméfiée: gonflement, rougeur des paupières; chute des sourcils; des cils; inflammation des conjonctives; sur le cuir chevelu, les écailles sont plus minces, plus humides, d'une couleur moins foncée. On voit aussi de petites écailles lamelleuses et une sérosité abondante qui se dessèche en croûtes épaisses sur les quelques cheveux qui restent vers la nuque et sur les côtés de la tête. Enfin, on aperçoit sur le dos, l'abdomen et les membres de très larges plaques de dimensions variables, couvertes d'écailles peu humides, plus jaunâtres, qui se détachent assez facilement. Sur ces parties, la peau est moins tuméfiée et moins rouge, mais le malade y éprouve une démangeaison insupportable.

J'attaquai d'abord la face, comme étant le point de départ de l'affection eczémateuse. Dès la première application du médicament, faite sur toutes les parties malades du visage, je vis les écailles se soulever, la peau s'animer, l'exhalation séro-purulente devenir plus abondante et donner lieu par la dessiccation à une nouvelle couche d'écailles.

La seconde application produisit les mêmes phénomènes avec plus d'intensité, accompagnés d'une cuisson plus vive pendant la durée de l'exhalation.

A la troisième application, le visage fut entièrement couvert d'écailles fendillées, sèches et dures; leur épaisseur et leur couleur donnaient au malade un aspect bizarre.

L'air dessécha promptement les écailles les plus superficielles, qui tombèrent d'elles-mêmes; les plus profondes restèrent seules adhérentes; la peau paraissait moins tuméfiée, moins rouge.

Après un intervalle de sept jours de repos, je recommençai une nouvelle série d'applications du topique.

A la première, cuissons très vives, suintement abondant, formation d'écailles épaisses et dures. A la troisième onction, tout le visage fut entièrement couvert d'une couche très épaisse de croûtes squameuses. Après la chute de ces croûtes, une assez grande partie du visage, principalement le front, fut dépouillée de ces écailles humides, adhérentes; la peau perdait sensiblement de son épaisseur et de sa rougeur.

A la suite d'applications continuées pendant trois jours consécutifs, et mettant un intervalle de repos en rapport avec le temps nécessaire à la chute des écailles, qui, de moins en moins humides, devenaient aussi moins adhérentes, on pu constater sur la peau du visage d'heureuses modifications. Après six semaines, elle avait repris en grande partie son état naturel; l'inflammation de la conjonctive avait disparu, ainsi que le gonflement et la rougeur des paupières.

Cette amélioration obtenue, j'attaquai le cou et les épaules, où je vis se produire les mêmes phénomènes que j'avais observés sur la face : soulèvement des écailles; exhalation de la matière séro-purulente; couche plus épaisse de squames par la dessiccation. Les écailles se détachent avec une facilité d'autant plus grande que la sécrétion humide diminue; enfin, la peau se dégorge, devient moins épaisse et moins rouge.

Après quelques applications méthodiques du médicament, on vit apparaître des places blanches indiquant que le tissu cutané reprenait progressivement son état naturel.

L'action du topique fut beaucoup plus lente à se manifester sur le cuir chevelu. L'exhalation très abondante empêchait le médicament de pénétrer facilement dans ce tissu, du reste très engorgé et d'un rouge vif. Les parties qui résistèrent davantage furent le sommet de la tête, en descendant vers la nuque. Dans cet endroit, le suintement persistait, et les écailles étaient très adhérentes.

Aussitôt que l'exhalation commença à se tarir, sous l'influence de l'action du topique, le cuir chevelu prit une animation plus franche, les cuissons devinrent plus intenses, et il s'opéra une modification dans la sécrétion : la matière exhalée, plus consistante, se détacha avec facilité au contact de l'air, ce qui favorisa la chute des écailles. Au fur et à mesure que ces écailles tombèrent, le cuir chevelu reprit son état normal.

Quant aux plaques squameuses plus sèches, plus minces, qui existaient sur le tronc, l'abdomen et les membres, elles se dissipèrent sous l'intervention directe du médicament

Obligé dans l'intérêt de ses affaires commerciales de quitter la maison de santé où il avait obtenu une si grande et si prompte amélioration, M. G.... continua le traitement chez lui. Après huit mois, la guérison fut complète. *Onze ans* se sont écoulés depuis lors, M. le docteur Delanglard, son médecin, me donne l'assurance que la guérison continue à se maintenir.

Observation II. — *Eczéma chronique partiel.*

Madame L...., d'un tempérament nerveux-lymphatique, âgée de vingt-huit ans, jouissait habituellement d'une bonne santé, lorsqu'à la suite d'un chagrin subit et violent, elle fut atteinte d'une perte abondante qui persista longtemps, malgré divers moyens employés pour la combattre. Il en résulta une débilité très grande à la suite de laquelle, à la fin de 1848, apparut à l'aisselle droite un eczéma qui envahit d'emblée le sein, le cou, l'oreille du même côté. Les mêmes parties qui furent atteintes plus tard sur le côté gauche étaient moins malades.

Madame-L.... employa sans succès divers moyens contre cette affection qui, en peu de temps, avait envahi des surfaces assez étendues. M. le docteur Delanglard consulté alors, se rappelant les heureux résultats obtenus chez M. G...., m'adressa avec empressement cette jeune dame.

D'une taille moyenne et en apparence bien constituée, je la trouvai très amaigrie ; il y avait une grande altération dans sa santé. Madame L.... présentait, sur tout le côté droit, des surfaces excoriées et recouvertes d'écailles épaisses, humides, d'un vert brun, qui envahissaient l'oreille, le cou, l'aisselle et le sein. Le tissu cellulaire de la conque de l'oreille paraissait tuméfié, ce qui gênait un peu l'articulation de la mâchoire de ce côté. Dans l'aisselle, les ganglions lymphatiques étaient très engorgés. Il existait une démangeaison générale, plus particulièrement incommode aux environs du mamelon.

Au côté gauche les mêmes parties affectées occupaient moins d'étendue, et les écailles y étaient plus minces, plus sèches, d'une couleur verdâtre moins foncée. Appétit presque nul ; constipation ; sang des règles pauvre.

Madame L.... commença le traitement dans le mois de mars 1849.

Les premières applications des topiques eurent pour effet immédiat
de provoquer une abondante exhalation qui donna lieu, par la dessiccation, à des écailles très épaisses, dures et brunes. La démangeaison
et le prurit qui accompagne toujours cette dermatose se calmèrent
promptement. La malade ainsi soulagée suivit avec exactitude ce
traitement parfois assez douloureux. Elle éprouvait souvent de vives
cuissons pendant le travail de l'expulsion. Mais après chaque série
d'onctions faites pendant trois jours consécutifs, puis renouvelées
après huit à douze jours de repos, les écailles perdent de leur épaisseur, de leur adhérence par la diminution de l'exhalation, et le tissu
cutané, profondément modifié, revient peu à peu à son état normal.

Pendant le retour des téguments à l'état physiologique, la santé
générale devient meilleure, l'appétit se réveille et le sang des règles
indique qu'une réparation se fait dans toute l'économie ; résolution
du tissu cellulaire tuméfié de la conque, et des ganglions engorgés de
l'aisselle droite.

Après un traitement très actif suivi avec persévérance pendant
quatre mois, madame L... obtint une guérison complète qui, d'après
le témoignage de M. le docteur Delanglard, persiste encore aujour-
d'hui après plus de *dix ans*.

Observation III. — *Eczéma aigu.*

M. E..., architecte du gouvernement, d'un tempérament nerveux et un peu lymphatique, a toujours joui d'une bonne santé jusqu'à l'âge de quarante ans.

En 1844, à la suite de travaux qui lui occasionnèrent de très
grandes fatigues, il apparut quelques plaques squameuses sur les
bras, les mains et les jambes. On lui conseilla de prendre des jus
d'herbes, des bains de Baréges et des purgatifs. L'affection céda assez
promptement à l'emploi de ces moyens

L'année suivante, M. E... fit une chute de cheval et se fractura
l'olécrâne gauche. La vie sédentaire à laquelle il fut condamné pendant plusieurs mois, altéra visiblement sa santé. Cependant il ne
contracta aucune maladie grave jusqu'en 1850.

Au printemps de cette même année, il fut atteint d'un eczéma aigu
qui se fixa sur les mains, les doigts et les avant-bras. Quelques plaques squameuses se manifestèrent sur les jambes. Pour apaiser les

vives cuissons et les douleurs même qu'occasionnait l'inflammation
cutanée des membres supérieurs, on prescrivit des bains généraux de
son, et des compresses imbibées d'eau de guimauve et de pavots sur
les parties affectées. Malgré l'emploi de ces moyens, la maladie se dé-
veloppait activement et envahissait chaque jour de nouvelles surfaces.
Appelé alors auprès de M. E..., je constatai l'état suivant:

Tous les doigts, la face dorsale des mains, les poignets et les avant-
bras sont rouges, très enflammés, principalement les doigts. La peau
est le siége d'une vive inflammation, et sur les parties malades on
voit un grand nombre d'excoriations d'où sort une abondante sérosité
lactescente; au-dessus de la partie moyenne des avant-bras se remarquent des vésicules agglomérées, de la grosseur d'une tête d'épingle, entourées d'un cercle inflammatoire, et contenant une matière
blanche transparente. Dès que leur rupture se fait, de nouvelles
excoriations apparaissent et l'exhalation séreuse devient abondante.
L'eczéma tend de cette façon à se développer vers les coudes, surtout
du côté gauche. Lorsque la matière exhalée est assez consistante, elle
forme des écailles minces, humides, jaunâtres, mais le plus généralement elle s'épanche en sérosité qui pénètre promptement les linges;
des gerçures profondes et douloureuses se forment sur les doigts, les
poignets et autour des articulations; enfin, il existe sur les jambes
des plaques squameuses, variables de forme et d'étendue, couvertes
d'écailles minces, sèches, d'un jaune pâle, qui se détachent avec
assez de facilité.

La santé générale paraît peu affectée. M. E... a ressenti quelques
malaises à l'origine de la maladie, avec perte d'appétit. Aujourd'hui,
il n'éprouve plus que de l'insomnie occasionnée par les démangeaisons et surtout les vives cuissons.

Aux applications d'eaux émollientes et légèrement narcotiques sur
les surfaces rouges, tuméfiées, humides et douloureuses, je substituai
les onctions faites avec la pommade à l'iodure de chlorure mercureux. La première application du topique augmenta tout d'abord la
sécrétion séreuse qui, après quelques heures, prit plus de consistance;
en sorte qu'au moment de la détente, les parties qui étaient restées à
l'air se couvrirent, par la dessiccation, d'une légère croûte lamelleuse
jaunâtre. A la seconde application, même sécrétion séreuse abondante, un peu plus consistante, formation d'écailles plus épaisses.
Enfin, à la troisième application, l'exhalation devient séro-purulente
et toutes les surfaces onctionnées sont couvertes d'écailles épaisses,

fermes et d'un aspect jaune-verdâtre. Cette première série d'onctions fut très douloureuse, mais la rougeur des tissus avait diminué, la démangeaison et les cuissons avaient beaucoup perdu de leur intensité. Le malade peut jouir d'un sommeil plus calme, surtout pendant la durée de la couche lamelleuse qui protége les surfaces excoriées ; mais cette couche fragile est bientôt brisée par une nouvelle irruption de sérosité, et l'exhalation reparaît accompagnée de rougeur et de cuissons. Pendant la seconde application de la pommade, la matière exhalée, devenue séro-purulente, forma des écailles plus épaisses, plus fermes qui, après leur chute, laissèrent à nu des surfaces humides, mais qui commençaient à pâlir et à s'affaisser. Les excoriations étaient moins apparentes et la couche de matière qui les recouvrait moins séreuse. La démangeaison avait presque entièrement disparu.

Après quelques jours de repos (toujours nécessaires au moins jusqu'à la chute complète des écailles les plus superficielles), une troisième série d'onctions produisit promptement la formation des croûtes squameuses, plus épaisses, plus sèches et d'une couleur brune. Lorsque celles-ci se détachèrent par une prompte dessiccation, les surfaces malades apparurent peu humides, les excoriations peu visibles et les téguments, dégorgés des produits morbides, n'occasionnaient plus de cuissons ni de démangeaisons.

Pendant que ces changements salutaires s'opéraient sur les mains, les poignets et la partie moyenne et inférieure de l'avant-bras, les autres parties qui n'avaient pas été soumises aux onctions se couvrirent de vésicules, devinrent plus rouges, se tuméfièrent, puis les vésicules se gonflèrent et se rompirent en laissant épancher une matière lactescente. On vit apparaître des excoriations et tous les symptômes que nous avons signalé sur les surfaces primitivement affectées. Enfin, la congestion se propageant vers les coudes, les téguments devenaient rouges, sensibles, et de nouvelles vésicules se développaient. L'eczéma semblait vouloir envahir de proche en proche toutes les parties voisines. Il se limita pourtant à la région du coude. Appliqué sur ces nouvelles parties malades, le topique produisit les mêmes phénomènes que j'avais observés sur les parties déjà guéries. Les plaques squameuses qui existaient aux jambes disparurent sans qu'on eût besoin d'y faire aucune application du médicament.

Le traitement interne qui se composa des pilules à la dose de deux par jour et deux cuillerées de sirop dépuratif prises alternativement

avec les pilules, suffirent avec le régime réparateur à ramener M. E...
à un état de santé très satisfaisant.

A la suite d'applications répétées trois jours de suite et renouvelées
par intervalle de huit à douze jours, suivant l'effet obtenu, l'exhalation morbide a cessé, les excoriations ont disparu ; seulement la peau,
quoique revenue complétement à l'état sain, conserva pendant longtemps aux doigts et aux mains, comme une espèce de rudesse analogue à celle qu'on observe dans le psoriasis léger, et que Bateman a
aussi observée après la guérison de l'eczéma aigu. Après six mois de
traitement, M. E... fut radicalement guéri.

Depuis bientôt *dix ans*, il n'a éprouvé aucune apparence de récidive.
Sa santé est parfaite aujourd'hui.

OBSERVATION IV.—*Eczema rubrum.*— *Traitement à l'hôpital Saint-
Louis pendant près de trois mois.* — *Traitement par l'iodure de
chlorure mercureux.*— *Guérison dans un mois.*

Le nommé Trillas, ouvrier chapelier, âgé de trente-cinq ans, a
été atteint dans le courant du mois de mars dernier d'une bronchite
aiguë, à la suite de laquelle est survenu un *eczema rubrum* sur les
membres supérieurs et inférieurs. Entré à l'hôpital Saint-Louis le
19 avril 1856, dans le service de M. le docteur Hardy, Trillas présentait sur les bras, la face dorsale des mains, sur les cuisses et sur
les jambes de larges surfaces très rouges, tuméfiées, avec suintement abondant de sérosité, chaleur vive et démangeaison très intense. Quelques vésicules étaient apparentes, mais on voyait sur la
plus grande étendue des parties affectées les excoriations produites
par la rupture des vésicules. Trillas éprouvant encore de la toux,
on lui fit prendre de la tisane pectorale, une potion calmante, avec
application de cataplasmes de fécule renouvelés jour et nuit. Dès
que la toux eut cessé, M. Hardy ordonna une tisane purgative composée de 8 grammes de séné et de 16 grammes de pensée sauvage
pour un litre d'eau. Cette tisane, qui fut prise tous les jours pendant environ deux mois, occasionna d'abord de fortes coliques et un
grand nombre de selles répétées quelquefois jusqu'à vingt dans les
vingt-quatre heures. Plus tard, elle fut mieux tolérée, et ne produisait plus que deux ou trois garderobes par jour. Indépendamment de

cette tisane, et des cataplasmes de fécule, le malade prenait tous les jours un grand bain d'amidon. Sous l'influence de ses divers moyens, continués pendant six semaines, il se manifesta peu d'amendement dans l'aspect de l'eczéma. La rougeur, le suintement et la démangeaison persistaient. Deux bains d'amidon par jour furent alors prescrits. Après quelques jours, on put constater une amélioration assez notable. La rougeur avait diminué, le suintement était à peine sensible, et la démangeaison s'était un peu apaisée ; mais Trillas éprouvait un grand affaiblissement, bien que son appétit se maintînt excellent. On diminua l'emploi des bains et on observa de fréquentes recrudescences dans l'état de l'eczéma. Trillas, fatigué du traitement, sortit de l'hôpital le 5 juillet.

A quelques jours de là, je fis la rencontre de ce malade que j'avais vu fréquemment à la clinique de M. Hardy. Il me dit que son eczéma reprenait chaque jour plus de gravité. Je lui parlai alors de mon traitement qu'il consentit à suivre.

État actuel. — Je constate sur les bras et sur les cuisses de larges surfaces d'un rouge vif, luisantes et tuméfiées ; quelques-unes de ces surfaces étaient couvertes d'un suintement léger. Le malade y éprouvait une très vive démangeaison qui le tourmentait principalement la nuit.

Traitement. — Dès les premières onctions faites avec la pommade de l'iodure de chlorure mercureux, il se manifesta un écoulement de sérosité qui se dessécha au contact de l'air sous forme de croûte lamelleuse d'un brun jaunâtre. La démangeaison cessa presque aussitôt. Après la chute de ces croûtes et un repos de huit jours, le suintement avait disparu, la rougeur et le gonflement des tissus avaient considérablement diminué.

Trois séries de trois onctions avec un intervalle de huit jours de repos, ont suffi pour dissiper tous les symptômes de cet eczéma si tenace. Le topique ne produisant plus de poussée, la peau a repris entièrement son aspect naturel. Cette guérison a été constatée par M. Hardy, et ce qui a surtout frappé ce médecin distingué, c'est l'éclat et la souplesse de la peau, au lieu de la rudesse qui persiste ordinairement, même après la guérison.

Dans ce moment même, après quatre ans, Trillas n'a éprouvé aucune récidive.

OBSERVATION V. — *Psoriasis inveterata.* — *Divers traitements subis sans succès à l'hôpital Saint-Louis et ailleurs.* — *Traitement par l'iodure de chlorure mercureux.* — *Guérison.*

M. Dissaux (Pierre-Joseph), commis-voyageur, né à Zutkerque (Pas-de-Calais), a été atteint d'un sporiasis à l'âge de vingt-sept ans. Cette affection se montra d'abord sous la forme de plusieurs petites plaques squameuses rouges, assez élevées au-dessus de la peau. Ces plaques s'agrandirent et ne tardèrent pas à envahir successivement le front, les oreilles, une grande partie des joues. D'autres de même nature, mais de forme et de dimensions diverses, se dessinèrent sur le tronc, et plus particulièrement dans le dos.

Plus tard, les membres inférieurs en furent couverts. Toutes faisaient éprouver au malade de vives démangeaisons, surtout après quelques excès de boissons.

La première apparition de ces plaques squameuses remonte à un voyage que Dissaux fit en hiver dans le nord de l'Allemagne, où il éprouva un grand froid et beaucoup de fatigues. Effrayé de la rapidité avec laquelle cette maladie progressait, il consulta un médecin de ce pays. La médication qu'on lui fit suivre n'ayant produit aucun amendement, il se décida à venir à Paris pour réclamer des soins plus efficaces.

Il entra le 18 octobre 1837, à l'hôpital Saint-Louis, dans le service de M. Biett; ce médecin lui fit prendre pendant un mois trois bains de vapeur par semaine. Les résultats de ce traitement furent presque nuls, les squames, il est vrai, tombaient plus facilement après chaque bain; mais elles se reproduisaient toujours aussitôt après. Les démangeaisons étaient insupportables.

Dans les premiers jours de décembre, M. Biett lui ordonna la solution de Fowler; on commença par 4 gouttes que l'on porta jusqu'à 25, que le malade prit pendant quarante jours. Tant qu'on ne dépassa pas 15 à 20 gouttes par jour, la maladie resta stationnaire. Sous l'influence des doses plus fortes les plaques s'épaissirent, les squames se brisaient. Mais ensuite la maladie prit un tel développement, qu'il n'existait plus une seule place de son corps qui n'en fût atteinte; il souffrait horriblement; la peau était enflammée et couverte de crevasses qui laissaient échapper une grande quantité de sérosité purulente : en appuyant le doigt sur le bras, le pus jaillissait en l'air. Des bains simples de deux heures calmèrent bientôt cette cruelle inflammation et diminuèrent les démangeaisons, mais n'atténuèrent nullement la gravité de la maladie. Pendant la durée de ces bains, qui fut environ de deux mois, le malade avait bon appétit; il n'éprouvait aucune souffrance à l'intérieur.

Après ce temps, il fut mis au régime des bains sulfureux, des fumigations sulfureuses, on lui ordonna pour boisson l'eau d'Enghien. Sous l'influence de ce traitement, qui dura trois mois, la maladie se modifia en partie, les plaques s'affaissaient, les squames se reproduisaient moins épaisses.

Au mois de mai 1838, pendant l'absence de M. Biett, Dissaux reprit la solution de Fowler, en commençant par la dose de 10 gouttes qu'on éleva progressivement jusqu'à 25 gouttes.

Pendant deux mois il ne survint aucun changement dans la maladie. M. Biett, à son retour, fit suspendre la solution et essaya pour ce malade un régime exceptionnel. Il le mit à l'usage du vin, lui permit de manger à volonté, et lui donna pour tisane une infusion de houblon ; puis dans le courant du mois d'août, il lui prescrivit de nouveau la solution de Fowler, en commençant par la dose de 20 gouttes qu'il augmenta jusqu'à 45, pendant deux mois. La maladie disparut comme par enchantement pendant quinze jours. Mais alors Dissaux fut pris de violentes coliques, de vomissements bilieux, et resta malade plusieurs jours. Lorsque les souffrances intérieures cessèrent, il éprouva au pied de vives douleurs qui l'agitaient considérablement ; il ne pouvait rester debout sans être toujours en mouvement. — Des bains simples prolongés calmèrent ces agitations. Enfin, un mieux se manifesta ; mais il avait encore quelques plaques sur l'abdomen et d'autres, très épaisses, dans le dos. Malgré cette guérison imparfaite, Dissaux reprit sa place de commis-voyageur dans la maison de Lyon qui l'avait déjà employé. Un long voyage, de grandes fatigues ramenèrent son ancien mal. Il fut obligé de revenir à Saint-Louis. Des plaques épaisses, squameuses, avaient reparu sur le cuir chevelu, le visage, dans le dos et sur les membres.

Entré de nouveau dans le service de M. Biett pendant le courant de septembre 1839, Dissaux fut soumis à l'action de la liqueur de Van-Swieten, qui, après quinze jours, détermina une salivation abondante. On supprima ce médicament ; une pommade térébenthinée lui fut substituée ; il n'en obtint aucun résultat favorable. Son état restant à peu près stationnaire, Dissaux fut alors placé comme garçon au service des bains. Mais après un an, la maladie s'aggrava tellement qu'il fut obligé de cesser cet emploi. Des intérêts de famille l'ayant appelé dans son pays, il y resta quelques mois.

Enfin, le 5 juillet 1841, il rentra pour la troisième fois à Saint-Louis dans le service de M. Gibert, où il resta peu de temps. A cette époque un médecin étranger était venu expérimenter à Saint-Louis l'hydrothérapie sur les malades atteints d'affections cutanées. Dissaux fut désigné un des premiers pour suivre ce traitement. Après quelques jours, ce moyen perturbateur détermina une enflure considérable des pieds, des jambes et des mains. Ses souffrances étaient horribles ; la maladie ne faisait pas de progrès ; les squames se reproduisaient aussi vite qu'elles se détachaient, malgré l'action presque continue des bains et des sudations. Les souffrances que le malade éprouvait ne l'empêchèrent pas de suivre ce traitement pendant plus de *cinq mois*. M. Devergie qui lui donnait alors ses soins lui fit prendre des bains de vapeur, et employa la pommade de goudron ; la maladie se modifia : il ne restait plus que de légères plaques aux cuisses et sur les reins. M. Devergie déclara alors qu'il ne pouvait rien faire de plus, considérant ce psoriasis comme décidément incurable. Dissaux sortit de l'hôpital.

La maladie ayant reparu avec toute sa gravité, il se présenta à Saint-Louis quelques jours après sa sortie ; mais cette fois on refusa de le recevoir parce qu'on était de plus en plus persuadé que sa maladie était incurable. Désespéré de ce pronostic, le malade pensa à retourner dans son pays. Cependant, avant de quitter Paris, il se présenta chez quelques-unes de ses connaissances ; il s'aperçut partout que son affection inspirait un invincible dégoût, ce qui le jeta dans le plus profond désespoir. Passant un jour sur le pont Saint-Michel, l'idée du suicide s'empara de son esprit ; il allait y succomber, lorsque la vue de quelques agents de police suspendit sa détermination, et ne se sentant pas maître de lui-même, il se fit arrêter par ces mêmes agents comme vagabond. C'est à cette circonstance que je dois d'avoir rencontré Dissaux à la prison des Madelonnettes, où je remplis les fonctions de premier médecin adjoint.

Je vis en lui un homme jeune encore, d'une taille élevée ; le développement de sa charpente osseuse annonçait une forte constitution, quoique l'état de souffrance où il était depuis plusieurs années l'eût considérablement amaigri. Son visage exprimait la plus profonde tristesse. Une grande partie du cuir chevelu était couverte de squames dures, épaisses, d'un blanc mat, principalement sur le devant de la tête. Le front et les joues étaient parsemées de plaques plus petites, les squames étaient plus minces. Des plaques blanches très larges et de forme variable occupaient les cuisses, la partie antérieure des jambes; les coudes et les genoux en étaient entièrement couverts. Depuis la nuque jusqu'au sacrum, toute la partie postérieure du tronc était parsemée de plaques blanches, épaisses, assez grandes et de formes très diverses; quelques-unes de même aspect se voyaient sur la poitrine. Il n'en existait pas sur l'abdomen. Enfin, d'autres plus dures et plus sèches, quoique plus petites, avaient leur siége sur la face dorsale des mains. L'appétit était presque nul, les digestions se faisaient péniblement; il y avait évidemment un état de langueur dans les voies digestives. Le pouls régulier était faible; insomnie; démangeaisons parfois insupportables.

En présence d'une maladie aussi grave et aussi opiniâtre, je tentai l'emploi de l'iodure de chlorure mercureux sous forme de pommade. Voici ce que j'observai : la peau s'anima une heure après la première application de la pommade, et la maladie sembla s'exaspérer. Les plaques devinrent rouges, les squames plus saillantes; cet état aigu persista pendant quelques heures. Le lendemain une seconde friction rappela les mêmes phénomènes; ils eurent plus de durée et un degré d'acuité plus élevé; les squames se soulevaient et paraissaient se briser. Enfin, à la troisième onction, les squames se détachèrent complétement sous l'influence de la stimulation énergique communiquée à la peau devenue elle-même très douloureuse. Je suspendis momentanément l'action du médicament et j'observai que les plaques perdaient de leur rougeur, de leur élévation, et que les squames s'exfoliaient et tombaient rapidement. Après cinq à six jours de repos je répétai de nouveau les frictions pendant trois jours de suite, une toutes les vingt-quatre heures. Les mêmes phénomènes de réaction cutanée se représentèrent d'une manière plus active et furent suivis du même apaisement. Je compris alors que j'étais maître du traitement et que je pouvais le poursuivre jusqu'à l'extinction de la maladie, en ayant soin de laisser un temps de repos convenable, après chaque application du médicament. En effet, j'obtins ainsi la disparition complète de ces plaques et je vis, au fur et à mesure que la résolution s'opérait, la peau reprendre son aspect naturel. Après huit mois de traitement je parvins, par l'emploi méthodique du topique sur toutes les parties affectées, à guérir ce psoriasis si rebelle. La santé de Dissaux était devenue excellente ; il avait repris un embonpoint notable et retrouvé toute son énergie. Avant de quitter Paris, il vint me remercier, me promettant bien de revenir si une nouvelle récidive apparaissait. Depuis le 23 septembre 1843, je ne l'ai pas revu.

OBSERVATION VI. — *Psoriasis guttata et circinata (lepra vulgaris de Willan). — Herpès furfureux circiné d'Alibert. — Dartre furfuracée arrondie. — Divers traitements subis sans succès à l'hôpital Saint-Louis et ailleurs. — Traitement par la pommade à l'iodure de chlorure mercureux. — Guérison.*

Deschaume (Henri), âgé de vingt et un ans, garçon coiffeur, est né à Romorantin (Loir-et-Cher), de parents sains. Ce jeune homme, d'un tempérament sanguin, a eu dans son enfance une pleurésie grave et la fièvre scarlatine. A l'âge de onze ans, quelques taches de psoriasis se montrent aux genoux, aux coudes et sur les parties externes et dorsales des mains. Ces taches, quoique disparaissant quelquefois, envahissent toujours d'autres parties à chaque apparition nouvelle.

A l'âge de treize ans, le psoriasis s'étant fixé définitivement sur les mains, Deschaume commence un traitement avec la pommade au goudron, qui fut employée pendant huit mois sans succès. Malgré la persistance de la maladie, Deschaume ne suit aucun traitement pendant deux années consécutives. Vers l'âge de seize ans, il essaye, mais inutilement, des pilules de fleur de soufre, une pommade soufrée, des bains simples. Longtemps après la cessation de ce dernier moyen, le psoriasis disparaît pendant trois mois ; puis le mal revient, et se propage avec une si grande intensité que Deschaume se décide enfin à entrer à l'hôpital Saint-Louis, le 7 août 1855, dans le service de M. Cazenave. Deschaume avait alors dix-huit ans environ, ses mains et ses doigts étaient couverts d'épaisses plaques psoriasiques qui le mettaient dans l'impossibilité de se livrer à aucun travail manuel, ni même de couper son pain. Il existait aussi de larges plaques squameuses aux coudes et aux genoux. M. Cazenave prescrit la solution de Pearson, la pommade au goudron, puis l'huile de cade. Ces moyens n'amenèrent aucun résultat ; Deschaume, désespéré de voir son mal s'aggraver et se propager même sur la poitrine et sur le dos, sort de l'hôpital après cinq mois d'un traitement infructueux.

Le 18 janvier 1856, Deschaume entre de nouveau à l'hôpital Saint-Louis, salle Henri IV, n° 43, service de M. Hardy, qui diagnostique un *psoriasis guttata, et circiné généralisé.* Ce médecin ordonne la solution de Fowler. Mais dix jours après, Deschaume *montre qu'il est atteint d'une blennorrhagie, le baume de copahu lui est administré à la dose ordinaire, et pendant quelques semaines, le psoriasis s'amende notablement, puis le mieux s'arrête* (1).

On revient à la préparation de Fowler, qui ne produit aucune amélioration. J'ai eu occasion d'observer ce malade dans le service de M. Hardy vers la fin d'avril. A ce moment, on commençait l'emploi de la pommade au proto-iodure de mercure, et, après six semaines, je pus constater que cette pommade n'avait amené aucun changement notable dans la maladie. Enfin, des bains de vapeur, pris alternativement avec des bains d'amidon, n'empêchent pas le psoriasis de s'aggaver et même de s'étendre. D..., plus désespéré que jamais de voir sa maladie résister si opiniâtrément à toute médication, sort de l'hôpital le 26 juin.

Il vient me consulter, et, sur ma demande, M. Nélaton veut bien le recevoir dans son service, où je traitais déjà d'autres sujets atteints de maladies cutanées, que cet éminent professeur avait confiés à mes soins.

État actuel. — D.... présente sur les mains et sur les doigts, aux coudes et aux genoux, de larges plaques squameuses, épaisses, dures, sèches, d'un blanc mat et de forme variable, tandis que sur les membres supérieurs, la poitrine, le dos et même l'abdomen, il se voit des taches rouge-orange couvertes de squames blanches et parsemées çà et là sous forme *guttata*, et, de plus, se dessinent d'autres plaques, de même couleur, larges de 2 à 3 centimètres. Celles-ci représentent des segments de cercles très nombreux qui, en se con-

(1) Thèse de M. le docteur Dupuy, *Traitement du psoriasis par le baume de copahu,* première observation, p. 8.

fondant entre eux, donnent lieu à des dessins très bizarres. L'état général de la santé est excellent.

D... est soumis à l'application de la pommade à l'iodure de chlorure mercureux dès le 9 juillet, par séries de trois onctions consécutives : d'abord les mains, les avant-bras, les bras sont attaqués successivement ; on laisse les parties onctionnées à l'air libre, tant que dure la réaction, et lorsque tous les phénomènes *de la poussée* ont cessé, on recommence une nouvelle série d'applications.

Après six semaines de l'emploi méthodique de la pommade, on peut constater sur les mains et sur les membres supérieurs une amélioration très notable. La flexion des doigts devient facile, les plaques sont moins saillantes, d'un rouge moins foncé, et les squames sont moins épaisses. Puis les plaques circinées du dos et de la poitrine étant traitées de la même manière, on les voit bientôt diminuer d'épaisseur et d'étendue, et les plaques disparaître en partie.

Le 15 octobre, l'amélioration marchait rapidement, lorsque D..., obligé de se rendre auprès de sa mère gravement malade, sort de l'hôpital des Cliniques. Il cesse tout traitement pendant environ trois mois. Après ce temps, de retour à Paris, D..., satisfait de l'amélioration qui s'était maintenue aux mains, se place en qualité de garçon coiffeur et reprend en même temps son traitement. Mais, éprouvant des difficultés à se soigner dans cette nouvelle condition, D... se décide à entrer à l'hôpital de la Charité, le 20 août 1857, dans le service de M. C. Bernard, où je donnais des soins à d'autres malades.

Les onctions, reprises avec régularité, n'ont point tardé à déterminer des modifications satisfaisantes sur ce psoriasis si rebelle ; chaque jour on peut constater une diminution dans l'étendue, l'épaisseur et la coloration des plaques squameuses, *guttata* et circinées ; et, lorsque les plaques ont disparu, la peau reprend son aspect naturel et sa souplesse.

Le 21 décembre, D... sort de la Charité dans un état de guérison très avancé. On n'aperçoit plus que quelques petites taches peu colorées aux genoux et sur les mains. Les plaques circinées du dos, de la poitrine et des membres supérieurs sont complétement guéries.

Le 16 janvier 1858, j'ai montré D... à M. Hardy, à la consultation de l'hôpital Saint-Louis, et ce médecin a constaté l'heureux résultat du traitement.

D... quitte Paris, et, le 26 avril 1858, je reçois de Blois une lettre de lui, dans laquelle il me témoigne toute sa reconnaissance, et termine en ces termes : « Je dois vous dire aussi, monsieur, qu'à ma satisfaction et à votre gloire (*sic*) mon psoriasis est complétement anéanti. »

A cette occasion, je rappellerai que M. le docteur Dupuy, ancien interne de M. Hardy, s'était un peu trop hâté de juger le résultat de notre traitement, lorsque dans sa thèse inaugurale (14 février 1857) il cite le cas de Deschaume, et qu'il s'exprime ainsi : « *Le malade sort le 26 juin 1856, il se met entre les mains de M. Rochard, et, selon toute apparence, sans succès. Le psoriasis présentait d'ailleurs une des formes les plus graves qui se puissent voir.* »

Nous ajoutons que M. Dupuy a été témoin de la guérison pendant son internat à la Charité.

OBSERVATION VII. — *Pityriasis de la face.*

Dans le courant de l'année 1850, M. T...., propriétaire, âgé de quarante-cinq ans, d'un tempérament sanguin lymphatique, vit apparaître au milieu de la joue gauche de petits points papuleux qui se couvraient promptement de squames adhérentes, très fines, ressemblant à de la farine ; cette desquamation furfuracée s'étendait chaque jour sans démangeaison ni rougeur.

En 1854, M. T.... consulte M. le docteur Gibert, qui ne lui ordonne que des bains sulfureux. Ce moyen ne produit aucun effet.

En 1855, d'après les conseils du docteur Costa, M. T.... prend chaque jour, pendant quelque temps, une cuillerée de solution de sublimé, et il fait avec le même médicament des lotions sur les parties malades. Une amélioration se manifeste bientôt, et pour hâter la cure le docteur Costa envoie le malade aux eaux d'Aix, en Savoie, où une saison de vingt et un jours suffit pour faire disparaître ce pityriasis si rebelle.

Mais deux mois après la joue se couvre de nouveau de squames blanches et fines.

Ceci se passait en 1856 ; pendant le cours de cette rechute survient chez M. T.... un engorgement au testicule gauche. A ce sujet c'est M. Jobert (de Lamballe) qui est consulté. L'éminent professeur

juge cet engorgement de nature syphilitique et prescrit en conséquence des bains cinnabrés; ceux-ci réussirent à faire disparaître
complétement l'engorgement dans l'espace de deux mois. M. Jobert
croyant alors que le pityriasis dont M. T.... était atteint depuis si
longtemps pouvait se rattacher au principe syphilitique, lui conseille de continuer encore quelque temps les bains cinnabrés. Mais
ces bains ne produisirent pas les mêmes effets pour le pityriasis,
lequel, fixé depuis six ans sur la joue gauche, envahit la joue droite
avec propension à se porter sur les parties voisines.

En 1857, M. T.... entend parler de notre méthode de traitement,
il se procure chez un pharmacien une pommade à l'iodure de chlorure mercureux, et à l'aide des indications thérapeutiques que nous
avons publiées dans plusieurs articles insérés dans le *Moniteur des
hôpitaux*, il essaye d'abord de se traiter seul.

Après quelques mois d'essais infructueux M. T.... se décide enfin
à me consulter en mars 1858. Alors les deux joues, les oreilles, les
lèvres et le menton sont complétement couverts de petites squames
blanches, très fines, peu adhérentes. M. T.... n'éprouve que peu
de démangeaison, et la santé générale est excellente.

Les onctions étant faites cette fois sous ma direction, avec méthode
et persévérance, M. T.... a bientôt la satisfaction de voir disparaître
entièrement la maladie après quelques mois de traitement.

Dix-huit mois se sont écoulés depuis lors, et M. T.... n'a éprouvé
aucune récidive.

Observation VIII. — *Pityriasis versicolor*.

Mademoiselle Camille M...., âgée de vingt-sept ans, née à Paris
de parents sains, est d'une belle constitution, bien qu'elle ait eu dans
son enfance quelques engorgements lymphatiques. A l'époque de la
puberté elle a été atteinte d'un goître peu prononcé qui a disparu
sous l'influence de préparations iodurées.

Mademoiselle M.... éprouva à l'âge de vingt-deux ans des chagrins
domestiques qui occasionnèrent d'abord des troubles dans les voies
digestives, et ensuite on vit apparaître sur le visage des taches d'un
jaune safrané. Ces taches, d'une coloration uniforme, généralement

petites, disséminées, occupaient le front et les joues. La variété de
leur forme donnait au visage un aspect bizarre.

D'autres taches se montrèrent successivement sur le cou, la poitrine et les bras; elles étaient plus larges, plus proéminentes que
celles du visage. Quant à leur coloration, elle était tantôt brune, tantôt jaunâtre plus ou moins claire; enfin ces taches étaient accompagnées de prurit et d'une desquamation furfuracée. La santé de mademoiselle M... était, du reste, parfaite.

La médication antérieurement employée n'avait consisté qu'en
application d'une pommade au goudron et en bains sulfureux. Sous
l'influence de ces bains surtout, pris en grand nombre, les taches
disparurent plusieurs fois, mais elles ne tardèrent pas à reparaître
dès que mademoiselle M.... en avait cessé l'usage.

Cette alternative de guérison et de rechute semblait devoir se prolonger indéfiniment, lorsque j'eus occasion d'être consulté par mademoiselle M....

Après examen, mon premier soin fut de prescrire la pommade à
l'iodure de chlorure mercureux.

Les premières onctions appliquées le 5 mai 1854, produisirent sur
les parties maculées d'abord une vive excitation, puis une coloration
plus foncée de l'épiderme, et enfin une desquamation furfuracée
abondante.

Après la chute de ces petites pellicules épidermiques, les taches
pityriasiques prirent une teinte de plus en plus claire.

Neuf séries de trois onctions appliquées à intervalle convenable
eurent pour résultat de faire diminuer, puis disparaître graduellement, soit la coloration, soit l'étendue et le nombre des taches pityriasiques. La peau reprit alors son aspect naturel, et il y eut guérison
définitive.

Depuis six ans mademoiselle M.... n'a point éprouvé de récidive.

OBSERVATION IX. — *Lichen simple.*

M. Jules B...., âgé de vingt-deux ans, étudiant en droit, né à
Niord, département des Deux-Sèvres, est d'un tempérament lymphatico-nerveux très prononcé. En 1852, il voit apparaître de petites

papules sur le cou et les avant-bras, lesquelles étaient accompagnées de vives démangeaisons. Ces papules deviennent chaque année plus nombreuses et envahissent successivement le visage, le tronc et les membres supérieurs. On employa vainement les moyens les plus usités et les plus énergiques, tels que pommade au goudron, bains de Baréges pendant deux saisons, des préparations cantharidées et arsénicales. C'est alors que le médecin de M. Jules se décida à le traiter par notre méthode. N'obténant cependant que peu de changement, il engagea son malade à venir nous consulter.

Le 24 avril 1857, nous constatons sur la face et en particulier sur les joues, le front, les paupières, des papules disposées en groupe et formant des plaques rugueuses, d'un jaune brun, avec légère desquamation furfuracée, et de plus on voit sur le cou, le tronc et les membres, ces mêmes groupes de papules formant des plaques variables de forme et d'étendue. Remarquez que ces plaques offrent des teintes différentes suivant le degré d'ancienneté des papules M. Jules n'éprouve que peu de démangeaison, la peau est sèche et rude. La santé générale est bonne et l'appétit excellent.

Sous l'influence des onctions faites avec méthode sur tous ces points divers, nous avons observé les phénomènes suivants : les papules les plus récentes deviennent rouges, s'enflamment et donnent lieu à une légère exsudation séreuse qui se dessèche bientôt sous forme de croûtes. Après la chute de ces croûtes les plaques sont visiblement affaissées. Les plus anciennes se tuméfient sans changer de couleur, et à la place de l'exsudation séreuse on voit une desquamation d'abord très abondante, puis de plus en plus légère, laquelle enfin cesse complétement après la disparition des papules ; la peau reprend alors son aspect naturel et toute sa souplesse.

Depuis le 20 novembre 1857, M. B... n'a pas eu de récidive.

OBSERVATION X. — *Lichen chronique rebelle de la face.*

Mademoiselle L....., couturière, âgée de vingt-sept ans, d'un tempérament lymphatique nerveux, a eu dans son enfance une rougeole légère. Placée très jeune en apprentissage dans le commerce de nouveautés, elle eut à supporter beaucoup de fatigues et à souffrir

d'une nourriture insuffisante. Elle se développa néanmoins sans
éprouver de maladie, mais conservant toujours une santé délicate.
Vers l'âge de vingt-deux ans, des pertes fréquentes affaiblirent considérablement sa constitution, et ce fut un an après que, sous l'influence de l'altération de sa santé, apparut la maladie herpétique.
En 1851, vers le mois de mai, mademoiselle L.... s'aperçut qu'elle
avait sur le front et les joues de petites lamelles blanchâtres qui
tombaient assez facilement, puis des papules agglomérées, les unes
blanches, les autres rouges, accompagnées d'un prurit constant fort
incommode. Voyant la maladie persister et s'aggraver, mademoiselle L.... consulta M. le docteur Tenain, qui lui ordonna de fréquentes purgations avec l'huile de ricin, du sirop dépuratif et une
pommade de goudron. Ce traitement, suivi avec persévérance pendant quatre mois, contribua beaucoup à affaiblir la malade, et n'apporta aucune modification favorable dans l'affection locale, qui prit
au contraire un caractère plus grave en s'étendant davantage et avec
plus de rougeur. Après ce premier essai, mademoiselle L.... de-
manda des conseils à M. le docteur Caffe, qui prescrivit des lotions
et des bains artificiels de Baréges, une pommade soufrée, un régime
doux. Au bout de de x mois de l'emploi de ces moyens, il survint
une excitation cutanée qui augmenta promptement le volume des
papules, lesquelles, pour la première fois, devinrent confluentes et
laissèrent principalement sur les joues de légères croûtes.

Mademoiselle L...., effrayée de voir le mal prendre cet aspect,
s'adressa à M. le docteur Laborie, qui changea de modificateur et
prescrivit l'iodure de potassium dans la tisane de saponaire, des
lotions iodurées, puis de grands bains simples, un régime doux.
Après l'usage de ces préparations iodées employées méthodiquement
pendant quatre mois, mademoiselle L.... vit apparaître un amendement notable dans son état, les croûtes avaient entièrement disparu,
les papules, moins nombreuses, avaient perdu de leur rougeur, et le
prurit était moins intense. Cette amélioration se soutint tout le temps
que mademoiselle L.... put garder le repos ; mais obligée de reprendre
ses travaux dans un magasin de commerce, la maladie reparut avec
une nouvelle intensité. Papules nombreuses, rougeur, prurit insupportable.

C'est alors que mademoiselle L.... consulta M. le docteur Cazenave, qui lui prescrivit un traitement qui consistait, d'après ses sou-
venirs, en lotion avec une eau rouge, en grands bains simples, en

lotions à prendre par cuillerée à bouche. Après six semaines de l'usage de ces moyens, mademoiselle L.... n'éprouva aucun changement appréciable dans l'état de son visage. Désespérée alors de voir un mal aussi opiniâtre, elle eut recours à la médecine homœopathique, qui échoua complétement contre ce lichen.

Mademoiselle L...., quoique inquiète de l'avenir et lassée de ses différentes tentatives, ne suivait plus depuis longtemps aucun traitement, lorsqu'une personne, témoin de la cure d'une couperose ancienne que j'avais faite, l'engagea à venir me consulter. Nous étions alors au mois d'octobre 1853.

État actuel. — Mademoiselle L.... est d'une taille moyenne, très amaigrie. Elle présente sur le milieu de la joue droite une plaque de croûtes brunes assez dures, s'étendant d'une manière irrégulière vers le nez, au-dessous de l'orbite. Autour de cette plaque croûteuse on remarque des papules plus ou moins enflammées. La malade ressent un prurit intense principalement la nuit. Sur la partie de la joue où cessent d'apparaître les papules en forme d'aspérités dures, la peau prend une teinte de gris sale et un aspect terreux. Sur la joue gauche le lichen a moins d'étendue et se traduit par quelques papules confluentes, les unes rouges, et d'autres de la même couleur que la peau faisant seulement saillie à sa surface. On remarque sur le front, entre les deux sourcils, ces mêmes variétés de papules. Aux angles externes des paupières existent des plaques rouges assez étendues, sur lesquelles se manifestent quelques papules peu apparentes, accompagnées d'un prurit intense.

Mademoiselle L.... est mal réglée; elle éprouve souvent des pertes qui la maintiennent dans un état de faiblesse. Le ventre est ballonné, dur, sensible. Constipation opiniâtre; peu d'appétit.

Les trois premières applications consécutives du topique produisirent une vive excitation qui amenèrent promptement les papules à suppuration; les parties onctionnées se couvrirent de matière épaisse grisâtre qui, en se desséchant, donnèrent lieu à de fortes croûtes grises.

Ces nouvelles croûtes tombèrent en même temps que les anciennes, lesquelles se soulevèrent par le travail d'élimination, et laissèrent alors à découvert les papules agglomérées, volumineuses, rouges.

Après quelques jours de repos, une seconde série d'onctions donna lieu à une poussée très vigoureuse. Formation de nouvelles croûtes épaisses; après leur chute, les papules étaient moins saillantes et moins rouges. Les plus petites avaient disparu par résolution.

En continuant ainsi avec méthode l'application du remède, en alternant avec quelques jours de repos, la circonscription des plaques croûteuses diminua régulièrement, ainsi que le volume des papules qui cessèrent bientôt leur sécrétion morbide. Il en fut de même de la rougeur des paupières sur lesquelles se voyaient de très petites papules, comme de petits points saillants.

Après trois mois de l'emploi du traitement local, toutes les parties affectées furent complétement guéries. La peau avait repris son aspect naturel. J'ordonnai de plus des pilules administrées à l'intérieur, d'une à trois par jour, et continuées pendant tout le temps du traitement en alternant avec un sirop dépuratif approprié à l'action du médicament; et, grâce à un régime fortifiant auquel je soumis mademoiselle L...., elle a retrouvé une santé parfaite. Les pertes ont cessé, les règles se sont rétablies convenablement; le volume du ventre a diminué en reprenant sa souplesse, et la digestion, devenue meilleure, amena une réparation très satisfaisante et très prompte dans sa constitution. Ce résultat est très remarquable, parce que depuis cinq ans et quatre mois que la guérison du lichen est obtenue, mademoiselle L...., malgré les fatigues incessantes de son travail de couturière, non-seulement n'a pas eu de récidives, mais continue à jouir d'une bonne santé.

OBSERVATION XI. — Prurigo.

M. A.., âgé de trente-deux ans, clerc d'avoué, d'une forte constitution, était tourmenté depuis trois ans par de vives démangeaisons qu'il éprouvait principalement aux cuisses et aux jambes; des bains alcalins et sulfureux, des pommades à l'huile de cade et au goudron, ne produisirent que des soulagements momentanés.

Consulté par M. A..., le 22 avril 1855, je constatai sur les cuisses et les jambes un grand nombre de papules larges, peu saillantes, ayant la même teinte que la peau saine. Quelques-unes de ces papules étaient couvertes d'une petite croûte noirâtre, et l'on observait des sillons, indices du grattage auquel le malade ne pouvait s'empêcher de se livrer à cause de la violence de la démangeaison.

24

Quant à la coloration des petites croûtes sanguines, elle présentait des nuances variées suivant leur ancienneté, et de plus, autour de quelques papules, on remarquait une desquamation légère de l'épiderme.

Les premières onctions du topique produisirent chez le malade une très vive excitation laquelle eut pour résultat d'apaiser la démangeaison naguère insupportable. Les papules larges que nous avons signalées devinrent d'abord plus saillantes, puis s'affaissèrent. Quant aux petites croûtes noirâtres qui couvraient les papules, elles se détachèrent facilement, et l'on vit à leur place se former une légère desquamation.

Après six séries d'onctions faites sans interruption, M. A... a vu s'effacer progressivement toutes les papules, et la peau reprendre son aspect normal. La démangeaison qui avait beaucoup diminué pendant le traitement ne disparut définitivement qu'après qu'on eut continué les onctions encore quelque temps.

Quatre ans et demi se sont passés depuis lors, et M. A.... n'a point éprouvé de récidive.

OBSERVATION XII. — Prurigo pudendi muliebris.

Madame Gav..., âgée de cinquante-quatre ans, tempérament lymphatico-nerveux, éprouvait depuis six ans, époque de sa ménopause, une démangeaison intolérable à la partie supérieure et interne des cuisses et à la vulve.

Des pommades au calomel, à la glycérine, des cautérisations à l'azotate d'argent, des bains sulfureux et alcalins furent inutilement employés pour guérir cette maladie.

Consultée par madame G..., le 25 juin 1857, je constatai à la partie interne et supérieure des cuisses et sur la vulve de larges papules peu saillantes, ayant la même coloration que la peau, et offrant au toucher une dureté notable. La membrane muqueuse du vagin était d'un rouge foncé; quelques papules se trouvaient excoriées, comme c'est le cas le plus ordinaire, par l'action des ongles. Le prurit était continuel, avec exaspération surtout le soir; la malade ne pouvait dormir qu'après s'être livrée à des manœuvres de grattage qui amenaient un apaisement du prurit dès que quelques gouttes de sang avaient apparu.

Des applications souvent répétées de la pommade à l'iodure de chlorure mercureux déterminèrent bientôt de très vives excitations, à la suite desquelles la malade éprouva une diminution très notable de la démangeaison ; dès ce moment elle cessa de se gratter avec fureur, les papules devenues plus saillantes, laissèrent échapper une sérosité qui se concréta en croûtes minces et jaunâtres ; après la chute de ces croûtes les papules s'affaissèrent et disparurent complétement.

Après trois mois de traitement les parties affectées avaient repris leur aspect naturel, la peau n'était plus épaisse et n'offrait plus de papules ni de dureté, seulement la démangeaison persistait, et ne cessa définitivement qu'après quelques mois encore de l'emploi du médicament. — Point de récidive.

Observation XIII. — *Sycosis pustuleux.* — *Divers traitements employés sans succès par les médecins de Saint-Louis ; épilation pendant cinq ans.* — *Guérison par la pommade à l'iodure de chlorure mercureux.*

M. B..., âgé de trente-trois ans, commis de magasin, est d'un tempérament lymphatique, il a eu dès son enfance des gourmes aux oreilles et au nez, et n'a jamais fait de maladie grave.

En 1852, quelque temps après s'être fait raser chez un coiffeur, M. B... vit apparaître dans les régions des favoris, lesquels étaient fort épais, un grand nombre de petits boutons rouges à sommet purulent ; sous l'influence de cette éruption, non accompagnée de démangeaison, il y eut gonflement des glandes parotidiennes et sous-maxillaires.

Dans cet état, un pharmacien conseille des frictions avec l'onguent citrin.

M. Ricord, consulté plus tard, prescrit à M. B... de la tisane amère des purgatifs, des cataplasmes de fécule, et des bains sulfureux.

Ce traitement n'ayant produit aucun effet, M. B... va consulter M. Hardy qui lui prescrit une tisane de pensée sauvage et de séné, des bains de vapeur, des cataplasmes de fécule sur les régions malades ; puis lui ordonne de boire du lait et de s'abstenir de vin,

M. Hardy, qui commençait alors à se servir de l'épilation dans le traitement du sycosis, y eut recours dans ce cas, le mal s'améliore, mais bientôt il reparaît.

Le malade cesse ce traitement infructueux et s'adresse à M. Cazenave qui lui ordonne des bains de vapeur, une pommade au goudron, l'huile de cade, des bains de Baréges. Cette fois le sycosis, loin de s'améliorer, prend, au contraire, un plus grand développement.

M. Devergie est alors consulté, et le traitement conseillé est suivi sans succès.

Enfin on a recours aux lumières de M. Bazin qui, pendant six mois, soumet M. B... à des épilations successives, faites avec beaucoup de soin, en même temps on emploie des lotions d'eau ammoniacale, des lotions de sublimé, et le soir de la pommade au turbith minéral.

Ce traitement amena une amélioration évidente, à ce point qu'on a cru M. B... entièrement guéri.

Cette guérison fut de courte durée, et alors on lui conseilla de pratiquer l'épilation chaque fois qu'il reparaîtrait un bouton.

Cette épilation donc durait depuis plus de cinq ans, lorsque j'eus occasion de donner mes soins à ce malade.

Voici dans quel état je le trouvai : teint pâle, visage amaigri, constitution faible, languissant sans être malade. Il existait sur la joue droite seulement, vers l'angle de la mâchoire, une agglomération de petites pustules rouges, dures, quelques-unes à pointe blanche, d'autres disséminées sur le menton et à la racine des cheveux, sous les tempes. Ces pustules étaient accompagnées plutôt d'un fourmillement que d'un vrai prurit. On voyait sur les régions qui avaient été le plus souvent épilées, des surfaces dénudées de poils. Dans la crainte d'irriter les pustules, M. B... évitait l'usage du rasoir, il se coupait la barbe avec des ciseaux.

Des séries d'onctions, avec la pommade à l'iodure de chlorure mercureux, appliquées avec méthode et persévérance pendant sept mois, amenèrent la résolution définitive de cette éruption sycosique jusqu'alors si rebelle; et les tissus de la joue profondément modifiés ont permis aux poils de la barbe de pousser avec l'éclat brillant qui caractérise leur état normal.

Le traitement interne a consisté en tisane amère; pilules ferrugineuses de Vallet; régime tonique; exercice en plein air.

Depuis dix-huit mois, M. B. est parfaitement guéri de son sycosis ; sa santé est excellente, et sa barbe est devenue épaisse et noire comme avant qu'il fût malade.

OBSERVATION XIV (1). — *Sycosis tuberculeux.* — *Tubercules avec pustules nombreuses.* — *Alopécie passagère, principalement sur les points les plus tuberculeux.* — *Guérison sans épilation.*

Le 23 janvier 1858, le nommé Thirouin (René), âgé de quarante-huit ans, exerçant la profession de maçon, entra dans mon service à l'hôpital de Beaujon : cet homme, d'un tempérament nervoso-sanguin, est d'une constitution robuste, ses parents sont morts dans un âge avancé sans avoir eu de maladies de la peau ; il n'a eu lui-même aucune maladie semblable à celle dont il est actuellement atteint, et n'a pas eu de rapports avec des personnes affectées de dartres ou de syphilis. Il habite une maison saine ; il se nourrit assez bien ; mais, par sa profession, il est exposé à la poussière et aux intempéries de l'atmosphère.

Le malade raconte qu'un mois avant son entrée à l'hôpital, son barbier lui fit, en le rasant, une légère coupure au-dessous de la lèvre inférieure. Deux ou trois jours après, il s'aperçut qu'autour de l'endroit coupé poussaient de petits boutons rouges qui se sont étendus peu à peu à tout le menton et au côté gauche de la lèvre supérieure ; le côté droit n'en présentait aucune trace. Toutes les parties malades, qui se couvrirent de croûtes jaunâtres, épaisses, adhérentes, étaient le siége de rougeur, de chaleur et de démangeaison.

Le malade se contenta, pendant qu'il était chez lui, d'appliquer des cataplasmes de fécule, jusqu'au 24 janvier où il fut admis à l'hôpital.

État actuel. — Toute la peau du menton est rouge, épaisse et in-durée ; le malade y éprouve un sentiment de tension et de chaleur ; des pustules à base rouge, plus ou moins indurée, suppurent à leur extrémité ; quelques-unes sont visiblement traversées par un poil à leur partie centrale.

(1) Cette observation a été publiée par M. Robert dans le numéro du 25 mai 1858 du *Moniteur des hôpitaux.*

La matière qui s'échappe de ces pustules est jaune-verdâtre, adhère fortement à la peau sous forme de croûtes; lorsqu'on les fait
tomber au moyen de cataplasmes, les parties sous-jacentes paraissent
rouges, mamelonnées. Avec les pustules se trouvent des tubercules
d'un volume variable qui déforment la régularité du menton ; quelquefois ces tubercules s'enflamment, et sont alors très douloureux.
Sur les parties érythémateuses qui circonscrivent irrégulièrement les
surfaces malades, se remarquent des pellicules blanches, grisâtres,
adhérentes. Le côté droit de la lèvre supérieure présente également
le même aspect: disque érythémateux, pustules, tubercules, épaississement de la peau. Les poils s'enlèvent facilement avec la pince et
même avec les doigts, principalement au milieu du menton et sur la
lèvre supérieure ; le malade en ressent à peine de la douleur.

Quelques petites pustules et quelques tubercules isolés existent
sur les côtés des joues et sur le cou. Sur les parties qui me parurent
plus malades, j'enlevai des poils et de la matière excrétée qui furent
examinés au microscope par mon jeune collègue, M. Gubler, fort ex-
pert dans ce genre d'observations. M. Gubler ne trouva pas de traces
de trichophyton ; il renouvela huit jours après ses recherches sans plus
de succès.

Dans l'intervalle des deux examens, des cataplasmes de fécule
furent constamment appliqués sur le sycosis, et ne produisirent que de
légères modifications ; les croûtes disparurent presque entièrement ;
la rougeur et la démangeaison devinrent moins vives ; les pustules
s'affaissèrent un peu ; mais les tubercules persistèrent, la peau resta
très épaisse, indurée, et l'arrachement des poils facile ; les parties
érythémateuses étaient recouvertes de pellicules blanches, grisâtres,
adhérentes ; c'est ce que les dermatologues appellent la période ou
état pityriasique de la mentagre.

C'est dans ces conditions que je confiai ce malade aux soins de
M. le docteur Rochard, dont je suivis chaque jour le traitement.

Le 1ᵉʳ février, il commença une première série d'onctions avec la
pommade à l'iodure de chlorure mercureux, en procédant de la manière suivante :

Après avoir coupé la barbe le plus ras possible avec des ciseaux,
une couche légère de pommade fut appliquée sur toutes les parties
affectées et laissée jusqu'au lendemain, la peau du visage n'ayant
point été essuyée ; une pareille onction est répétée le lendemain et
le surlendemain. Ces onctions produisent une cuisson très vive, de la

tuméfaction et de la rougeur, puis une excrétion de matière jaune verdâtre qui commence la *poussée*, selon l'expression de M. Rochard. Le malade éprouve un sentiment de tension douloureuse à la peau. La troisième onction détermine moins de douleur que la première, mais la poussée est très abondante et produit des croûtes épaisses, dures, adhérentes ; quelques fissures se remarquent aux commissures des lèvres.

Repos de quatre jours.

Après ce temps, les croûtes les plus sèches se détachent peu à peu ; le 7 février, l'application d'un cataplasme les fait tomber complétement, et la peau apparaît avec une teinte rouge violacée. On voit des poils adhérents à ces croûtes.

8 février. — Deuxième série de trois onctions pratiquées de la même manière que les précédentes.

Ces nouvelles onctions sont encore suivies de cuissons ; les parties se couvrent de croûtes un peu moins épaisses et d'une coloration jaune-verdâtre moins foncée. Cette poussée, produite presque sans douleur, amène une amélioration sensible : la peau est moins indurée, plus souple ; les pustules sont en voie de résolution, ainsi que les tubercules. On remarque sur les points les plus tuberculeux de la lèvre supérieure, et principalement au menton, des places où les poils sont complétement tombés ; ils ont été expulsés au moment de la poussée ; on peut encore arracher quelques poils assez facilement, mais le malade ressent un peu plus de douleur pendant l'avulsion.

Repos de quatre jours.

15 février. Troisième série. — Trois onctions.

Les cuissons sont moins vives, moins prolongées ; la matière excrétée est d'un jaune clair : les croûtes sont plus minces, moins dures et leur chute est plus facile. Amendement général dans l'aspect des parties onctionnées : les pustules ont presque entièrement disparu ; l'érythème est moins apparent, plus limité. Alopécie sur plusieurs points ; quelques poils tombent encore avec les croûtes ; on remarque de la rougeur et quelques indurations, principalement au menton.

Repos de quatre jours.

22 février. Quatrième série. — Trois onctions.

La poussée est peu abondante, peu douloureuse ; la matière, d'un jaune très clair, forme des croûtes minces, friables, qui se détachent très promptement.

28 février. — Le malade quitte l'hôpital dans l'état suivant :

Il n'y a plus d'apparence de pustules ni de tubercules ; la peau est encore un peu rouge et présente sur le milieu du menton quelques indurations ; les poils, qui auparavant se laissaient arracher presque sans douleur, ne peuvent plus être enlevés sans que le malade éprouve une sensation douloureuse.

Une grande partie des poils qui étaient tombés à la suite des premières onctions ont repoussé, et sont solidement implantés. Les tissus du menton et de la lèvre supérieure ont repris leur souplesse, et le malade éprouve un grand soulagement par l'absence de toute démangeaison.

Le 10 avril, Thirouin vient me faire constater sa guérison. Depuis six semaines qu'il est sorti de l'hôpital, il a constamment travaillé, exposé au vent froid, sec et irritant du mois de mars, et à la poussière des bâtiments. Pendant ce temps il a pu faire encore, d'après les conseils de M. Rochard, trois séries d'onctions qui ont amené la disparition définitive de tous les phénomènes morbides qui caractérisaient le sycosis.

Lors de la dernière série, faite il y a dix jours, la poussée a été complétement nulle ; aucune matière ne s'est produite après l'application de la pommade à l'iodure de chlorure mercureux. On ne trouve plus de trace de pustules ni de tubercules, la rougeur de la peau a complétement disparu, et le tissu cutané a repris sa souplesse et son aspect naturel ; les parties qui avaient été dégarnies de poils au moment des premières poussées en sont actuellement recouvertes ; ces poils ont repoussé avec une telle vigueur, qu'il est impossible de tenter d'en arracher *un seul*, même sur les parties primitivement les plus affectées, sans déterminer une très vive douleur. En outre, le nommé Thirouin supporte maintenant l'action du rasoir qui auparavant était très douloureuse et qui augmentait rapidement l'éruption. La guérison, en un mot, est complète et paraît solide.

OBSERVATION XV. — Acné sébacée fluente.

Madame de C..., âgée de quarante ans, d'un tempérament très lymphatique, a été affectée dans son enfance de gourmes abondantes sur les joues, d'engorgements des glandes cervicales. Réglée à l'âge de douze ans, elle devint chlorotique à quinze ; on la traita alors par les ferrugineux et les bains froids. Puis, pour combattre des engorgements axillaires qui se renouvelaient fréquemment avec de vives démangeaisons, et qui se terminaient par suppuration, on employa l'iodure de potassium, les purgatifs et les bains de Baréges. Madame de C... fut mariée à l'âge de vingt ans ; elle eut une grossesse qui sembla améliorer sa santé, ses couches furent heureuses ; mais, quelque temps après, il survint une hypertrophie considérable du col de l'utérus qui se dissipa très lentement à la suite de cautérisation répétées et d'un repos prolongé.

Il y a quatre ans environ, en sortant du bal, madame de C... saisie par du froid à la tête, éprouva des douleurs céphalalgiques assez vives qui durèrent quelques semaines. Puis, dès que ces douleurs eurent cessé, madame de C... s'aperçut que son teint devenait terne, que la peau du visage était plus épaisse et qu'elle se couvrait, surtout le matin, d'une matière grasse. Cette matière prenait quelquefois une teinte noire. Malgré les soins hygiéniques, l'usage des lotions ammoniacales, du tannin, de douches froides et l'emploi des cosmétiques les plus vantés, la maladie continuait à persister.

Une personne que nous avions guérie d'une couperose rebelle, engagea madame de C... à nous consulter.

État actuel. — Madame de C... a l'apparence d'une bonne santé, son teint est terne, la peau du visage est épaisse, grasse ; les joues, le nez, les lèvres sont tuméfiés, on aperçoit très nettement, sur ces parties, les orifices entr'ouverts des conduits-excréteurs sébacés, d'où s'écoule constamment une matière huileuse. Cette hypersécrétion fluente est plus abondante le matin, et lorsque madame de C... se trouve dans un endroit chaud, au spectacle, au bal.

La peau du front est aussi très épaisse, mais elle est sèche et dure ; sa coloration est brune, les mouvements qui se font sur cette partie sont pénibles et parfois douloureux.

Les premières applications du topique produisent de la chaleur, de la rougeur, une augmentation plus abondante de la sécrétion sébacée. Puis survient une vive cuisson dont l'acuité varie en raison de l'intensité de l'hypersécrétion. Mais bientôt cette matière exsudée se dessèche et forme une couche peu épaisse, unie, de couleur brune. Cette couche rendue friable par la dessiccation, se brise bientôt, se détache par petites plaques, et laisse voir alors le tissu cutané légèrement rouge, humide, et les orifices des conduits excréteurs moins dilatés. Les joues, le nez, les lèvres sont moins tuméfiés.

L'exfoliation épidermique qui se fait sur le front donne plus de souplesse à la peau qui reprend une coloration moins foncée.

Dans les applications suivantes, l'hypersécrétion diminue ; la couche sébacée est moins étendue ; elle se dessèche plus facilement ; l'exfoliation est plus prompte et la chute des petites écailles plus facile. La peau apparaît avec moins de rougeur et moins d'humidité. Cette couche sébacée *s'éclaircit* au fur et à mesure que le suintement se tarit, et les téguments, en reprenant leur état naturel, effacent de plus en plus les orifices des canaux excréteurs, donnent aux traits plus de régularité et au teint plus d'éclat.

Après cinq séries de trois jours consécutifs de l'application du topique, renouvelée après sept jours de repos, aucun suintement sébacé n'apparaît, la peau du visage reprend son aspect normal et celle du front toute sa souplesse et sa coloration naturelle.

Le traitement interne a consisté principalement dans l'administration des pilules à l'iodure de chlorure mercureux, à la dose de trois à quatre pilules par jour, et à des bains salés aromatiques. Guérison depuis cinq ans.

OBSERVATION XVI. — *Acné sébacée concrète.*

M. de P..., âgé de vingt-huit ans, d'un tempérament lymphatique, a eu dans son enfance des engorgements glandulaires au cou, qui se dissipèrent sous l'influence de l'huile de foie de morue à haute dose et les bains de mer. En 1848, sur les ailes du nez, il vit apparaître quelques petites squames adhérentes, blanchâtres, peu épaisses. M. de P... les arrachait, et une fois enlevées, elles restaient quelque temps sans se reformer. Le teint était naturel, cependant il remarquait que la face, et particulièrement le nez, devenaient rouges par l'action du froid.

Au printemps de 1854, la maladie fit des progrès sensibles ; à la fin de l'été, la peau du visage, indépendamment de petites écailles, se couvrit d'une matière grasse qui, en se desséchant, formait de véritables croûtes brunâtres. M. de P... employait une pommade de concombre pour les faire tomber. Comme elles se renouvelaient, et qu'il

les arrachait sans cesse, la peau prit plus d'animation, des chaleurs
et des démangeaisons incessantes excitaient M. de P... à y porter
souvent la main. Par moments, la maladie se dessinait sur les joues
et sur le nez par de larges plaques rouges. Vers le mois d'octobre de
la même année, M. P... commença à suivre sérieusement le traitement suivant : bains de Baréges, de vapeur, lotions ammoniacales,
tisane de houblon à laquelle on ajoutait du bicarbonate de soude.

Ce traitement fut suivi avec assiduité pendant plusieurs mois ; il
eut pour résultat de faire tomber plus facilement les croûtes squameuses et de faire disparaître les chaleurs et les démangeaisons qui,
cependant, se renouvelaient dès qu'il se trouvait exposé aux tran-
sitions brusques de la température. Malgré ces moyens, la maladie
persista, et même elle envahit les sourcils, le front et légèrement le
menton.

Au mois de mai 1855, je commençai à donner mes soins à
M. de P...

État actuel. — On trouve sur les joues et sur le nez une couche
de matière sébacée d'apparence squameuse, grise, adhérente et plus
épaisse que celle qui se voit sur le front et sur les sourcils, et elle
est très mince au menton.

Lorsque les squames de cette couche tombent, la peau apparaît très
épaisse, un peu rouge, humide, les orifices des canaux excréteurs
sont notablement dilatés, principalement sur les côtés du nez et sur
les joues. Tuméfaction générale de la face.

Première série. — Les deux premières onctions ont suffi pour produire une poussée très considérable de matière jaune-verdâtre, ressemblant à une purée de pois, qui couvrit tout le visage et qui prit une
teinte bronze en se desséchant ; la chute de cette matière eut lieu
après sept jours. Le gonflement de la face avait seulement diminué,
les parties affectées restaient avec la même apparence.

Deuxième série. — Trois onctions, la poussée fut à peu près aussi
abondante ; même coloration de la matière, repos de sept jours.

Troisième série. — Trois onctions ; la poussée, moins douloureuse
que les premières, fut notablement moins abondante, la matière commença à prendre une coloration plus jaune. Les squames, moins
épaisses, moins humides, se détachèrent plus facilement, et les parties malades apparurent moins rouges, moins tuméfiées, les orifices
des canaux excréteurs moins dilatés, et la peau avait perdu de son
aspect huileux.

Dans six autres séries de trois onctions, on constate d'une manière régulière une diminution sensible dans tous les phénomènes de la maladie. La matière exhalée par l'action épispasique du médicament prend une coloration plus claire, devient blanche, au fur et à mesure que l'hypersécrétion se tarit ; les squames, de plus en plus petites et sèches, tombent facilement ; enfin, les orifices des conduits excréteurs s'effacent, la peau reprend son état naturel, et le teint devient plus clair et plus uni.

Le traitement interne a consisté en pilules au nombre de trois par jour, alternées avec un sirop sudorifique, et un régime fortifiant. Guérison.

OBSERVATION XVII. — *Acné sébacée concrète squameuse.*

Mademoiselle G...., âgée de vingt ans, tempérament éminemment lymphatique, a eu, à l'âge de huit ans, des gourmes aux oreilles et une conjonctivite granuleuse. Auparavant elle était sujette à des diarrhées fréquentes, et depuis elle fut successivement atteinte de la rougeole, de la petite vérole, de la coqueluche, maladies qui se développèrent avec intensité.

Vers l'âge de douze ans, l'acné sébacée a commencé à se manifester par de petites pustules qui se sont promptement accrues en nombre et en volume. La peau s'est épaissie, est devenue terne, puis un épanchement continu de matière grasse s'est fait sur tout le visage et sur le cuir chevelu. Cette matière, en se desséchant, formait des squames très épaisses, humides, très adhérentes, de couleur brune, qui se détachaient très difficilement et même d'une manière incomplète avec les lotions alcalines. Cette maladie a persisté ainsi pendant plusieurs années, malgré les bains alcalins, les bains sulfureux, l'huile de foie de morue, les ferrugineux et l'usage pendant quatre saisons consécutives des bains de Cauterets et de Luchon.

État actuel. — Mademoiselle G.... est d'une mauvaise santé, gastralgie, peu d'appétit, digestions pénibles, règles pâles, insuffisantes, quoique régulières.

Les croûtes sébacées squameuses du cuir chevelu sont épaisses, sèches et très adhérentes, grisâtres, elles occupent principalement le sommet du crâne.

Les squames qui couvrent le visage sont moins épaisses ; elles sont grasses, adhérentes et de couleur brune entre les sourcils, sur le milieu des joues et sur le nez, peu nombreuses et minces à la partie inférieure des joues et au menton. Lorsqu'on détache ces squames, les parties sous-jacentes sont rouges, très humides. On voit les orifices béants des conduits excréteurs principalement sur les joues et autour des ailes du nez. La sécrétion de la matière sébacée se concrète bientôt sous forme de squames plus ou moins larges.

6 mars. — *Première série*, trois onctions. — Application de la pommade sur le front, les joues et le nez. La première onction n'est point douloureuse, elle ne détermine qu'un peu de rougeur. La seconde occasionne une douleur peu vive, mais prolongée; légère poussée au front, sur les joues. La troisième procure une douleur plus intense, mais elle a moins de durée. La poussée est très apparente sur toutes les parties onctionnées, la matière sécrétée est jaunâtre, la desquamation se fait sous forme de lamelles minces, sèches. sur les côtés du front, à la partie inférieure des joues : la couche sébacée épaisse, humide, reste adhérente entre les sourcils, le milieu des joues et sur le nez. Sept jours de repos.

15 mars. — *Deuxième série*, trois onctions. — La poussée apparaît sur les parties qui avaient résisté aux premières onctions et les squames, plus sèches à la superficie, se détachent en partie et très lentement.

25 mars. — *Troisième série*, trois onctions. — Toutes les squames anciennes se détachent, la poussée donne lieu à une matière moins grasse et d'un jaune plus clair. La dessiccation est plus prompte et plus facile, et les squames, après leur chute, laissent voir les surfaces malades moins rouges, moins humides et les orifices des conduits excréteurs qui se resserrent.

4 avril. — *Quatrième série*, trois onctions. — La poussée se fait régulièrement sur toutes les parties : la matière moins épaisse donne lieu à des squames jaunâtres plus petites qui tombent facilement par la dessiccation.

14 avril. — *Cinquième série*, trois onctions. — La poussée est encore assez abondante entre les sourcils, le milieu des joues e. autour des ailes du nez. Après la chute des squames sèches, blanchâtres, la peau perd son aspect huileux, il ne se forme plus de couches grasses comme auparavant.

24 avril. — *Sixième série*, trois onctions. — Les croûtes sébacées

squameuses, épaisses, sèches, grisâtres, qui existaient sur le sommet de la tête, ont disparu en grande partie avec des lotions alcalines et le brossage; leur chute, du reste, devient de plus en plus facile, en raison de la diminution de la sécrétion sébacée du cuir chevelu qui s'effectue en même temps que l'hypersécrétion diminue au visage. Les squames du front et des joues plus minces, se détachent facilement; la peau est légèrement rouge et très peu humide.

4 mai. — *Septième série*, trois onctions. — La peau du front et des joues a repris en grande partie son aspect naturel : légère poussée entre les sourcils, sur les joues et sur les ailes du nez.

14 mai. — *Huitième série*, trois onctions. — Il ne se forme plus que des pellicules blanches qui se détachent facilement et laissent voir ensuite la peau parfaitement saine. Sur les ailes du nez, le milieu des joues et un peu le front, les squames minces sont blanches à leur extrémité libre et légèrement jaunes à leur centre. Après leur chute, les orifices des canaux excréteurs sont manifestement resserrés et ne laissent plus fluer aucune matière grasse.

Les croûtes squameuses du cuir chevelu ont presque entièrement disparu sans application de la pommade. La modification du cuir chevelu a suivi exactement celle de la peau du visage. Repos de quinze jours.

Après six autres séries d'onctions faites à des intervalles éloignés de dix, quinze ou vingt jours, la sécrétion huileuse a complétement cessé, la peau est devenue plus fine et plus mince : la physionomie reprend son éclat et sa régularité.

OBSERVATION XVIII. — *Couperose érythémato-pustuleuse.*

LETTRE DU DOCTEUR DEVAULX AU DOCTEUR ROCHARD.

Noyon, 7 octobre 1854.

« Mon cher confrère,

» Madame Devaulx a éprouvé les premières atteintes du mal pour lequel elle est venue dernièrement réclamer vos soins, vers le mois de janvier 1848. La maladie à cette époque occupait le bas du visage, un peu au dessus du menton à gauche, et ne consistait qu'en deux ou trois boutons auxquels, je l'avoue, je n'attachais aucune importance. L'été suivant l'affection parut vouloir s'étendre et envahir l'autre côté du visage, mais toujours en bas et au-dessus du menton. Comme j'étais intimement lié avec M. Duchesne-Duparc, qui s'occupe spécialement du traitement des dermatoses, tout naturellement je le consultai. Il me conseilla les applications de sulfure de potasse avec la précaution d'en limiter le contact au sommet des boutons. Cette application avait pour résultat de flétrir le bouton avec une grande rapidité; mais il restait une rougeur pour laquelle on employa la fécule tous les soirs et qu'on maintenait à l'aide d'une légère couche d'huile de jusquiame. Le matin notre malade faisait la toilette du visage avec une très faible dissolution de sous-carbonate de soude. Ces divers moyens ne modifièrent en aucune manière l'état de la peau. Les boutons se flétrissaient, il restait des rougeurs, d'autres boutons naissaient. Mais comme la maladie n'occupait que la partie inférieure de la figure, qu'elle était circonscrite dans un espace très étroit, et que M. Duchesne-Duparc nous conseillait de ne pas nous décourager, de continuer les applications du sulfure de potasse, convaincu qu'il était qu'elles finiraient par triompher du mal, nous nous contentâmes pendant longtemps de cette prescription avec les alternatives de bien et de mal, mais jamais avec la moindre apparence d'une cure définitive. L'hiver l'affection disparaissait pour ainsi dire, et vers le mois d'avril elle se présentait de nouveau, toujours limitée dans le bas du visage. Nous gagnâmes ainsi le mois de mai 1854, et fîmes à cette époque un voyage à Paris, avec l'intention de consulter M. Cazenave. Le traitement de ce dernier se composait : à l'intérieur de potion avec la codéine à prendre par cuillerée à soupe le matin à jeun et avant le dîner, d'infusions amères contenant par 500 grammes 1 gramme de bicarbonate de soude qu'on buvait avec le vin au moment des repas, et à l'extérieur pour lotions : d'une mixture dans laquelle le sublimé corrosif entrait comme base à la dose de 10 centigrammes, et pour pommade l'onguent napolitain. M. Duchesne, que nous vîmes à la même époque, crut utile d'en venir au sirop anti-herpétique n° 1, et à la bière blanche pendant le repas.

» Pour traitement local, il conseilla des lotions de dix minutes sur tout le visage, le soir, au moment de se coucher, avec de l'eau chaude saturée de savon noir, et le matin une lotion tiède à l'eau aromatisée avec la teinture de benjoin : une petite cuillerée à café pour une demi-cuvette.

» On suivit d'abord le traitement de M. Cazenave, qui ne fut pas plus

heureux que son prédécesseur, et produisit, comme lui, des alternatives de bien et de mal, et jamais de cure véritable. On essaya le traitement de M. Duchesne, et on fut bientôt obligé de renoncer au sirop
anti-herpétique, qui amenait une grande perturbation dans les fonctions digestives Nous passâmes ainsi les années 1851 et 1852, et au
mois de mai 1853 nous revîmes MM. Cazenave et Duchesne-Duparc.
Le traitement du premier, que nous ne suivîmes pas, se composait à
l'intérieur d'ammoniaque liquide, à la dose d'une goutte, à prendre
tous les matins à jeun dans une infusion amère, et à l'extérieur de
pommade à l'onguent citrin et rosat et de lotions alcalines. M. Duchesne nous conseilla d'employer deux ou trois fois par mois une
cautérisation légère et superficielle, avec la solution ci-après : eau
distillée, 12 grammes ; nit. d'arg. crist. 4 grammes. Il nous conseilla en même temps à l'intérieur, comme la maladie était compliquée de gastralgie, les préparations ferrugineuses, l'oxyde de bis-
muth, les viandes grillées et rôties, etc.. On suivit exactement ce
traitement et une amélioration notable ne tarda pas à se manifester.
Ce mieux se maintint même jusqu'au mois d'avril, époque à laquelle
le mal prit un développement et une extension extraordinaires. Nous
nous décidâmes à revenir à Paris et, d'après les conseils de M. Reis,
nous nous sommes adressés à vous, et nous nous félicitons tous les
jours d'avoir fait votre connaissance. La santé de ma femme est
excellente ; son appétit est insatiable, et la peau du visage a recou-
vré la netteté, la souplesse et même le duvet du jeune âge. Toutes
ses connaissances la complimentent tous les jours sur la métamor-
phose si complète opérée par le docteur Rochard. C'est une très
belle cure, et votre traitement est appelé à battre en brèche et à
démolir tous les traitements qu'on opposait à l'*acne rosacea*. »

*Aspect de la malade au moment où j'ai commencé l'application de
mon traitement, le 24 mai 1854.* — Madame Devaulx, âgée de vingt-
sept ans, bonne constitution lymphatique, et la peau d'une grande
finesse et d'une blancheur éclatante. La couperose occupe principalement les joues, le nez et le menton ; elle est caractérisée par des
plaques d'un rouge foncé avec épaississement de la peau ; par des
pustules assez nombreuses qui se terminent par des pointes blanches.
La matière qui s'écoule facilement de ces pustules forme de légères
croûtes jaunâtres qui donnent au visage un aspect désagréable.

La malade éprouvait en plus, dans la santé générale, un trouble
qui se manifestait par un manque d'appétit, l'insomnie, une fatigue

très pénible dans la marche, des palpitations et une menstruation insuffisante.

Les premières onctions déterminèrent promptement la sortie d'une grande quantité de matière puriforme, en sorte que ces *poussées* couvraient presque complétement le visage. La matière épanchée et desséchée au contact de l'air était d'un jaune brunâtre.

Après ces poussées que je répétai aussitôt que la peau était détergée, les pustules se dissipèrent peu à peu, ainsi que les plaques rouges ; en sorte qu'après trois mois de l'application du traitement, la couperose était entièrement guérie et la santé générale était devenue excellente.

Quelques pilules prises à l'intérieur et l'application locale du médicament suffirent pour obtenir cette cure.

OBSERVATION XIX. — *Lupus compliqué de couperose légèrement pustuleuse sur les joues et le menton.* (Ce malade m'a été confié par M. le professeur Nélaton, qui a suivi le traitement et constaté la guérison.)

M. L...., de Marseille, âgé de vingt ans, d'une constitution lymphatique, éprouva, à l'âge de trois ans, de très vives douleurs rhumatismales dans le bras droit, qui l'empêchèrent de s'en servir pendant plusieurs semaines. Au fur et à mesure que les douleurs s'apaisèrent, on vit se manifester un gonflement assez considérable des ganglions du cou ; ce gonflement était tel, qu'il tenait le menton comme collé sur la poitrine jusqu'à ce que l'abcès eût crevé. A partir de ce moment, la santé semble s'améliorer ; cependant il conserva près de six mois une grande roideur dans les mouvements de la tête, roideur qui ne se dissipa entièrement qu'après deux saisons de bains de mer. Jusqu'à l'âge de quinze ans environ, le jeune L.... éprouva de la gêne à respirer par le nez : il se formait constamment des croûtes dans les fosses nasales qui ne tombaient que par l'emploi de bains locaux émollients.

Il y a quatre ans, dans le courant de l'été, il se développa un gros bouton à l'extrémité du nez ; chaque fois que ce bouton était écorché, il s'étendait davantage en se couvrant de croûtes. On pres-

crivit alors le sirop de Portal et une pommade de calomel. Cette médication n'apporta aucune modification ; pendant l'hiver, les croûtes
s'étendaient sous forme d'écailles. Une matière purulente traversait
ces croûtes, et lorsqu'elles tombaient elles se renouvelaient presque aussitôt.

En 1851, M. L.... fut soumis à l'action de l'iodure de potassium
et de cautérisations avec le nitrate d'argent ; ce traitement apporta
quelques légères modifications. Mais l'année suivante le mal reparut
avec une grande intensité : de nouvelles croûtes s'élevèrent au-dessus
de la première et sur l'aile gauche du nez : on envoya le malade aux
eaux de Bagnères-de-Luchon ; puis on lui conseilla l'usage de l'huile
de foie de morue et des frictions avec l'huile animale de Dippel. A
son retour des eaux, les croûtes étaient tombées, la couleur livide des
tubercules avait notablement diminué. Mais, obligé de suspendre ce
traitement à cause de l'état de l'estomac qui s'irrita avec vomissements
fréquents, les accidents reparurent au nez vers le mois de décembre.

En 1853, il retourna aux eaux de Bagnères, qui modifièrent les
parties malades comme l'année précédente. Mais l'hiver suivant la
maladie reparut malgré l'iodure de potassium et les cautérisations.

En 1854, il prit seulement des bains de mer, qui n'apportèrent
que peu de changement dans son état.

Ainsi, pendant quatre ans, tous les traitements actifs n'aboutirent
qu'à une amélioration momentanée, pendant l'été ; la maladie revenait
avec toute sa malignité pendant l'hiver.

Voici dans quel état se trouvait M. L.... lorsqu'il commença mon
traitement, le 28 août dernier.

Santé générale faible, teint plombé, indiquant une constitution
éminemment lymphatique.

Sur l'aile du nez du côté gauche existent trois tubercules couverts
de croûtes brunes, épaisses ; sur l'aile du côté droit quelques tubercules livides, indolents, non ulcérés, et sur l'extrémité du nez se
voient deux cicatrices, résultat des cautérisations.

Sur les joues, le front et le menton, sont disséminées quelques légères pustules de couperose, caractérisées par une auréole érythémateuse qui les entoure.

Sous l'influence de l'application locale du médicament, les tubercules et les pustules se dégagèrent de la matière morbide qu'ils con-
tenaient. Cette matière puriforme tombait en se desséchant sous
forme de croûtes et de poussière jaunâtre.

Par ce traitement interne, la santé générale fut profondément mo-
difiée. Après deux mois de traitement, la peau du nez et du visage
avait repris son aspect normal, et le teint du visage exprimait une
profonde amélioration dans la constitution.

OBSERVATION XX. — *Couperose érythémateuse, pustuleuse.* —
Guérison.

Madame Vaterlot, rue du Faubourg-Saint-Honoré, 74, cordonnière,
âgée de cinquante et un ans, d'un tempérament lymphatique nerveux, n'a jamais eu de maladie grave dans son enfance. Avant d'être
réglée on remarquait souvent sur son visage de petites dartres fari-
neuses pour lesquelles on lui faisait prendre des jus d'herbes et de
la tisane amère. Sa santé fut excellente jusqu'à l'âge de vingt-neuf
ans, époque à laquelle elle eut une variole confluente très grave.
Depuis lors, quelques jours avant l'apparition des règles, elle éprouvait des feux au visage, des rougeurs se fixaient sur les joues et
parfois apparaissaient de petits boutons à pointes blanches. Ces légers accidents se dissipaient aussitôt après l'apparition des règles. En
avançant en âge, les boutons augmentèrent en nombre et en volume :
leur sécrétion devint plus active, et la rougeur plus intense et plus
fixe s'accompagnait de vives cuissons, le soir surtout, après le
repas.

En 1849, madame Vaterlot cessa d'être réglée à l'âge de quarante-
quatre ans : c'est à ce moment que la couperose s'est développée avec
exaspération et persistance.

Lorsque je commençai l'application du médicament en juillet de
la même année, les joues, le nez, le menton et légèrement le front
étaient d'un rouge-cerise très prononcé ; ces diverses parties étaient
parsemées de pustules assez volumineuses, peu indurées à des époques d'évolution variées ; beaucoup laissaient échapper une matière
jaunâtre qui, par la dessiccation, formaient des croûtes brunes très
adhérentes.

Dès les premières applications, faites sur toutes les parties affectées, il survint une exsudation très vive ; une matière jaunâtre très
abondante, assez épaisse, couvrit promptement ces parties d'une
croûte dure, luisante, comme cristallisée, qui se détachait assez difficilement après quelques jours, par la dessiccation.

Les parties mises à nu par la chute de ces croûtes avaient un aspect moins rouge ; les vaisseaux capillaires étaient moins congestionnés et les pustules marchaient vers une résolution évidente, perdant de leur volume et de leur induration.

Les applications qui suivirent donnèrent lieu à une exsudation de matière dont la consistance et l'abondance diminuaient d'une manière sensible chaque fois, en sorte que les croûtes, moins étendues et moins dures, se détachaient promptement et facilement. Ces croûtes prenaient un aspect jaune-clair au fur et à mesure que l'exsudation diminuait d'activité.

Après *quatre mois* d'applications successives du médicament, qui reproduisaient toujours les mêmes phénomènes, à l'insensité près, je constatai que la congestion des vaisseaux capillaires n'existait plus, que les pustules avaient entièrement disparu, et que, enfin, la résolution de toutes les altérations organiques de la peau était complète.

Depuis cette époque (il y a actuellement *dix ans*), madame Vaterlot jouit de la santé la plus parfaite. Elle a un embonpoint très notable. Aucune récidive n'a même menacé de se montrer.

OBSERVATION XXI. — *Coupe.ose pustuleuse.* — *Pustules suppurées et indurées.* — *Épaississement considérable de toute la peau du visage.* — *Dysménorrhée.* — *Guérison.*

Thérèse M...., domestique, âgée de trente ans, d'une forte constitution, a eu, dans son enfance une fluxion de poitrine ; la menstruation s'est établie péniblement à vingt ans ; les règles, qui ont toujours été irrégulières, insuffisantes, manquaient souvent, elles étaient remplacées alors par des pertes blanches.

Vers l'âge de seize ans, des pustules très nombreuses envahirent tout le visage, la peau s'anima et l'altération toujours croissante du tissu cutané prit un développement qui donna à la physionomie un aspect repoussant. Elle fut obligée de quitter Amiens, ne pouvant plus trouver à se placer.

Comme elle n'avait suivi aucune médication active, elle se rendit à Paris en 1852, pour se faire traiter à l'hôpital Saint-Louis. On lui fit prendre des bains de vapeur, des tisanes amères, des purgatifs ; mais elle en sortit après deux mois, sans avoir obtenu aucun avantage du traitement qu'on lui avait fait subir.

Ayant fait la connaissance de la dame Michel, une des malades que j'avais guéries d'une couperose pustuleuse très rebelle, dans le service de M. le professeur Nélaton, Thérèse M.... vint me consulter.

C'était au mois d'août 1853 ; elle avait le visage entièrement couvert de pustules de volume variable, les unes indurées, les autres en suppuration, quelques-unes avec des croûtes brunes. Le tissu de la peau, profondément altéré, avait acquis un épaississement très considérable. Du reste, bon appétit, digestions faciles, point de constipation.

Les premières applications du médicament furent assez douloureuses, et donnèrent lieu à une exsudation très abondante de matière épaisse de couleur jaune-brunâtre qui, en se desséchant, devenait noire.

Après deux mois, la matière exsudée prit une couleur jaune-clair, et les croûtes étaient devenues brunes.

En sorte qu'au fur et à mesure que la résolution des pustules s'opérait, la matière morbigène s'*éclaircissait*, et les croûtes d'un aspect jaunâtre, après leur chute, laissaient apercevoir le tissu de la peau dans un état plus naturel.

Après un traitement très actif suivi avec persévérance pendant près d'un an, les pustules ont complétement disparu, la peau a repris sa texture normale et la menstruation est devenue régulière. Depuis cette époque tout traitement a cessé, et ayant revu Thérèse quatre ans après, c'est-à-dire en mars 1860, j'ai pu constater sa parfaite guérison.

Observation XXII. — *Couperose tuberculeuse hypertrophique.*

Avant de donner l'observation ci-jointe, nous reproduirons la remarquable leçon que M. le professeur Nélaton a faite à l'hôpital des Cliniques sur notre traitement de la couperose.

Messieurs,

Vous avez pu voir depuis quelque temps au n° 15 de

notre salle des femmes, une malade atteinte d'une affection qui sort du cadre de celles que nous avons l'habitude de traiter, mais qui n'en est pas moins digne de toute votre attention Cette affection est une couperose, *acne rosacea*, c'est-à-dire une affection jugée incurable en général par les médecins spécialistes les plus expérimentés, MM. Cazenave, Devergie, etc., et qui se présente ici avec son cortége le plus grave de lésions, érythème, pustules, tubercules, et avec une ancienneté qui remonte à plus de vingt ans.

Cependant vous avez pu voir, par plusieurs articles publiés dans les journaux et notamment dans le *Moniteur des hôpitaux*, que M. le docteur Rochard aurait imaginé un traitement à l'aide duquel il prétend guérir la couperose. Déjà j'ai eu l'occasion d'observer plusieurs cas de succès par cette médication, entre autres chez un malade que j'ai pu voir six mois après, et chez qui la guérison s'était maintenue. C'est de l'application de ce traitement que j'ai cru utile de vous rendre témoin.

Voici maintenant les effets que nous avons observés à la suite des onctions pratiquées avec la pommade qui n'a pas d'ailleurs toujours une composition identique, et que M. Rochard rend plus ou moins active suivant le degré et l'ancienneté de l'affection. Il se produit d'abord de la chaleur, de la rougeur; puis un certain gonflement, un sentiment de tension douloureux, mais cependant supportable, et qui ne suffit pas pour décourager les malades et les détourner de ce mode de traitement. A ces phénomènes succède une exsudation. Les liquides exsudés se transforment en une croûte. C'est cet ensemble de phénomènes que M. Rochard désigne si exactement sous le nom de *poussée*. La croûte elle-même se détache après quelques jours, depuis la première onction jusqu'à la chute de la croûte; il y a en général un intervalle de dix jours.

L'examen de la plaque croûteuse présente un assez grand intérêt : cette plaque non-seulement adhère par toute sa face profonde à la peau, mais encore elle envoie dans l'épaisseur du derme des prolongements qui pénètrent à une profondeur de 2 à 3 millimètres. On ne saurait mieux comparer ces prolongements qu'à des chevilles qui présentent à leur terminaison dans le derme une extrémité effilée.

La croûte tombée, on aperçoit des pertuis assez profonds que comblaient ces prolongements. Il est remarquable que les parties de la peau intermédiaires aux pertuis qui reçoivent les prolongements sont saines et que l'épiderme même y est intact.

Les saillies d'apparence pustuleuse qui constituent le mal et qui sont indurées, colorées en violet ou en rouge foncé, pâlissent peu à peu, diminuent de volume, puis disparaissent entièrement.

Que se passe-t-il? Il semble que l'iodure de chlorure mercureux ait une action spéciale sur les follicules sébacés dont la sécrétion augmenté, tandis que les autres éléments de la peau sont à peine ou point influencés.

Vous avez pu voir déjà une partie de ces phénomènes et vous en observerez l'évolution complète, dont la fin sera, je l'espère, un résultat heureux. Chez notre malade, en effet, il a été fait aujourd'hui cinq applications de pommade, et déjà les tubercules, l'érythème surtout, ont diminué; le nez, dont la teinte était lie de vin, est aujour-hui blanchâtre.

Vous voyez, messieurs, que le traitement offre quelque chose de satisfaisant. Ceci nous engage à continuer cette thérapeutique chez notre malade et à l'instituer chez d'autres.

Nous demanderons-nous, en terminant, comme on se l'est souvent demandé, s'il n'y a pas lieu de craindre la répercussion sur un autre organe de la maladie que nous sommes en train de guérir? Avant de répondre à cette question, il faudrait d'abord s'entendre sur le mot répercussion, et, quand on serait arrivé à ce premier résultat, savoir si la chose a été observée. Ainsi, on parle de répercussion sur les poumons, d'eczémas, d'ulcères de la jambe, guéris, desséchés; on voit alors, dit-on, une pneumonie succéder à ce desséchement de l'ulcère. Mais quand on observe avec soin, c'est la pneumonie qui amène le desséchement de l'ulcère, et non celui-ci dont le desséchement cause la pneumonie; j'ai vu un certain nombre de faits de ce genre, et je pense que beaucoup d'autres sont de même nature.

Obs. — Mademoiselle Joséphine Meunier, couturière, âgée de trente ans, entre à l'hôpital des Cliniques, le 7 avril 1856, salle des femmes, n° 15, service de M. le professeur Nélaton. Elle est d'un tempérament lymphatique; elle a été atteinte dans son bas-âge de gourmes à la tête et d'un onyxis qui détermina la chute successive des ongles de tous les doigts. Elle ne suivit aucun traitement spécial. Vers l'âge de sept ans, elle se rappelle avoir vu apparaître pour la première fois sur le menton et sur le nez de gros boutons rouges qui envahirent ensuite toute la face. La fonction menstruelle s'établit à l'âge de seize ans, mais avec difficulté; les règles étaient irrégulières, insuffisantes, et malgré une bonne nourriture, J. M.... éprouvait des

tiraillements d'estomac, et avait peu d'appétit. Les préparations ferrugineuses, qui lui furent ordonnées, modifièrent heureusement la
fonction menstruelle et digestive; mais les boutons ne cessèrent point
de se développer en grand nombre sur le nez, les joues, les lèvres, et
principalement au menton. J. M... resta plusieurs années dans cet
état sans suivre aucun traitement, lorsqu'en 1848, une exaspération
de l'acné la détermina à consulter M. le docteur Lehelloco, qui lui
prescrivit des purgations fréquentes et une tisane amère. La malade
se soumit à cette prescription pendant six mois environ; puis l'a-
bandonna pour la reprendre l'année suivante; elle ne remarqua
aucun changement dans son état.

En 1851, inquiète de voir la maladie persister et même s'aggraver,
J. M... s'adressa à un médecin homœopathe, dont elle suivit le traitement pendant dix-huit mois sans aucun succès; elle n'éprouva
qu'une amélioration du côté de l'estomac, qui était redevenu douloureux.

Enfin, vivement affligée de l'aspect hideux que prenait son visage,
elle se présenta à la consultation de M. Nélaton, qui la reçut dans
son service. Le savant professeur, voulant expérimenter sur cette
malade un traitement qui avait déjà eu un certain retentissement,
crut devoir en confier l'application à l'auteur lui-même de ce traitement, M. le docteur Rochard.

État actuel. — J. M... présente sur toutes les parties du visage,
excepté le front, un grand nombre de pustules volumineuses, très
indurées, qui ne suppurent jamais. Leur extrémité laisse parfois
échapper quelques gouttelettes de sang. Les pustules très nombreuses,
qui ont leur siége sur le nez, donnent à cet organe un volume considérable. Les tissus hypertrophiés et très denses procurent à la malade une sensation de pesanteur au bout du nez, surtout quand elle
baisse la tête. La coloration de la peau est d'un rouge lie de vin;
cette coloration s'étend aussi sur les joues, principalement sur celle
du côté gauche où, en outre des pustules, se remarquent des tubercules assez volumineux et très durs. Quelques pustules occupent la
lèvre supérieure; mais le menton en est surtout criblé; elles sont
variables dans leur volume et dans leur induration; on voit dans leurs
interstices des saillies arrondies, d'un blanc mat qui ne sont autre
chose que les cicatrices très anciennes de pustules qui ont guéri
spontanément par la suppuration. La peau est généralement très
épaisse dans les parties affectées; la santé générale est languissante;

peu d'appétit; constipation opiniâtre; règles pâles et insuffisantes; toux sèche qui persiste encore quelques jours après l'écoulement menstruel.

Traitement. — La première application d'une pommade d'iodure de chlorure mercureux est faite le 8 avril par M. Rochard, d'après les règles qu'il a fait connaître, modifiées ici par la gravité du cas, c'est-à-dire que cette application s'est composée d'un plus grand nombre d'onctions que dans les cas ordinaires; la même modification a été apportée à toutes les applications suivantes.

Le traitement interne a consisté jusqu'à ce jour dans l'administration d'une seule pilule d'iodure de chlorure mercureux pendant dix jours d'abord; puis de deux pilules, d'une tisane de saponaire et d'un régime fortifiant.

PHÉNOMÈNES OBSERVÉS. — 1re série. *Cinq onctions.* — Cuisson, rougeur assez vive; la suppuration apparaît à l'extrémité de quelques pustules indurées; une *poussée* légère devient évidente à la cinquième onction; les croûtes qui en résultent sont brunes et dures, la peau du visage prend une coloration d'un rouge foncé; les tubercules et les pustules indurées sont à l'état de turgescence, elles ne laissent échapper aucune matière; il en est de même du nez qui est très gonflé et très dur. Les croûtes se détachent chaque jour, et après leur chute certaines pustules paraissent affaissées.

Repos de quatre jours.

17 avril. — 2e série. *Quatre onctions.* — Mêmes phénomènes de rougeur et de cuisson. On voit apparaître sur le nez plusieurs pointes blanches; les pustules suppurent avec plus de facilité; une assez grande partie des surfaces onctionnées se couvrent de croûtes épaisses et brunes. Après leur chute, on constate un amendement dans l'état des pustules; le nez est moins dur, et la couche superficielle de l'épiderme, en s'exfoliant, laisse apercevoir une coloration plus claire dans le teint.

Repos de quatre jours.

25 avril. — 3e série. *Quatre onctions.* — Les pustules suppurent toutes facilement, et la matière, en se détachant, prend une coloration moins brune. Les croûtes sont épaisses et moins dures, elles se détachent plus promptement aux lèvres et au menton qu'aux joues et surtout au nez.

Les tubercules des joues se sont enflammés; suppuration commençante à leur surface. La peau prend un aspect plus normal sur les points les plus excentriques de la maladie. Les règles, qui ont avancé de trois jours, apparaissent le 1ᵉʳ mai; sang pâle; toux habituelle.

Sept jours de repos.

7 mai. — 4ᵉ série. Cinq onctions. — Poussée générale et abondante sur toutes les parties onctionnées ; croûtes épaisses et verdâtres. M. le professeur Nélaton enlève avec précaution deux des plus fortes croûtes, situées sur le nez et au menton ; il constate de la manière la plus évidente des appendices de matière sébacée partant de leur face interne et pénétrant en manière de cheville dans le goulot de l'orifice du canal excréteur de la glande sébacée, resté entr'ouvert. Par la dessiccation, les croûtes tombent, et l'orifice du canal se trouve alors refermé. Après leur chute, les pustules apparaissent en général très affaissées; les plus petites ont déjà disparu.

Repos de six jours

19 mai. — 5ᵉ série. Quatre onctions. — Toutes les pustules, même les plus indurées, ainsi que les tubercules ramenés à l'état de pustules, sont en voie d'une suppuration active ; les croûtes sont moins épaisses et prennent une couleur jaune-verdâtre. Après leur chute, M. le professeur Nélaton constate la disparition complète de quelques tubercules et d'un assez grand nombre de pustules; celles des lèvres ont considérablement diminué de volume; elles sont encore très nombreuses et assez grosses au menton ; le nez, moins hypertrophié, acquiert plus de souplesse ; la peau perd de son épaisseur ; la malade éprouve une amélioration dans la santé générale ; la constipation est moins opiniâtre.

Repos de quatre jours.

27 mai. — 6ᵉ série. Cinq onctions. — Les pustules suppurent avec une extrême facilité ; les croûtes sont moins épaisses et d'un couleur jaune-verdâtre moins foncée. Quand on soulève ces croûtes, peu de temps après leur formation, on ne retrouve plus les chevilles de la matière sébacée; les pustules du menton sont plus animées ; elles prennent une teinte rosée. Autour des narines et sur le bout du nez on remarque moins de rougeur et moins d'épaisseur dans la peau, qui reprend son aspect naturel. Le nez diminue de grosseur d'une manière notable, et ses tissus deviennent chaque jour plus souples. — Apparition des règles le 29 mai. — Sang plus riche et plus abondant. — La toux, qui les accompagnait, a complétement cessé.

Repos de sept jours.

9 *juin*. — 7ᵉ *série. Cinq onctions*. — Les croûtes sont moins épaisses sur le nez et au menton. Disparition des tubercules et de plusieurs pustules sur le côté gauche de la face et sur la lèvre supérieure. — On ne voit plus ni rougeur ni pustules sur le côté droit. Quelques pustules persistent sur le milieu du menton et sous la lèvre inférieure vers la commissure; elles sont rosées et suppurent facilement.

Repos de six jours.

20 *juin*. — 8ᵉ *série. Cinq onctions*. — Les croûtes ne se forment plus que sur les pustules; l'état congestifs de la peau a complétement disparu sur les parties délivrées de pustules. Il n'existe plus qu'une rougeur à la base de celles qui se voient encore agglomérées sur la houppe du menton.

Repos de huit jours.

4 *juillet*. — 9ᵉ *série. Quatre onctions*. — Les règles ont apparu dans de bonnes conditions le 1ᵉʳ juillet; la toux ne revient pas; les onctions ne produisent plus de poussée que sur les pustules; la peau a repris dans leur intervalle son aspect normal, et le nez est complétement revenu à ses formes naturelles. Les deux pustules qui persistent encore sur les côtés du nez sont en voie de résolution, ainsi que celles du menton.

Repos de six jours.

13 *juillet*. — 10ᵉ *série. Deux onctions*. — Les croûtes se forment très rapidement, leur couleur est d'un jaune verdâtre très clair; à leur chute, on aperçoit les pustules considérablement diminuées et d'une couleur rose.

La marche rapide de la résolution de ces pustules permet donc d'espérer une guérison complète très prochaine, puisque les autres parties du visage ont repris leur état normal.

Voisin, interne du service.

(Moniteur des hôpitaux, 22 juillet 1856.)

Nous avons continué le traitement pendant quelque temps encore, et la guérison a été définitive. Depuis quatre années, J... M... jouit d'une très bonne santé.

— FIN.

TABLE DES MATIÈRES.

DES DARTRES

ECZÉMA.

PSORIASIS.

PITYRIASIS.

LICHEN.

PRURIGO.

IMPÉTIGO.

SYCOSIS.

ACNÉ.

OBSERVATIONS.

FIN DE LA TABLE DES MATIÈRES.

ERRATA.

Page 45, ligne 22, *au lieu de :* lésions anatomo-pathologiques, *lisez :* formes anatomo-pathologiques.

Page 53, ligne 24, *au lieu de :* Aubert, *lisez :* Auber.

Page 54, ligne 4, *au lieu de :* Aubert, *lisez :* Auber.

Page 57, ligne 20, *au lieu de :* organisme, *lisez :* organicisme.

Page 58, lignes 8 et 13, *au lieu de :* Aubert, *lisez :* Auber.

Page 138, ligne 15, *au lieu de :* les questions des sciences naturelles, *lisez :* les questions de sciences naturelles.

Page 296, ligne 30, *au lieu de :* de l'angle, *lisez :* de l'ongle.

Page 319, ligne 4, *au lieu de :* mollusculum, *lisez :* molluscum.